U0098521

身體會說話

它正在暗示你的健康狀態

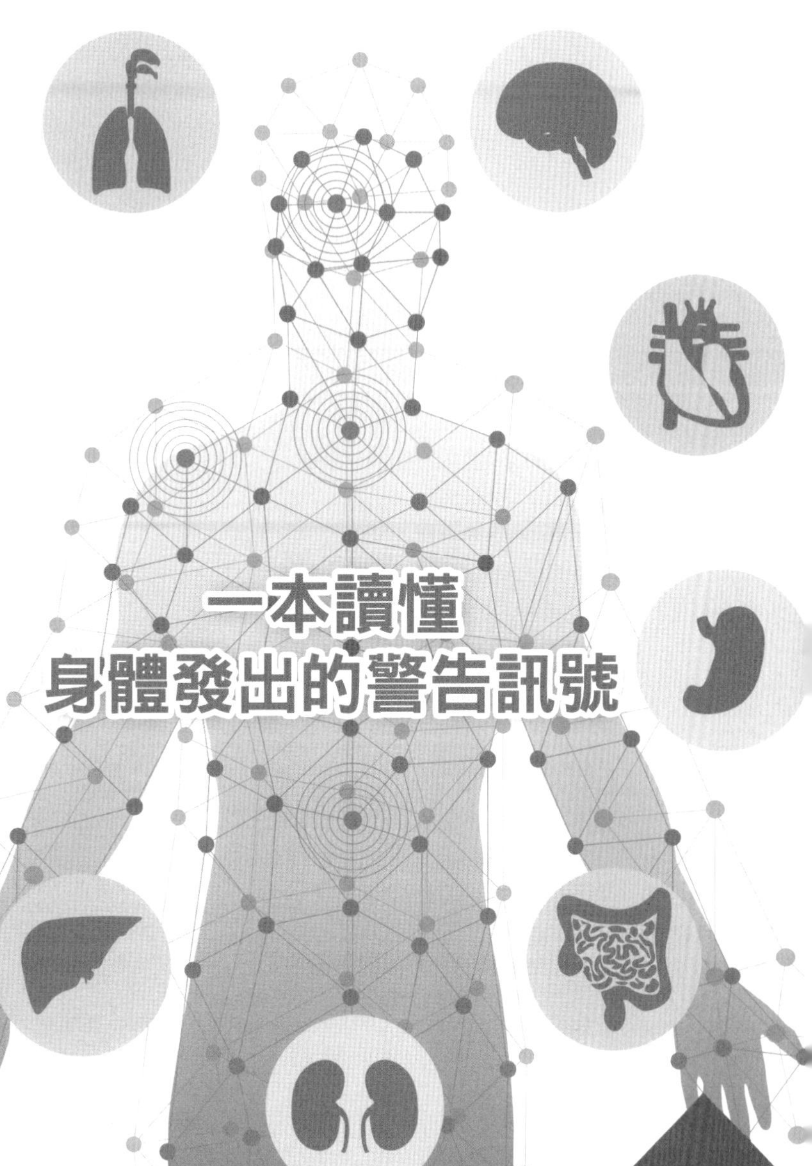

科學的身體自測指南，實用的健康自查手冊。

重視身體警訊才能遠離疾病的威脅

失去了健康這個最大的財富，再多的財富都沒有意義。因此身體健康越來越被現代人關注，人們隨時隨地準備著與疾病抗爭到底。

本書提高了對人體常見的幾百種病症，教你如何預防和發現疾病，特別是對人體重大疾病的危險表現早期診斷的警惕性，有助於人們準確地瞭解病症，在發現疾病時也不至於措手不及，為早日治療贏得寶貴時間。

施小六博士醫師 ◎主編 王永俊碩士醫師、張勁強碩士醫師、李陳婕碩士醫師 ◎副主編

序一

PREFACE

健康就是一切

健康是人類生存和發展的基石，是生命的源泉。失去了健康這個最大的財富，再多的財富都沒有意義。因此健康越來越被現代人關注，追求健康已成為人們永恆的話題，人們隨時隨地準備著與疾病抗爭到底。

所謂「知己知彼才能百戰不殆」。同樣地，在健康與疾病的大戰中，要想打敗疾病，首先必須對疾病有充分的瞭解。細心的人會發現，構成我們整個生命的各個器官每時每刻都在運行著、變化著，一旦發生疾病，就會通過種種症狀，向我們發出警告信號，如果我們能夠及早地掌握這些疾病發出的信號，就能夠早早地預防和治療疾病，減少疾病對生命的威脅，保障我們的健康，保障我們的生活。但是如果由於我們的疏忽，而讓疾病先兆逃過了我們的眼睛，結果不僅會延誤病情，而且會使我們的健康大打折扣，我們所追求的健康生活也就會化為泡影。

那麼如何才能儘早地發現危及生命的疾病信號，防患於未然呢？這本書會成為您的好顧問、好幫手。

這本書就像一本關於人體使用的字典，對可能出現的一系列疾病徵象，進行了全方位的具體介紹，深入淺出，簡單易懂。如果你哪兒出現了異常現象，翻開本書就可以找出你想要的答案，幫你做好疾病的提前預防，進行醫療補救，讓你不再為疾病擔憂。

本書從普通人的養生保健需要出發，提出了健康自查自測的科學診病防病新概念，首先從人們一眼就可以看到的體表特徵——皮膚、體形、臉面、頭髮入手，從它們的異常中逐一介紹了可能發生的每一種病症；接著詳細介紹了身體各個部位出現各種症狀時可能存在的疾病；最後從心理方面對疾病也進行了一番剖析。本書還設有「健康小鏈接」單元，為的是對症下藥，教你如何預防和治療疾病，使你在日常生活中注意疾病的預防，在發現疾病時也不至於措手不及。

本書對人體常見的幾百種病症，特別是對人體重大疾病的危險表現進行了科學的解釋，為人們診斷病情提供了參考，從而幫助人們提高對疾病早期診斷的警惕性，有助於人們準確地瞭解病症，為早日治療贏得寶貴時間，提供保障。

願所有的讀者都擁有健康美好的生活！

序二

PREFACE

你關心自己嗎？

你是否曾靜下心來，用心傾聽你的身體深處發出的親切聲音？那一字一句，講述的都是關於你健康的故事，但聽無妨，十分有益，因為你只有更多地瞭解自己的身體，才能在健康與疾病的大戰中勝券在握。要是你無心呵護自己，那麼連上天也無暇關愛你，你的生活也只能被疾病的陰霾籠罩，到那時就後悔莫及了。

如果你有心探究自己的身體，你就有機會獲得更多保護自己的秘訣，有了這些秘訣，就足以與疾病相抗衡。

秘訣一：觸摸皮膚。它是你身體的「前沿陣地」，內外交界處的「防護壁壘」，如果發現皮膚變色、瘙癢、痣、「壽斑」、皺紋，這些都是你疾病的第一線索，千萬不能再讓疾病逍遙法外。

秘訣二：打量體形。它是你身體的輪廓，認真審視一下你的體形，你的體形如何，你的健康就如何。

秘訣三：觀察臉面。它是打造第一印象最得力的武器，一旦出現面色難看、「色斑」、「青春痘」、疼痛，就說明你的身體將要遭遇一場疾病的浩劫，就連笑裏也會藏病，不信好好看看自己的臉！

秘訣四：捋捋頭髮。它是你身體狀態的記錄保存者，頭髮的顏色、頭髮脫落，都在向你暗示你身體的健康程度。

秘訣五：感覺大腦。它是你身體的「中樞」，「中樞」出現了問題，你的整個身體就可能癱瘓。

秘訣六：觀察眼睛。它是你身體疾病的一面「反射鏡」，有著超敏感的神經，如果出現能造成破壞的外來入侵者，它就會反射到所有的部件上，包括眼球、眼珠、眼白、眼瞼、眼淚……

秘訣七：傾聽耳朵。它是有聲世界與無聲世界的通道，有著複雜的結構，一些麻煩總會騷擾它，其實耳朵是在通過這些麻煩向你通風報信，提醒你謹防疾病侵襲。

秘訣八：聞聞鼻子。雖然它是你身體裏最暴露的器官，但它也是與疾病抗衡中最勇敢的戰士，就算鼻塞、鼻癢、打呼這些工作很累，它也會堅持讓你知曉病情的發展狀態。

秘訣九：舔舔嘴巴。看看你的唇色，聞聞你的口氣，品品你的味覺，你就會知道哪兒出了毛病。

秘訣十：關注牙齒。對於你的牙疼、牙齦出血、磨牙症狀一定要當回事，因為在它們背後有著更可怕的「陰謀」。

秘訣十一：伸出舌頭，望舌觀病。舌苔、舌質、舌體、舌面的一舉一動，都透漏著疾病的信號。

秘訣十二：晃晃頸部。它是你身體中容易「出軌」的一段關節，往往出現疼痛、血管異常、腫塊等現象，這其實是疾病在作怪。

秘訣十三：拍拍胸口。在它的內部是我們的心臟和肺，心口為什麼會疼？為什麼會心慌？這些都預示著疾病的到來，還有「一旦你認識到自己有肺，那就已經出問題了」。

秘訣十四：感受乳房。它是哺育生命的功臣，如果乳房表現出異常，就可能會威脅到你的生命。

秘訣十五：摸摸腹部。它是你身體的「食品加工廠」，不要以為它會聽你的指揮，如果你沒有做好與疾病戰鬥的準備，那你一不留神，就會被疾病所侵襲。

秘訣十六：看看肚臍。它是你生命最開始的源地，從它的形狀、顏色、疼痛症狀，都可以檢查出潛伏在你身體內的疾病。

秘訣十七：挺挺腰背。它是你身體上半部的支撐，很容易陷入困境，所以你一定要弄清楚腰痛、腰酸、背痛的根源到底在哪裡。

秘訣十八：伸展四肢。它是你的支撐支架，任何一種疼痛都可能給你造成巨大的麻煩，而在這些疼痛的背後就是疾病在作怪。

秘訣十九：看看手。無論是從指甲、生命線、感情線、智慧線、健康線，還是手顫、手麻痛等，都可以看出你身體的健康狀況。

秘訣二十：踢踢腳。「腳一痛，渾身痛」，腳是你的第二心臟，從腳的異常中可以揪出許多疾病，保護好你的腳才能保護好你的健康。

秘訣二十一：讓女性生殖器像花兒一樣悄悄地綻放。它是女性的忠實伴侶，它的每一部分都毫不例外地向你透漏著疾病與健康的資訊。

秘訣二十二：男性生殖器是男性疾病的警報器。陰莖異常勃起、早洩、陽痿、精液、睾丸、尿道發紅都是潛藏疾病的先兆。

秘訣二十三：汗液既是你健康體魄的見證，也是你疾病的「晴雨表」。

秘訣二十四：不要忽視尿液。尿液對人非常透明，絲毫不會隱藏疾病的線索。

秘訣二十五：不要把大便想得太噁心，它也是你健康的報警器。從形狀、顏色、氣味以及便秘、便血中，都可以檢查出你身體內的疾病。

秘訣二十六：嘔吐、放屁、吐痰是不雅，但它是在向你發出疾病信號。

秘訣二十七：控制情緒。它是你的化身，不僅可以反映你的喜怒哀樂，還可以影響你的健康，為你的健康築起一道情緒防火牆吧！

秘訣二十八：常見心理疾病是有點討厭，可它也是在拯救你，幫你儘早地脫離疾病的困擾。

掌握秘訣是小事，身體健康是大事，我們絕不能容忍疾病對自己的侵犯，健康才是我們的追求，才是人生的最大的財富，正如德國哲學家叔本華所說：「在一切幸福中，人的健康實甚過任何其他幸福，我們可以說一個身體健康的乞丐，要比疾病纏身的國王幸福得多。」

最後提醒各位讀者：「智者健時知養生，防微杜漸；愚者病時方悔悟，遺憾終生。」想做智者，就從健康自查自測開始吧！

目次 PREFACE

Part 1 一眼就捕捉到疾病信號

Chapter 01 | 皮膚

Chapter 02 | 體型

Chapter 03 | 臉面

3 Part
軀體疾病自查自測

Chapter12 I 頸部

Chapter13 I 胸部

Chapter14 I 乳房

Chapter15 I 腹部

Chapter24 | 尿液

Chapter25 | 大便

Chapter26 | 其他廢泄物

7 Part 常見心理疾病自查

Chapter27 | 情緒與疾病

Chapte28 | 常見心理疾病

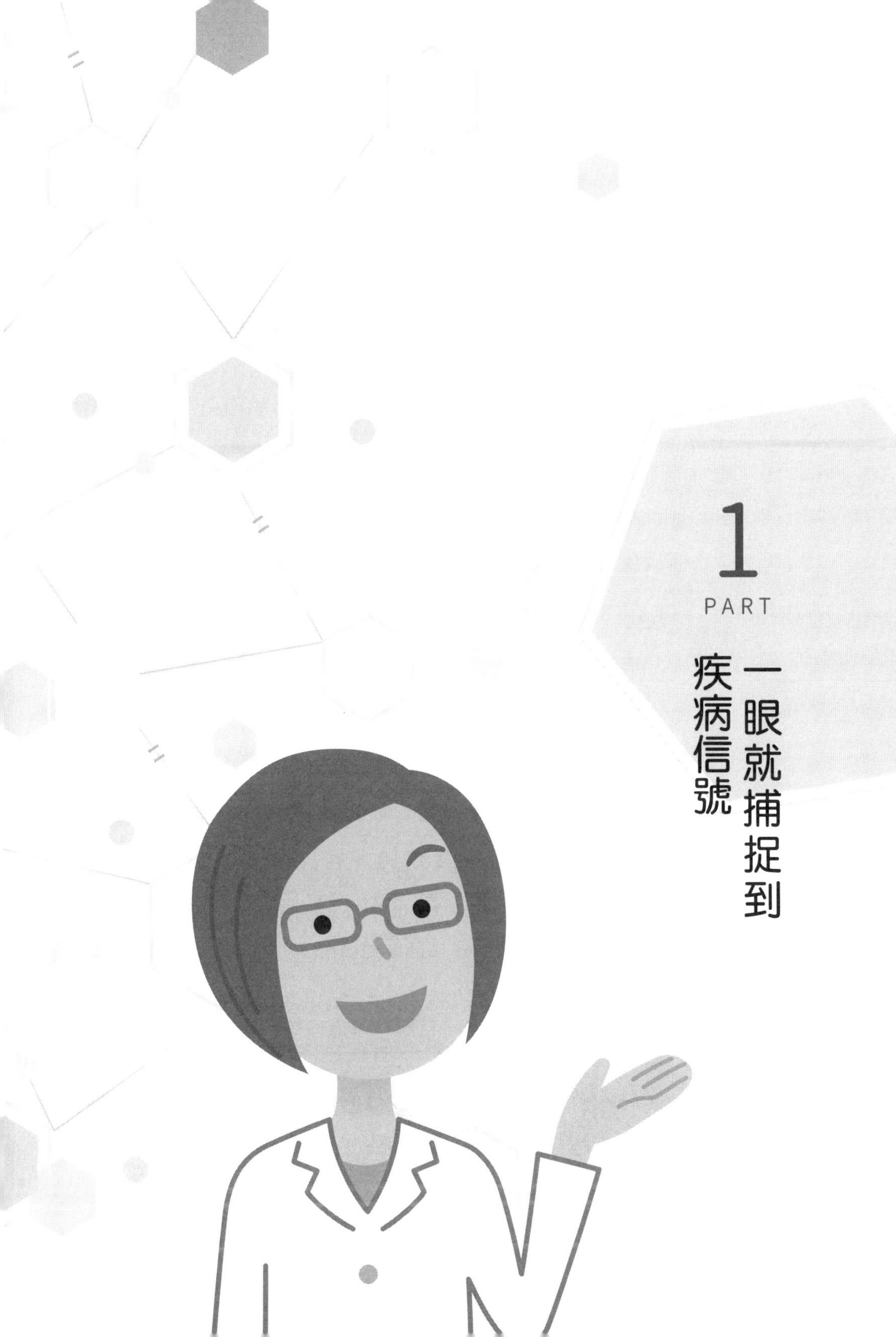

1 PART

一眼就捕捉到疾病信號

CHAPTER 01

皮膚

皮膚是身體中一個最大的器官，複雜的神經系統能探測痛覺、觸覺、熱覺、冷覺，並立即將所測得的結果傳遞到大腦，所以人們把皮膚稱作主人身體的「第一戰線」，它還能將輻射、細菌、病毒和危險的化學物質等有害的環境因子拒之體外。

皮膚作為內外交界處的防護壁壘，很容易遭到來自內外兩方面的傷害，顯然皮膚不僅是主人的「第一戰線」，而且還是身體健康的警報器。

1．病在裏必形於膚色

「最近你的膚色不太好看哦」，我們在日常生活中經常聽到這樣的關心。中醫有句話：病在裏必形之於表。對人體來說，皮膚是人體的護衛屏障，代替心臟承受了太多的危險與傷害，因而皮膚也就成為人們健康自查自測的一面鏡子。

皮膚的顏色因人種、年齡、日曬程度以及部位的不同而有所區別，主要由三種色調構成：黑色有深淺，因皮膚中黑色素顆粒的多少而定；黃色有濃淡，取決於角質層的厚薄；紅色的隱現與皮膚中毛細血管分佈的疏密及其血流量的大小有關。

一般正常的黃種人，皮膚是紅潤的，觀察皮膚顏色的變化，對判斷疾病有很大幫助。如果一個人皮膚的顏色與其平時的膚色相比有較大的改變，並排除了正常的外來影響，就要考慮疾病發生的可能性。

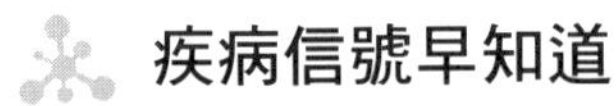

疾病信號早知道

(1) 皮膚蒼白

① 貧血者往往有不同程度的皮膚黏膜蒼白。

② 寒冷、驚恐、休克或主動脈瓣關閉不全等，都會導致末梢毛細血管痙攣或充盈不足，引起皮膚蒼白。

③ 雷諾氏病、血栓閉塞性脈管炎等疾病，因肢體動脈痙攣或阻塞，也會表現為四肢膚色蒼白。

(2) 皮膚發紅

皮膚發紅是由於毛細血管擴張充血、血流加速以及紅細胞數量增多所致。在生理情況下見於運動、飲酒時。

① 疾病情況下見於發熱性疾病，如大葉性肺炎、肺結核、猩紅熱等，以及某些中毒，如藥物中毒。

② 紅細胞數量增多，如真性紅細胞增多症等，也可引起皮膚發紅。

(3) 皮膚呈櫻桃紅色

十有八九是瓦斯或氰化物中毒。瓦斯中毒的病人，其血紅蛋白與一氧化碳結合成碳氧血紅蛋白，失去攜氧能力，造成肌體缺氧。當碳氧血紅蛋白達到 30%～40%時，病人的皮膚就會呈櫻桃紅色。

(4) 皮膚暗紫

皮膚暗紫是由於缺氧，血液氧合血紅蛋白含量升高。

當還原血紅蛋白升高到每 100 毫升血液 5 克以上時，血液就會變成暗紫色。此時病人的皮膚、黏膜出現紫紺。皮膚出現暗紫的情況常見於重度肺氣腫、肺源性心臟病、發紺型先天性心臟病等。

(5) 棕色或紫黑色

多半為亞硝酸鹽中毒。

大量食用含硝酸鹽物質後，腸道細菌能將硝酸鹽還原為亞硝酸鹽，亞硝酸鹽是氧化劑，能奪取血液中的氧氣，使血紅蛋白失去攜氧能力，從而造成組織缺氧，使低鐵血紅蛋白變成高鐵血紅蛋白，血液就變為棕色或紫黑色，患者的皮膚黏膜即表現為紫紺。

(6) 皮膚發黃

當血液中膽紅素濃度超過 34.2 微摩爾/升時，皮膚、鞏膜、黏膜就會發黃。

① 過多食用胡蘿蔔、南瓜、橘子汁等食品飲料，可使血中胡蘿蔔素含量增多，當其超過 2500 毫克/升時，可導致皮膚黃染。

② 長期服用帶有黃色素的藥物時，亦可導致皮膚黃染。

(7) 皮膚發藍

這是心臟病和肺病的徵象。如果患者腹部有藍色紋路，則有可能患腎上腺功能亢進症。

(8) 皮膚發黑變粗

這是胃癌的信號，不少胃癌患者在未發現任何症狀時，其腋下、肚臍周圍和大腿內側的皮膚會變黑變粗。有的患者面容和掌心皮膚也略呈黑色。

(9) 色素沉著

① 肝硬化、肝癌晚期、黑熱病、瘧疾以及服用某些藥物如砷劑、抗癌藥等，可引起程度不同的皮膚色素沉著。

② 僅在口唇、口腔黏膜和指、趾端的掌面出現小斑點狀的色素沉著，往往見於胃腸息肉病。

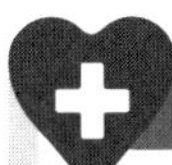

健康小鏈接

美容護膚的三個原則：

1. 恆心

美容護膚應當持之以恆，不能三天打魚，兩天曬網。只是偶爾高興時才對皮膚進行一些必要的護理是不夠的，因為使用1～2次某種保養品，不可能立即改變皮膚的性質。

2. 規律

每個人的皮膚性質不可能完全相同，必須自己摸索出適合自己的規律，而且在不同生理週期和不同季節都有規律可循，美容護膚程度也必須因時而異。

3. 睡眠

充足的睡眠既可以恢復體力，又可以消除神經緊張。人處在睡眠狀態下，面部及全身的肌膚都得到放鬆，有助於恢復肌膚的彈性，改善血液循環。

2．皮膚瘙癢的預警

皮膚瘙癢是日常生活中每個人都會碰到的事，只不過有些是暫時的、偶爾的、局部的皮膚瘙癢，而有些是長期、反覆、全身性的皮膚瘙癢。前者如蚊蟲叮咬、細菌或真菌在皮膚上的局部感染等，對於這些瘙癢，只需在患處塗抹一些對症的藥物，大都會在短期內消除，並且對身體內部的器官組織也沒有什麼傷害。

而對於長期反覆、久治不癒的全身性的、頑固性的皮膚瘙癢，患者千萬不可掉以輕心。

疾病信號早知道

臨床上許多頑固性的、全身性的皮膚瘙癢，往往是人體內部病變在皮膚上的一種表現。

(1) 甲狀腺疾病

搔癢不僅可見於甲狀腺功能亢進，也可見於甲狀腺功能減退的患者。表現為睡眠時搔癢加重，這是由於患者在睡眠時皮膚血液循環加快、體溫升高所致。當甲狀腺病變治癒後，搔癢便會自行緩解。

① 甲狀腺功能減退所致的搔癢常發展緩慢，皮膚多乾燥且無光澤，冬季加重。

② 甲狀腺功能亢進的搔癢出現較早，以皮膚較濕潤者居多，夏季加重。

(2) 黃疸病

① 全身皮膚發癢且眼睛或皮膚（或二者兼有）呈黃色，其病因多出在肝臟裏或肝臟附近。

② 如果從肝臟通向消化道的管道發生阻塞或者炎症，便會使正常情況下流通於管道裏的膽汁逆流入血液裏，導致全身發癢，並且癢得難受。該症狀是患慢性肝炎或是胰腺癌的信號。

(3) 維生素 B 缺乏症

如體內缺乏維生素 B，常表現為皮膚搔癢和皮膚起鱗屑，有時會伴有口角皸裂、口腔與舌頭發炎及潰瘍等。

(4) 白血球或紅血球病變

① 白血球病變時，不但全身發癢而且能觸摸到腋下、鎖骨上及肘窩附近有淋巴結腫大現象。

② 紅血球病變雖然不會出現淋巴結腫大現象，但也會引起全身發癢。

(5) 貧血及真性紅血球增多症

① 皮膚瘙癢往往是貧血的早期信號。這是由於貧血患者皮膚組織營養發生障礙，上皮細胞功能降低而使皮膚乾燥、萎縮、皺褶和蒼白。補血和糾正貧血後，瘙癢會緩解。

② 紅細胞增多則表現為全身性或局部性瘙癢，夏季加重。

(6) 糖尿病

糖尿病引起的瘙癢很常見。這是由於隨著人體內血糖的升高，肌體防禦病菌侵襲的能力大大下降，因而常易受細菌、真菌的感染，使皮膚末梢神經受到刺激而發生瘙癢。其瘙癢程度與血糖不成正比，也不與治療效果平行。

(7) 腦動脈硬化、神經衰弱

這兩種疾病患者常會感到陣發性瘙癢。

(8) 腦瘤

當腦瘤病變侵及第四腦室底部時，常引起較長時間的瘙癢，部位一般僅侷限於鼻孔。

(9) 惡性腫瘤

頑固性瘙癢有時是胃癌、食道癌、肺癌、前列腺癌、白血病等惡性腫瘤的早期信號。這些疾病一旦治癒，瘙癢便會消除；如這些病復發，則瘙癢會再度產生。

(10) 腎臟病

① 腎臟發病時，原本由腎臟排泄出體外的那些有毒物質依然留在體內，隨著血液循環遍佈全身，導致全身發癢。所以如果患有腎臟病且發現雙手、雙腳及雙眼都有腫脹現象，應考慮是否為腎臟病活動的信號。

② 慢性腎功能衰竭時，由於腎功能受損，體內產生某些蛋白質衍生物而引起瘙癢，一般為中度或劇烈瘙癢，夏季程度加

重。

(11) 婦科疾病

某些婦科疾病，如卵巢病變、黴菌病、月經異常、陰道滴蟲等疾病常表現為局部皮膚搔癢。

(12) 妊娠期皮膚搔癢症

主要是由於妊娠期孕婦內分泌機能發生改變，體內激素水準增高，使肝內膽汁淤積、膽紅素排泄紊亂所致。常常在皮膚搔癢數日之後出現皮膚、鞏膜黃染，有時伴有噁心、嘔吐、腹脹等症狀。

健康小鏈接

皮膚搔癢者在生活上要注意一些細節：

1. 患者應注意皮膚衛生，應少飲酒，不吸煙，不吃辛辣油膩食物。
2. 內衣以純棉織物為佳，不宜過緊。
3. 保持良好的心態，適量運動。

需要特別提醒的是：

1. 搔癢時不要用熱水燙洗皮膚，以免加重病情。
2. 不要亂抓，往往越抓越癢，越癢越抓，越抓越嚴重，導致惡性循環。
3. 洗澡適當，不宜過勤，一般一週1～2次（冬季）或2～3次（春秋季）即可，且不要用鹼性強的香皂和沐浴乳。

3．可怕的「蜘蛛痣」

人體上半身的皮膚表面有時會出現形態像一個小蜘蛛，顏色暗紅的充血點，稱為蜘蛛痣。它正常情況下是體內雌激素分泌相對過多、滅活不足，而引起皮膚上的小動脈及其周圍分支呈輻射狀擴張、充血的一種表現。如觀察典型的大個蜘蛛痣，可見到它的搏動，用細棍或大頭釘的帽部壓迫其中心部位，可使痣完全消失，抬起後則又迅速出現，均說明蜘蛛痣的基本結構為小動脈。通過皮膚表面出現的蜘蛛痣如何測試健康呢？

疾病信號早知道

(1) 注意肝病變的問題：

有報告顯示，男性體表出現蜘蛛痣者，經檢查，發現有百分之八十五患者的肝組織出現了異常改變，其中三分之一為肝硬化病理改變。有人經過密切觀察並結合臨床和實驗室研究，發現蜘蛛痣的出現、發展和消退與肝硬化的進展、靜止和好轉關係非常密切。因此蜘蛛痣的出現對肝硬化的診斷具有較大的參考價值。還有一部分肝炎、肝癌患者也可出現蜘蛛痣。

綜合以上所述，如果一個人的皮膚表面出現了蜘蛛痣，特別是數目較多、此起彼伏，或蜘蛛痣出現後長期不退，形態典型，或是原有的蜘蛛痣突然較以前明顯增大，要警惕肝硬化的可能性，需要做一些必要的檢查加以鑑別，絕不能一概而論。

(2) 一般雌性激素過高的情形：

① 青春期內分泌的變化：

正如前面所談過的，蜘蛛痣是由於雌激素產生過多而形成的。在女性，特別是青春期的女孩，正處於生長發育的高峰階段，體內有大量的雌激素，可能會有一些蜘蛛痣出現，這是正常生理現象。隨著年齡的增長，雌激素分泌逐漸減少，這種蜘蛛痣也會逐漸消失。

② 婦女懷孕期間內分泌的變化：

蜘蛛痣可見於正常婦女的妊娠期。懷孕後，體內雄激素增多，因而一部分孕婦皮膚上出現了蜘蛛痣。此種蜘蛛痣大多發生在懷孕後的二～五個月內。產後數月內可以消失。

(3) 其他可能的原因：

蜘蛛痣還常見於少數患其他疾病的病人，如風濕性關節炎、類風濕性關節炎以及 B 群維生素缺乏的病人。因此對蜘蛛痣的出現，不能只看作是肝硬變的徵象，還應想到可能的其他疾病，需要結合臨床加以全面分析。

1. 除痣應該要注意的事：

   ①痣的發展比較緩慢，一般不需要治療。由於痣的黑色素沉積部位較深，無論用藥物腐蝕或用雷射治療，稍有不慎就可能造成疤痕。

   ③如果出於愛美之心，要把有礙於面容的痣去掉，一定要請醫生指導治療，不要用手摳或用銳器削刮，更不要自己用藥水腐蝕，這樣做不但不能把痣去掉，反而會刺激痣發生惡變。手術方法有冷凍、雷射和手術切除等，其中以手術切除最為可靠。

   ④治療一定要達到足夠的深度，不然容易復發，多次復發可能促進惡變。

2. 對紅色血管痣的處理：

   不要隨便亂取，因為一旦弄破血管，可能導致出血不止。如果黑痣發生在易受摩擦的部位，如掌蹠部、腋窩等褶皺部位，建議去除，以防惡變。

4．「壽斑」不長壽

有的人把手背、小腿、足等部位出現的褐色斑點說成是壽斑、壽星的標誌，長斑的人不免有點引以為豪。其實壽斑真的不能與壽命搭上關係，它非但不是長壽的徵象，反而是人體步向衰老的一個最明顯的信號。

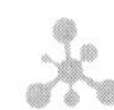

疾病信號早知道

(1) 認識「不溶性脂褐質色素」：

醫學上也把這種褐斑稱作老年斑。當一個人步向衰老的時候，在他的身體組織細胞內會形成一種被稱為「不溶性脂褐質色素」的物質。

這種怪色素究竟是什麼東西呢？原來人的細胞在新陳代謝過程中，產生了一種脂質過氧化的「排泄物」，而且這種廢物是一種不為細胞本身所能排泄的廢物，它隨著年齡的增長而增多，進而普遍積存於人體的所有組織中。

(2)「不溶性脂褐質色素」不只沉澱於皮膚表面：

脂褐質色素沉著不僅是在皮膚表面，它在人體組織內同樣都會形成。專家通過電子顯微鏡觀察，發現人的神經細胞裏有隨著年齡增加的色素斑；還有的專家發現，在人的心肌纖維中有色素斑點沉積；又有專家發現，老年性的色素斑還沉積在腦組織、肝臟、腎上腺等重要器官內，特別明顯的是在人的腦神經細胞中更容易積累。

健康小鏈接

控制和延緩壽斑的出現和發展，其主要措施為：

1. 調整飲食中的脂肪含量，平時常吃些有補腦作用的食品，如核桃、黑芝麻、桂圓、花生、蜂蜜、蜂王漿、魚和豆製品等；宜多吃新鮮蔬菜和水果，如蘋果、柑橘、桃子、黃瓜、絲瓜、蕃茄等。
2. 堅持適度勞動與鍛鍊，尤其應勤用腦、常思考等，保持樂觀的情緒，這對控制和延緩壽斑的出現與發展都是大有裨益的。

5．留心歲月的「褶子」

你知道嗎？好皮膚是最靚的霓裳。即使有再漂亮的衣服，若沒有好的皮膚做基礎，一切都將大打折扣。當輕薄的夏裝穿上身，當汗水沖淡了粉底與胭脂，皺紋、鬆弛的皮膚將再也掩飾不住。因此在夏日裏做一個經得起審視的女人，似乎不那麼容易。

其實我們應該學會做自己皮膚的醫生，不僅能在出現問題時對症下藥，更應該未雨綢繆，在問題出現之前，就用正確的方法預防肌膚可能會出現的問題，隨時阻止女人的第一道皺紋。皮膚皺紋不僅影響外觀，而且也預示了很多身體的疾病。

疾病信號早知道

(1) 偏頭痛的問題：

前額上如有皺紋，這種人易犯偏頭痛。

(2) 抑鬱症的問題：

如前額上皺紋不連貫，呈波浪式，這種人常會心緒不寧，可能患有抑鬱症。

(3) 痔瘡的問題：

眼睛周圍出現弧形皺紋，這種分裂皺紋是肌體內結締組織脆弱和聽力下降的跡象。這樣的人可能患有痔瘡。

(4) 內臟疾病的問題：

眼睛下面出現半月形皺紋，是心臟、膀胱和腎有毛病的信號。

(5) 脊柱與腎臟的問題：

鼻樑上出現十字形皺紋，可能是脊柱或腎臟有嚴重病變。有此種皺紋的人一般脊柱都會發生變形。

(6) 心臟的問題：

如從鼻子嘴唇邊出現的長皺紋呈斜線，可能是心臟出現毛病。

(7) 激素活動遲緩的問題：

鼻子下面、嘴巴上面有皺紋是激素活動較弱的跡象。

(8) 胃病的問題：

嘴角有小皺紋是胃病的特徵。

(9) 腸胃的問題：

下唇和下巴之間有皺紋是腸胃出現毛病的表現，也可能患有痔瘡。

(10) 皮下脂肪的問題：

下巴下面有「貓爪形」皺紋，說明皮下脂肪層被破壞。

(11) 胃部疾病問題：

頸部側面呈斜線，有低而短的皺紋，說明胃有毛病。

(12) 腳部疾病問題：

如顴骨上出現鐮刀形的皺紋，則表明腳上有毛病。

(13) 肝臟問題：

如果右臉比左臉的皺紋深，則可能肝臟有毛病。

健康小鏈接

減少皺紋有妙招：

1. 注意保濕工作：

對於乾性或中性膚質，或長期處於空調間的人，或在天氣轉涼時節及前往較乾冷的地區時，須特別加強皮膚滋潤及保濕的雙重工作，以消除並減緩因缺乏滋潤及水分而產生的乾紋或細紋。

2. 可服用自體荷爾蒙催生素：

晚上 11 點鐘以前睡覺，上床前和早晨起床後各服用 5 克自體荷爾蒙催生素，使細胞分裂充分，既可以消除緊張疲勞，又能減少脂肪，減輕體重。

3. 維生素 E 能延緩皮膚衰老：

維生素 E 對延緩皮膚的衰老有重要作用，可緩解皮下脂肪減少所引起的面部小皺紋。

CHAPTER 02

體形

體型是人體的線條輪廓，它在一定程度上，決定著一個人給別人的第一印象是怎樣的。

認真地審視一下自己的體型，判斷一下，您的體型如何？您知道體型對健康有什麼影響嗎？

6．身寬體胖不是福

現代生活水準提高，肥胖人口越來越多，也因肥胖而患上各類疾病，而肥胖人群正逐步呈現低齡化、多元化。

疾病信號早知道

肥胖到底會預示著哪幾種病症呢？

(1) 糖尿病的警訊：

中年以上明顯肥胖者，應注意是否患有糖尿病。

(2) 注意甲狀腺功能減退症：

又稱黏液水腫。表現為身體肥胖，脂肪沉著以頸部最明顯，面容呈滿月狀，伴有懼寒、面廣唇厚、表情呆滯、易疲倦、皮膚乾燥、聲音低啞等。

(3) 可能引發肥胖生殖無能症：

本病是因感染、腫瘤或外傷等損害，而使食慾、脂肪代謝及性腺功能異常，表現為肥胖。脂肪多聚積於頸、胸、背、腹及股部，臂及小腿並不胖，生殖器官不發育。此病如成年後發生，可出現性慾差、性功能喪失、停經和不育。

(4) 間腦性肥胖的症狀：

其表現為普遍性肥胖，有食慾波動，體溫、脈搏易變，性功能減退，睡眠節律反常，可出現尿崩症，腦波出現異常。此病是間腦器質性病變的後果。

(5) 柯興氏綜合症的警訊：

是由於腎上腺皮質功能亢進，使皮質醇分泌過多而出現的一系列症候群。其症狀是面色發紅、面部發胖、血壓升高，男性陽痿，女性閉經或月經紊亂。腹部和背部明顯肥胖，而四肢相對較瘦，稱為「向心性」肥胖症。

(6) 正常肥胖的情形：

這種肥胖屬正常現象。如具有家族性肥胖者，一般全身脂肪均勻分佈，無任何疾病，稱為單純肥胖，這種肥胖多受遺傳性因素的影響。如沒有家族肥胖因素影響，則多是因進食過多、活動過少造成的，如屬這種情況，可通過節食和增加運動量來抑制肥胖。此外，戒煙後的一段時間以及婦女妊娠期間都會發胖，這都是正常現象。

總而言之，肥胖的危害很大，不同年齡段的人有不同的危害。

(7) 肥胖對青少年的影響：

對於青少年而言，肥胖能引起發育遲緩、智慧低下、性格內向導致自閉、反應較慢、語言功能受到嚴重影響。肥胖嚴重影響青少年的心理健康發育，大多數的肥胖兒害羞、自卑、孤僻、沒有進取心。

(8) 肥胖對女性的影響：

對於女性而言，肥胖首先嚴重影響自身的形象、自信心，影響工作、婚姻、社會交往能力等；肥胖還可引發不孕、月經失調、性冷淡、更年期提前、高血壓、心臟病、高血脂、糖尿病等疾病。

(9) 肥胖對男性的影響：

對於男性而言，肥胖將嚴重影響健康，多數肥胖男性都伴有高血壓、高血脂、糖尿病、痛風、酒精肝、膽石症、前列腺肥大、性功能較差等疾病。

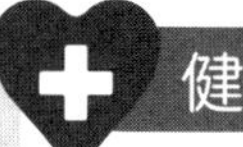

健康小鏈接

預防肥胖的「三要素」包括以下幾點：

1. 提高認識

   充分認識肥胖對人體的危害，瞭解嬰幼兒、青春期、妊娠期、更年期、老年期各年齡階段容易發胖的知識及預防方法。

2. 清淡飲食

   要想身體苗條健壯，避免肥胖，就要採取合理的飲食營養方法，儘量做到定時定量、少甜食重口味、多素食、少零食。

3. 加強運動

   經常參加慢跑、爬山、打拳等戶外活動，既能增強體質，使體形健美，又能預防肥胖的發生。

7．關於「苗條」的騙局

當多數女人為了控制體重而瘦身節食的時候，長腿美女妮可．基嫚卻要「背道而馳」，努力增重。自從二〇〇一年後，身高一七八公分的妮可日益消瘦，最近體重更是降到了五十二公斤。

事實上，妮可不僅僅要考慮增重問題，體重急遽下降的背後很有可能是健康出了問題。好萊塢健身教練羅伯特認為，妮可至少要增加十七公斤的體重，她體重完全不達標準，很有可能患有骨質疏鬆症。羅伯特說：「像妮可這樣年齡、身材過於消瘦的女性很多，這會導致骨質流失，新陳代謝減慢，容易骨折。通常身高一七八公分的女性，如果注重鍛鍊、健身，保持健康的話，體重應該在六十九公斤左右，只有五十二公斤的妮可是不健康的。」

看來並非越苗條越讓人羨慕，在你體重下降的同時，身體健康已經亮起了紅燈。

疾病信號早知道

身體過於消瘦潛藏著哪些病症？

(1) 糖尿病

消瘦並有口渴、尿頻、尿多、疲勞等症是糖尿病的徵象。糖尿病起病較緩，病程較長，初期無明顯症狀。糖尿病的併發症較多，可禍及眼睛、心臟、腎臟、血管、神經等組織器官，及早發現和治療至關重要。

(2) 結核病

其重要表現為消瘦。肺結核早期的症狀不甚明顯，除經常「感冒」外，消瘦、低熱也是很重要的症狀。鑑於此，對反覆「感冒」不癒或感冒症狀持續兩週以上者，應檢查是否患肺結核。

(3) 甲狀腺功能亢進

消瘦如伴有怕熱、疲勞、多食易饑、多汗等，則有可能患甲狀腺功能亢進；消瘦呈進行性，大便次數增多，出現心慌易急躁，一些患者可有突眼、脖子變粗的表現。

(4) 阿狄森氏病

又稱慢性腎上腺皮質功能減退症。形體消瘦是這種病的重要表現之一，消瘦越明顯，病情越嚴重。

(5) 呼吸道疾患

老年慢性支氣管炎、肺氣腫等呼吸道疾病患者在身體消瘦者中居多，消瘦也可能是這類疾病的徵兆。

(6) 口腔因素

年老牙齒不全、缺牙是普遍現象。牙齒的功用是咀嚼食物並與唾液混合便於吞嚥。咀嚼還能刺激胃腸蠕動，促進胃酸和膽汁分泌，從而有助消化。牙齒缺失會直接影響消化功能，從而導致營養不良而消瘦。此外，老年人的味覺和嗅覺常常降低，使之食不知味，不能引起食慾。食物攝取量減少，會造成營養成分攝取少，從而發生營養不良，產生消瘦。

(7) 胃、十二指腸潰瘍、慢性腸炎等胃腸道疾病

可影響消化、吸收功能而致營養不良、消瘦。老年人體弱多病，容易患多種疾病。若得了一些慢性消耗性疾病，由於消耗多，攝入少，出現營養負平衡，從而容易消瘦。

(8) 癌症

不明原因的消瘦可能是癌症的徵象。

① 胃癌在早期並沒有特殊的症狀，但持續性消瘦卻很常見，尤其是老年胃病患者如出現疼痛無規律，並伴有持續性消瘦，

要警惕患有胃癌。如老年人大便形狀改變，並出現持續性消瘦，要警惕患有結腸癌。

② 原發性肝癌早期症狀並不明顯，而持續性消瘦和右上腹肝區不適是值得注意的信號。體表淋巴結腫大並伴有消瘦者，要警惕淋巴細胞瘤。如是慢性肝炎患者出現頑固性消化不良和消瘦，要警惕肝癌。

③ 消瘦也常常是白血病、惡性淋巴瘤、惡性網狀細胞瘤、多發性骨髓瘤等造血系統惡性腫瘤的早期徵象。腹部持續性增長的惡性腫瘤，也會首先表現為持續性消瘦。

(9) 心理障礙

老年人的心理障礙比較普遍，退休後的經濟收入減少，子女婚後與老人分居，至愛親朋相繼離世……這些均會引起老人的心理障礙和情緒障礙，進而食不知味、夜不安寢、孤獨寂寞、抑鬱寡歡，久而久之，人就會消瘦。

健康小鏈接

一個人是胖是瘦不是憑眼睛看就能測算的，可以根據以下公式算出自己的標準體重：用身高的公分數減去 100 後乘以 0.9，得出的答案就是標準體重。如身高 180 公分，標準體重就是（180-100）×0.9=72 公斤，低於或高於標準體重 10%都屬於正常現象。如果你的實際體重低於標準體重 10%以上，就要考慮自己是否偏瘦了。

8．高大背後的疾患

每個人都羨慕高挑的身材，但是身體過於高大了也不是一件好事，因為在高大的背後也隱藏著疾病的危機。

疾病信號早知道

(1) 生長過度的症狀：

巨人症是嬰兒和兒童期由於全身性生長過度造成的身體畸形。從外表看，如果身材比較勻稱，性器官發育較早，則肌肉發達，臂力過人。起病緩慢，之後生長加速，以四肢長骨及手足明顯，身長較正常兒童高。

(2) 巨人症的臨床症狀：

① 骨閉合後骨骼變粗，面容出現前額、下頜粗大突出。

② 鼻寬、耳大、唇舌厚，發音低沉，食慾低下，全身無力，晚期可出現頭痛、嘔吐、嗜睡、顱內壓增高等症狀。

③ X 光片見蝶鞍增大，床突破壞，長骨骨質疏鬆及骨端呈叢毛狀，但骨齡正常。

④ 血清生長激素升高，血糖升高。性成熟晚。

(3) 性腺功能減退引發巨人症：

① 性腺功能減退的巨人病是由於睪丸切除或睪丸未降不發育造成的功能喪失。

② 此型巨人症表現為下半身明顯比上半身長，體型瘦高。

③ 缺乏男性第二特徵，男性乳房發育，外生殖器發育不良，骨閉合遲緩。

(4) 垂體功能亢進引發巨人症：

① 垂體性巨人症是垂體前葉嗜酸性粒細胞瘤引起的。

② 此種嬰兒和幼兒性巨人症，長時間內顯示生長快速，但骨骼

的成熟可正常或延遲，並有性發育延遲，兒童期罕見。

③ 過多的生長激素促進腎小管的重吸收增加，使血磷濃度升高，血鈣及鹼性磷酸酶多屬正常，往往尿鈣排出增加。

④ 生長激素濃度升高，刺激骨膜下新骨形成，並促使骨軟骨增生，骨、軟骨及骨膜連接部有唇狀突出，骨內膜亦有新骨形成。

健康小鏈接

巨人症如何治療？

1. 巨人症的治療，主要是病因治療。一般採用手術或放射治療，以達到切除或控制垂體腫瘤的目的。
2. 骨骼畸形難以恢復正常。近年來，藥物治療取得良好效果。
3. 病人接近青春期時，可用性激素治療，以加速骨閉合，並促進性腺發育，同時性激素還可抑制生長激素，療效顯著。

9．身材矮小的原因

現在的父母都關心孩子的身高，總怕孩子長不高。一般孩子的成長還是屬於正常的，但是加拿大安大略省有個小女孩名叫肯娜迪．布羅姆利，儘管她已快四歲了，但她的身高卻只有六十六公分，體重也只有四點五公斤。肯娜迪不管怎麼長，身高都不會超過九十一公分。她在父親的懷抱中，看起來就像一個「玩具洋娃娃」。小肯娜迪為什麼會這樣呢？這又是什麼病在作怪呢？

疾病信號早知道

(1) 認識腦下垂體：

個子高矮的影響因素很多，其中最重要的是垂體內分泌腺的影響。腦下垂體是倒掛在腦底部、比豌豆稍大點的圓東西，重量只有0.5 克左右。別看它個兒小，作用卻很大。腦下垂體分泌的激素已知有十幾種，其中管長高的就是生長激素。它可以促使骨頭增長，專門促進四肢的骨骼生長，不僅能使之生長，還能使它變粗。下肢骨骼長長了，身體自然就長高了。

(2) 原發性垂體侏儒症：

原發性垂體侏儒的病因不明，部分屬遺傳性疾病。見於男孩，出生時正常，一～二歲左右發育也正常，一般三～四歲開始出現生長發育落後，隨著年齡的增長，孩子越大越顯出智力的落後。

(3) 繼發性垂體侏儒症：

即由於垂體周圍組織有各種病變，包括腫瘤如顱咽管瘤、垂體黃色瘤等；感染如腦炎、腦膜炎、結核病，或血管病變及外傷。如果是繼發性的，發病年齡可在任何時候。如繼發於垂體腫瘤，症狀發生於腫瘤初起之時，並可伴有其他腫瘤的表現。

(4) 垂體侏儒症的一般症狀：

① 垂體侏儒患兒從外觀上看，比其實際年齡要小，但其四肢、軀幹、頭面部的比例都很勻稱，只是個子矮，整個成比例地縮小。

② 智力發育可不受影響，看起來像小大人。

③ 這種孩子出牙也晚。

④ 多數性腺發育不全或第二性徵發育不全或缺乏，往往在青春發育期後仍保持兒童面容，嗓音不變粗，仍保持音調較高的童音。

（註：真正的垂體侏儒比較少見，因此不要認為個子矮的孩子都有這種病。）

(5) 針對一般身材矮小者的對策：

對身材較同齡人矮小、瘦弱，而又無法從遺傳規律和生活環境方面做出解釋的人，應考慮患慢性病的可能，如先天性心臟病、心肌病、慢性腎炎、重症佝僂病、慢性營養不良、慢性寄生蟲病、慢性肝病（慢性肝炎、肝硬變）和結核病。如果有以上慢性疾病，應著重治療，病因一旦去除，就會自然長高。

健康小鏈接

個子矮小怎麼辦？

1. 垂體侏儒的治療取決於病因。

① 如果是繼發性的，應找到原發病進行治療。

② 如果是腫瘤，需要根據情況進行手術治療。

③ 如果是炎症，應進行消炎治療，使用合適的抗生素。

④ 真正的原發性垂體侏儒，需用激素治療。

2. 青春發育延遲症：

① 還有一種比較常見的症狀稱為青春發育延遲症（體質性生長延遲症）。通俗地說，就是晚發育，即比正常兒童落後 二～四年。

② 年齡已到青春發育期，但仍保持持續矮小狀態，牙也出得晚，性發育也較遲，智力發育正常。

③ 由於內分泌無異常，早晚會發育的，只是比正常晚些，一旦達到發育期則會很快長起來，最後終歸能達到正常高度。因此家長不要誤認為這類孩子是侏儒。

10．畸形胸廓（胸部）的煩惱

「我的胸廓有比較明顯的畸形，左邊相對比較正常，右邊的肋骨向前凸，再下面的肋骨又向內凹，穿著衣服也許看不出，但是只要注意一下就會發現我的胸廓和別人不一樣。這個問題給我帶來了很多的麻煩，我不敢去公共游泳池，儘管很熱也不敢少穿衣服，更不用說赤膊了……」這是一位患者的真情吐露，小小一個胸廓竟然惹出了這麼大的麻煩。

胸廓，俗稱胸部，它包括頸以下和腰以上的部位，主要由胸骨、肋骨、肌肉組織等組成。正常的胸廓兩側對稱，前後徑較左右徑短，呈扁平圓桶狀，胸部肌肉豐富而富有彈性，顯示出一種體形美。胸廓異常不僅難看，同時還提示有病灶存在。

疾病信號早知道

(1) 扁平胸的警訊：

① 胸廓的前後徑不到左右徑的一半，呈扁平狀，且頸部細長、鎖骨突出，這在醫學上稱之為「扁平胸」。

② 這種情況表明人太瘦了，需要加強營養。

③ 扁平胸也可能是慢性病引起的，如肺結核等，這就需要到醫院做檢查，明確診斷，及時治療。

(2) 桶狀胸的警訊：

① 胸廓的前後徑增長，有時可與左右徑相等，肋弓的前下斜度上抬，肋間隙加寬，有時飽滿，整個胸廓呈圓桶形，這在醫學上稱為「桶狀胸」。

② 桶狀胸常見於支氣管哮喘、慢性支氣管炎等所致的肺氣腫患者。

③ 胸廓的前後徑比左右徑長，胸廓向前凸出並且狹窄，如雞的胸廓，這在醫學上稱之為「雞胸」，又叫佝僂病胸。這是維生

素D缺乏性佝僂病所致的骨骼改變的特有體徵，此病多見於兒童和少年。

(3) 胸廓左右不對稱的警訊：

① 胸廓單側過大或過小，致使胸廓左右兩側不對稱。

② 若胸廓一側過大（局部隆起），提示可能患了氣胸、胸膜炎等。

③ 若胸廓一側過小（局部凹陷），提示可能是患了肺結核、肺炎、肺萎縮等，致使一側肺不張。

健康小鏈接

雞胸不僅影響美觀，而且也威脅著健康。如何治療雞胸呢？

1. 對於三歲以下的雞胸患兒。

應積極給予抗佝僂病治療，包括補充鈣劑和維生素D。

2. 對於三歲後的患兒。

多為後遺症，使用鈣劑和維生素D治療無效。

3. 除醫療之外可搭配運動改善：

一般輕度雞胸隨體格生長會逐漸消失，加強體格鍛鍊，如擴胸運動、仰臥起坐、抬頭等運動，一日兩到三次，可加速畸形的矯正。

11．「水腫人」的困惑

柳小姐是一位公務員，她平時很注重皮膚保養，還喜歡「偷學」時尚雜誌上的美容養顏竅門。有一次恰好看到一本雜誌上寫喝淡鹽水可以排毒，對身體有好處，她就嘗試了一下。

喝完鹽水後，她就去逛街買衣服。試衣服時，她發現，平時自己能穿的號碼今天都嫌小了，買的衣服都比平時號碼大，還以為自己最近長胖了，柳小姐顯得有點心煩。

購物後，她立即到了美容院，準備做減脂護理。結果一直為她做美容的美容師一看便問：「啊，你的臉怎麼浮腫了？」詳細詢問後，原來柳小姐在家配淡鹽水時，比例把握得不恰當，出現了身體浮腫。

身體浮腫不僅為日常生活帶來了不便，更重要的是它是疾病的先兆。上面的案例只是生活細節上的一個疏忽造成的，而如果長期身體浮腫，你就必須注意了。

疾病信號早知道

水腫又稱浮腫，是人體血管外組織間隙中有過量的體液積聚形成的，大致可分為全身性水腫和局部性水腫。如果出現病症型的水腫，就要謹防下面七種疾病了：

(1) 甲狀腺功能低下

面部及下肢出現水腫，嚴重時遍及全身。

(2) 心臟病

水腫先在下肢踝部出現，逐步向上延至全身，並伴有胸腔積水、肝脾腫大、呼吸急促等症狀。

(3) 急性腎炎

① 急性腎炎早期僅在早晨起床時發現眼瞼和面部出現水腫，後會向下發展至全身。

② 有時伴有蛋白尿和高血壓，多發生於兒童。

③ 成人也有患該病者，但一般程度較輕，僅有持續血尿和蛋白尿，且常可自癒。

(4) 慢性腎炎

即慢性腎小球腎炎。病程較長的達一年以上，有程度不同的水腫、蛋白尿、血尿和高血壓。

(5) 營養性疾病、慢性消耗性疾病（如惡性腫瘤、結核病、嚴重貧血等）

水腫一般發生較慢，為全身性，下肢更為嚴重。

(6) 肝硬化

水腫發生在下肢，一般不延至全身，並伴有肝脾腫大、肝功能不正常等現象。

(7) 妊娠高血壓綜合症

是妊娠期特有的一種疾病，多見於初產婦。主要表現為妊娠二十四週以後出現下肢或全身水腫，並伴有高血壓和蛋白尿。

但以下水腫並非由疾病所致，而是一種正常的生理反應：

1. 反應性水腫

進行高溫作業的人和平時不愛活動的人，會引起某些部位水腫，環境改變後水腫會自行消失。

2. 藥源性水腫

服用某些激素會導致水腫，停藥後，水腫自行消失。

3. 體位性水腫

長期站立、行走和下蹲會出現水腫，改變體位後症狀消失。

4. 經前期水腫

經前婦女會出現眼、手、下肢水腫，月經來潮後可自行消失。

如何消除身體浮腫？

1. 平日要減少攝取使身體易受寒冷的食物、冷飲或增加腸胃負擔的食物。
2. 要對付浮腫，溫和或有利尿作用的食物要均衡攝取；要使胃部得到休息，晚上應減少飲食，不應大量攝入水分。
3. 平日多吸收鈣質也能幫助排出體內由鹽分產生的多餘水分。含豐富鈣質的食物有蘋果、粟米、扁豆和硬豆腐等。
4. 能促進水分循環和利尿作用的食物也不妨多食用，如蒜頭、紅酒、辣椒、雞肉、粟米。

CHAPTER 03

臉面

臉是人的門面，也是人內心喜怒哀樂的「顯示器」。

可是面部的「色斑」、「青春痘」時不時總會出現在臉上，讓人難堪，就連最迷人的笑也會給人惹禍。

其實臉上的這些症狀，是身體其他器官傳輸給臉面的資訊，臉是一個資訊傳達器，它是在告訴人們：疾病已經纏上你了。

12．折射身體疾病的八種「色調」

戰國時期的名醫扁鵲，路過齊國，見到齊桓侯，一看齊桓侯的面部神色有患病的徵象，就對他說：「您有病在肌膚，不治就將深入。」桓侯說：「我沒有病。」扁鵲出去後，桓侯對左右說：「醫生為了賺錢，竟想誑治沒有病的人。」過了五天，扁鵲又見到桓侯，告訴他病已進入血脈。又過了五天，說病已進入腸胃，可齊桓侯仍諱疾忌醫，不予理會。又過了五天，扁鵲一望桓侯的氣色，便知他已經病入膏肓、不可救藥了，回頭就跑。桓侯派人追問，扁鵲說：「病在肌膚時，可用湯洗和藥熨的辦法治癒；病入血脈，尚可針灸；病在腸胃，也能用酒醪治癒；現在病已進入骨髓，連閻王爺也沒有辦法了，所以我也沒有任何請求了。」又過了五天，齊桓侯果真病重而死。

從這個故事中不難看出，扁鵲確實精於望診，達到了「望而知之」的境地。這也許是民間流傳的誇張說法，但它告訴我們：面色可以洩露疾病的秘密，體內發生的病變必然會反映到體表，面色就是這種體表反映之一。國人的正常面色微黃、略帶紅潤、稍有光澤，如果發生變化，疾病肯定就會曝光。

疾病信號早知道

(1) 臉色蒼白

健康人的臉色是白裏透紅，常不出門而待在家裏的人皮膚也白，卻是病態白，色白如白蠟。

① 如臨床上虛寒病症、貧血及某些肺病患者，內寒的腹痛或外寒的惡寒戰慄重者，均可見面色蒼白。

② 肝病見白色為難治之病。

③ 白色見於兩眉之間，是肺臟有病。

④ 甲狀腺功能減退症、慢性腎炎等患者的面色，較正常人蒼白；

⑤ 鉛中毒時，患者以面色灰白為主要特徵，醫學上稱為「鉛穿」，寄生蟲病、白血病等患者，長期室內工作及營養不良者亦見此色。

⑥ 腸道寄生蟲病，面部可見白點或白斑。

⑦ 出血性疾病，如經常痔瘡出血、婦女月經過多，也會造成面色蒼白。

⑧ 休克病人因面部血液循環受阻，也會臉色發白。

⑨ 中醫認為面色蒼白屬於虛症和寒症。如有些人面色較白，體型肥胖，中醫稱這些人為氣虛或陽虛之體。

⑩ 臉色蒼白也是貧血的表現。

⑪ 久病臥床者臉色會發白。

⑫ 各種原因的大出血、白血病及其他多種疾病引起的慢性失血

等，也會使人臉色蒼白。

⑬ 面色灰白而發紫，且表情冷漠，是心臟病晚期的病危症狀。

(2) 臉色赤紅

① 如出現滿面紅光，則可能是高血壓病的徵象。尤其是腦充血或發熱時，面色會異常潮紅，腦溢血也會出現異常的臉紅。

② 如兩顴部呈現緋紅色，則是結核病的信號，尤以下午症狀更明顯。

③ 面頰與腮邊出現赤色是心臟病的表徵。

④ 面頰如出現對稱的蝶斑，則為紅斑狼瘡病症的表現。

⑤如兒童面頰兩側出現玫瑰色片狀水腫性紅斑，則是傳染性紅斑，是一種以面部紅斑為主的傳染性發疹性疾病，常發生在四～十二歲的孩子中。皮疹初期一般不宜發現，皮疹消退後才可見到紅斑。中心部分先消退，形成紅色小環，消退後沒有痕跡，但會反覆發作，少數患者伴有發熱、眼結膜充血、嘔吐等症狀。發現此症狀應及時進行隔離治療。

(3) 臉色潮紅

① 生理性臉部潮紅與飲酒、日曬、劇烈運動或情緒活動、憤怒或害羞等有關。

② 病理性面部潮紅主要是發生在感染引起的高熱性疾病，如傷寒、瘧疾、肺結核、肺炎等。

③ 服用擴張血管的藥物，以及大量服用激素後，也會引起臉部暫時潮紅的現象。

④ 紅斑狼瘡患者、一氧化碳中毒者也會產生臉色潮紅的症狀。

(4) 臉色發黑

① 面部呈現黑色是慢性病的表徵，應引起特別注意。

② 面部黑色多是腎上腺皮質功能減退症、慢性心肺功能不全、

肝硬化、肝癌、慢性腎功能不全等病症的表徵。

③ 中醫認為，面部黑色的原因為腎精虧損，可用補腎藥物治療。

④ 至於因生理現象而形成臉色變黑、老年性色素斑、婦女妊娠斑等則屬正常現象，不是疾病。

(5) 臉色發綠

這是脾臟疾病的表徵。易感染痢疾、腸傷寒、白血病。

(6) 臉色呈橙色

是膽結石、膽囊病的表徵。

(7) 臉色青紫

臉部及嘴唇青紫，醫學上稱為發紺，是由皮下淤血所致。一般來說是因為缺氧。

① 可見於嚴重的哮喘、肺氣腫、肺炎、肺梗塞、慢性支氣管炎、氣管異物及小兒發高燒等。

② 由缺氧引起的劇烈疼痛、肺源性心臟病、先天性心臟病、心力衰竭等疾病，都可能出現面色青紫。

③ 胃腸道寄生蟲病、腸部痙攣性疼痛、膽道疾病引起的膽絞痛均可使面色出現青紫色。

(8) 臉色發黃

要區別由疾病引起發黃或進食引起的發黃。

① 胡蘿蔔素為黃色，許多新鮮的瓜果和蔬菜如胡蘿蔔、南瓜、菠菜、木瓜等，其胡蘿蔔素的含量均很高，當進食過多，特別是甲狀腺功能減退或肝功能不全時，被吸收的胡蘿蔔素在肝內轉化為維生素 A 的過程發生障礙，就會導致鼻旁發黃，停食後很快消退。

② 如果不是進食引起的發黃，則面黃最多見的是黃疸病。

③ 如鞏膜及全身都為黃色，多見於黃疸型肝炎、膽道結石、膽囊炎、膽囊癌和胰腺癌等病症。

④ 鉤蟲病病人由於長期慢性失血，造成面色發黃，俗稱「黃胖病」。

⑤ 中醫認為，黃色鮮明如橘色屬於濕熱，稱「陽黃」；黃色晦暗如煙燻，多屬於寒濕，稱「陰黃」。

⑥ 面色萎黃，多為心脾虛弱、氣血不足；面黃浮腫為脾臟有濕。

⑦ 瘧疾、藥物中毒等，也可引起面黃。

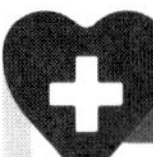

健康小鏈接

按摩法治療面色蒼白：

1. 按摩面部十～二十次，即類似於乾洗臉狀。
2. 用手掌按摩腹部，手法宜緩慢，順時針方向輕輕按摩，時間宜長，約按摩十～十五分鐘。
3. 用拇指按揉背部脾俞、胃俞、肝俞、腎俞穴，每穴半分鐘。
4. 按揉足三里、三陰穴各一分鐘。
5. 捏背脊。取俯臥位，背部肌肉放鬆，用兩手拇指橈側面頂住其脊柱棘突兩側皮膚，食指和中指前按，三指相對用力提捏皮膚，雙手交替向前撚動，從長強穴沿脊柱向上捏至大椎穴止，此為一遍，重複三～五遍。

面色蒼白的女性，除了可做上述治療外，還應加強營養，及時治療各種慢性病。

13．色素沉澱疾病知多少

臉上的斑怎麼越來越多？愛美的人總是很關注自己的臉部變化。其實臉部長斑不僅影響容貌，更重要的是這種色素沉著是身體疾病的反映。

疾病信號早知道

色素沉著預示著哪些疾病？

(1) 黑色素斑與胃腸多發性息肉綜合症

早在二十世紀初，醫學家波茨就發現一種奇異的病症，其特點是病人的口唇周圍出現黑色素，猶如沾染上了柏油小點，同時伴有腹痛，肚子經常咕嚕咕嚕作響，進而發現人的腸道裏長有許多息肉。

三十年以後，另一位醫學家傑格指出，這種病症並非少見，因故得名為「波茨一傑格二氏綜合症」；後人為便於記憶又稱其為「黑色素斑一胃腸多發性息肉綜合症」。

現代醫學證明，該病屬遺傳性疾病，在一個家庭中常有數人患病。色素沉著也不僅限於口唇周圍，還可發生在口腔黏膜、手指、手掌、腳掌、眼、鼻等處，病人常常出現發作性腹痛，甚至便血、引起貧血，重者危及生命。

如能提高警惕，及時求醫，通過 X 光或纖維內視鏡檢查，能夠發現胃腸息肉和出血部位，繼而採取適當的治療措施，可使病情得到緩解。

(2) 黑色痣演變成惡性腫瘤黑素癌

尤其是中年以後發病，更應引起高度注意。

其特點為原有的黑色痣於短期內迅速增大、色澤加深。有的黑如煤炭，但也有黑色痣變化不顯著卻早有腫瘤遠遠轉移。這類變化的黑痣惡性程度極高，常轉移到肝臟等器官。

因此四十歲以上的人，應對面頰部、頸部、背部、手心、腳底部位較大的黑色痣進行「監視」，一旦發現增大、脫毛、變黑、出現癢感或經常容易碰破的黑色痣，應儘早進行手術治療。

(3) 肝臟疾患併發黃褐斑

俗稱肝斑，男女皆可見之，但以女性佔多數。表現為病患面部呈現片狀黃褐色或黑色斑，邊界可清可不清，表面平滑。

這種色素還可見於額部、兩頰、唇周、鼻樑、下頜等部位。除了妊娠或生育後的婦女會患黃褐斑外，有些人出現黃褐斑則可能與全身疾病有關，如慢性肝炎、肝硬化或女性生殖器官疾病等。因此若發現原因不明或伴有週身不適的黃褐斑時，應查明原因，謹防肝臟病變。

(4) 地圖狀斑與慢性腎上腺皮質功能減退症

此種異常色斑是著名醫學家阿狄森發現的，也稱之為阿狄森氏病。據有關醫學文獻報導，患有這種病的人，大約百分之九十以上在皮膚、黏膜出現色素沉著，且以身體的暴露部分、常受摩擦和壓迫的部位，如乳頭、會陰部、外生殖器、牙齦、口唇、指（趾）甲根部和手紋等處顯著，由於其形狀類似「地圖狀」，亦稱為地圖狀斑。

該病常常造成雙側腎上腺破壞以致功能減低，所以除色素增多外，病人還有低血壓、無力、體重下降、食慾減退、噁心、嘔吐等一系列不適表現。醫學研究證實：引起阿狄森氏病的病因半數是由結核造成的。因此只要早期做出診斷，及時給予正確合理的治療，治療效果是令人滿意的。

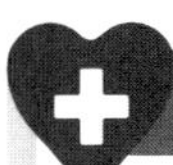

健康小鏈接

下面介紹一些治療黃褐斑的小偏方：

1. 維持合理的飲食習慣：

黃褐斑與飲食有著密切的關係。飲食中長期缺乏谷胱甘肽，會使皮膚內的酪氨酸形成多巴醌，進而氧化成多巴素，形成黑色素，從而發生色素沉著。因此合理飲食對防治黃褐斑有極佳效果。

2. 攝入維生素 C：

黃褐斑患者要經常攝入富含維生素 C 的食物，如柑橘類水果、蕃茄、青椒、山楂、鮮棗、奇異果、新鮮綠葉菜等。因為維生素 C 為氧化劑，能抑制皮膚的氧化作用，使皮膚內的深色氧化型色素轉化為還原型淺色素，可抑制黑色素的形成。

14．滿面紅光並非春風得意

人們往往把紅光滿面視為身體健康的標誌，並認為紅光滿面是一個人「春風得意」的象徵，其實紅光滿面有時恰恰是某些疾病的一種症狀。

疾病信號早知道

紅光滿面可能有以下四種病：

(1) 流行性出血熱

由於全身毛細血管擴張，血管通透性增加，早期可表現為面部充血、面部發紅，醫學上稱之為「醉酒面容」。

(2) 風濕性心臟病

由於二尖瓣狹窄，回心血流受阻，造成肺淤血，導致面部雙顴呈紫紅色，醫學上稱為「二尖瓣面容」。患者同時還伴有心悸、氣短、呼吸困難、咳嗽或咯血等症狀。

(3) 肺結核

有肺結核病的人常表現為面部潮紅，伴食慾不振、乏力以及午後低熱、夜間盜汗、咳嗽或咯血等症狀。

(4) 高血壓病

高血壓早期大多無明顯症狀，當病情達到一定程度後可造成心臟損害。由於心臟擴大、心肌肥厚、心肌收縮力增加，使心臟排出的血量增加，從而引起患者頭面部血管擴張充血，導致面部發紅。此時患者還可伴有頭痛、面部發熱、耳鳴、眼花、心悸及失眠等症狀。

所以說滿面紅光雖然是比較理想的面相，但也有例外情況。衡量一個人身體健康不健康，不能只看表面現象，否則就可能貽誤疾病的診斷和治療。

健康小鏈接

什麼是流行性出血熱？

流行性出血熱是病毒引起的急性傳染病。主要症狀有發熱、出血和腎臟損害等。傳染源農村主要是黑線姬鼠，城市是褐家鼠。傳播途徑尚未完全確定，可能與寄生在鼠身上的革蟎有關，也可能通過吸入經黑線姬鼠等的唾液、尿糞等污染的塵埃而得病。流行季節是四月至六月（小峰）和十月至十二月（高峰）。

平時在人群中散發。出血熱病毒侵入人體血液，經一～二週潛伏期後，出現發熱和中毒症狀，繼而引起全身小血管和毛細血管損害，血漿從損傷的血管壁漏出、血液濃縮、循環血量減少，產生低血壓休克，血管進一步損害，可引起各臟器出血。

15．不祥的面部色斑

臉上如果長斑，很多人都會想盡辦法地遮掩它，比如用各種化妝品塗抹，可是臉上的斑點還是去不掉，這到底是怎麼回事？原來這種面部斑點是一種不祥的徵兆，它顯示了某種疾病纏身。

疾病信號早知道

從面部斑點的部位來分，常見的面部斑點有以下方面：

(1) 太陽穴、眼尾部斑點

和甲狀腺功能減弱、妊娠、更年期、神經質及心理受到強烈打擊等因素有關。

(2) 眼周圍斑點

多見於子宮疾患、流產過多及激素不平衡引起的情緒不穩定者。

(3) 眼皮部斑點

多見於妊娠與人工流產次數過多及女性激素不平衡者。

(4) 面頰部斑點

多見於肝臟疾患，更年期老人、腎上腺機能減弱者面部也會顯現。

(5) 額頭斑點

多見於性激素、腎上腺皮質激素、卵巢激素異常者。

(6) 髮際邊斑點

和婦科疾病有關，常預示女性激素不平衡、內分泌失調等。

(7) 鼻下斑點

多見於卵巢疾患。

(8) 下顎斑點

見於血液酸化、白帶過多等婦科疾患。

健康小鏈接

雀斑為淡黃色、淺褐色、暗色斑點或黑色斑，呈圓形或橢圓形，大小不等。多發於面部，特別是鼻部、頰部、頸部、肩部及手背。

患有雀斑的女性在飲食上應經常食用富含維生素 C、維生素 A、維生素 E、維生素 B 群的食物，如香菜、油菜、青椒、莧菜、芹菜、白蘿蔔、黃豆、豌豆、棗、芒果、杏、牛奶、優酪乳及奶油等；少吃不易消化和刺激性強的食物，少喝濃茶、咖啡等可增加皮膚色素沉著的飲料。

16．遭遇「青春痘」

「青春痘」，是一種多發於青少年的慢性皮膚炎症。近年來「青春痘」的流行性調查發現，十一～二十五歲的青少年發病率達百分之八十以上，二十五～三十五歲的青年人發病率達百分之十五以上，如不及時治療或防治不當，可遺留終生難癒的斑痕，影響容貌。所以很多青年都怕染上「青春痘」，其實「青春痘」也是自查健康狀況的一條線索。

疾病信號早知道

為什麼會出現「青春痘」呢？

(1) 局部炎症刺激

輕度「青春痘」使表皮出現局部紅腫熱痛，使皮脂腺導管、毛囊頸部細胞炎性水腫，皮脂腺口閉塞，皮脂腺分泌皮脂受阻，導致痤瘡加重。

(2) 雄性激素上升

在青春發育期，內分泌發生變化，主要是性激素上升。性激素包括雄激素（男性素）和雌激素（女性素），不論男女都有雄激素和雌激素，只是比率不同，不同時期含量和比率也不同。

青春期前，男孩女孩區別不大，進入青春期，雄性激素增加，使男孩富有陽剛之氣，但雄性激素還可刺激皮脂腺細胞分泌皮脂增多，分泌增多的皮脂又刺激毛囊導管過度角化，使毛囊壁肥厚而阻止皮脂排泄，這是痤瘡的始發因素。

在女性的卵巢、胎盤及腎上腺也分泌雄性激素，如果與雌性激素比例失調，也會引起痤瘡。這裏說女性痤瘡與雄性激素有關，並不是說女性雄性激素比男性多，而是她自身相對高。

(3) 病原微生物侵害

皮膚表面及局部毛囊中存在的痤瘡丙酸桿菌、白色葡萄球菌和卵圓形糠秕孢子菌等病原微生物，正常時它們不會造成大的損害，當皮質腺阻塞時，它們便參與「青春痘」局部炎性及非特異性炎性反應。炎性反應是指特定菌造成局部發炎、紅腫熱痛、出膿頭。非特異性炎性反應是指非特定菌造成具有共同特徵的炎性反應。

(4) 其他異物堵塞

如果體內分泌過多的皮脂及未及時清除的汗液、灰塵、病菌、蟎蟲等均可堵塞皮脂腺口而發生「青春痘」。

(5) 碘化物、溴化物及其他藥物作用

這也是一部分人的發病因素。多吃動物脂肪及糖類食物、消化不

良或便秘等胃腸障礙，心理狀態不平和、精神緊張、煩躁易怒、濕熱氣候等，都是導致痤瘡發生的因素。

健康小鏈接

發生「青春痘」者應注意以下幾個方面：

1. 在飲食上要少食辛辣刺激及油膩食物，多食蔬菜、水果，多飲水。
2. 要保持大便通暢，及時排出有毒物質。
3. 要保持面部清潔衛生，每日用溫熱水洗臉二～三次，使用中性或偏鹼性的香皂或洗面乳，去掉皮膚表面的過多油質，清除毛孔內堵聚物，使皮脂正常排出。
4. 選擇適合自己的化妝品，不宜使用油質及修飾性化妝品。

17．面部疼痛有所謂

臉部疼痛是指在臉部的一邊或者雙邊疼痛，或者額頭處疼痛。這種疼痛可以是鈍痛，也可以是波動痛，還可能是非常強烈的刺痛。這種疼痛是不正常的疼痛，它是疾病發生的徵兆。

疾病信號早知道

臉部疼痛請注意三種疾病：

(1) 三叉神經

稱為痛性抽搐。這種疼痛會沿著雙頰的三叉神經走向而發展，疼痛一般比較劇烈。

三叉神經痛是一種突發性的嚴重面部疼痛。它可以由非疼痛性的刺激（如刷牙、吃東西、觸摸臉頰等）而產生。臉部的疼痛神經共可分為上支（眼支）、中支（上頜支）及下支（下頜支），而以中、下支最易受到影響。此疾病常見於女性患者，且右側臉較多。

(2) 帶狀皰疹

如果現在疼痛之處，最近長過紅色起水皰的皮疹，可能是帶狀皰疹，應去看神經科醫生或皮膚科醫生。

(3) 顳頜關節異常

這種情況是最為人所熟悉的臉痛原因，由肌肉發炎所引起。

健康小鏈接

臉部浮腫最好的解決方法就是按摩、指壓，唯有通過穴道按摩，才能夠徹底消除臉部的浮腫。

1. 按摩去除雙眼的浮腫

利用兩隻手，以拇指指根隆起處按住太陽穴，然後持續五秒鐘即可。必須注意的是按壓的時候可以稍微向斜上方按，然後朝外側推移。

2. 輕敲慢打調整臉部線條

兩手握拳，然後放在太陽穴附近，從太陽穴到臉頰來回輕輕敲打，反覆進行，可以讓臉部線條更纖細。

3. 按摩浮腫的臉部

用食指、無名指、中指指尖，輕輕地按摩浮腫的臉部，按摩的方式是從嘴角到太陽穴，用畫圈的方式。但要注意動作輕柔，用力不可太猛。

18．眉飛色舞顯疾病

「今天精氣神不錯嘛！」我們經常會聽到這樣的話，為什麼可以從臉上的神色看出你的精神狀態和健康程度呢？

神色包括精神與氣色兩個方面，而面部神色是精神氣血的綜合反映。《靈樞．邪氣臟腑病形篇》中指出：「十二經脈，三百六十五絡，其氣血皆上衝於面。」所以說人的精神狀態和面部氣色，往往顯示著整個體質的強與弱及疾病程度的輕與重、病邪侵襲的淺與深。

疾病信號早知道

(1) 病人兩眼靈活而有光彩。

神志清晰、反應靈敏、動作矯健，表示臟腑功能未傷。即使病情較重，癒後亦良好，視為「順證」。

(2) 病人臉色晦暗。

精神萎靡、反應遲鈍、目無光彩、語言無力、答非所問者，稱為「失神」或「無神」。表示正氣已傷，病情較重，癒後不良。失神可進一步出現語言錯亂、神志不清等危重徵象，臨床上視為「逆證」。

(3) 貌似有神實際無神。

多見於久病、重病、精神極為衰弱的病人。如原來沉默寡言、語言低微、時斷時續，突然變得言語不休、聲音響亮；原來神志模糊，突然清醒；原來不能飲食，突然出現饑餓般的大口進食；原來久臥不起，突然坐起來，下地行走；原來面色晦暗，忽見兩顴發紅如塗油彩等，這些一反常態的現象是陰陽將離決前的一種假象，俗稱「迴光返照」，臨床上稱為「殘燈復明」的徵象，預示病情會迅速惡化。這種病人如不及時搶救則有生命危險。

下面介紹幾個美白靚膚小竅門：

1. 淘米水洗臉

每天淘米的時候，留下初次和第二次的淘米水，讓它慢慢澄清以後，再取上面的清水部分來洗臉，可使臉色變得白而細膩。

這種淘米水更適合油性膚質的女性使用，因用它洗臉後，面部不會再過分光亮。注意，用淘米水洗臉後，還須用清水再洗乾淨。

2. 豆腐塗搽

可以豆腐代替美容洗臉劑塗搽臉部，等它稍乾後馬上洗掉，這樣對臉部美化是很有益的。這種洗臉法只要每天一次，就能充分體現美白效果。

19．笑裏藏病

正常人的笑是心情愉快的表露。醫學家們發現，許多長壽的人都有一個共同的特點：愛笑。然而，笑容中也可能藏匿著某種疾病的蛛絲馬跡。

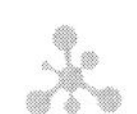 疾病信號早知道

(1) 假笑

常見於隱匿性憂鬱症病人。由於這種病人內心憂鬱，笑起來顯得很不自然，常用嘴角「笑」，眼睛和面容沒有任何快樂的神色。

(2) 傻笑

患者經常憨裏憨氣地發笑，表現為樂哈哈的，但面容卻給人一種呆傻的感覺。多為大腦發育不全與老年性癡呆等患者。

(3) 詭笑

眨眼、努嘴、吐舌、擠眉、弄眼，多見於舞蹈病患者。

(4) 呆笑

常有張口不閉、口角流涎、無意識地笑，多見於老年瀰漫性腦動脈硬化症。

(5) 狂笑

大量酗酒後，由於大量的酒精進入大腦組織，使得大腦的興奮抑制功能失調，而出現狂笑。這說明酗酒者已經急性酒精中毒了。

(6) 強笑

即強制性的發笑。患者笑時無法克制，常見於慢性瀰漫性大腦動脈硬化和大腦變性等腦部器質性病變患者。

(7) 苦笑

是破傷風患者的一種徵象。患者張口困難，咀嚼肌抽搐，牙關緊閉，面部肌肉痙攣，而表現出典型的苦笑面容。

(8) 癡笑

多見於精神分裂症病人。即患者不分場合、毫無原因地發笑。有時一個人無故發笑，有時在大庭廣眾之下發笑，有時狂笑，有時微笑。癡笑是由患者大腦功能不全而引起的。

(9) 陣發性笑

不由自主地陣發性發笑。發病的間隙不等，有的數小時一次，有的一日一次，也有的數日或數星期一次。發病持續的時間也不一樣，每次歷時幾十秒鐘，或數分鐘。這是一種發笑性的癲癇症的特徵，笑時癲癇發作，笑後即恢復正常。

健康小鏈接

研究笑的先驅—美國史丹福大學名譽退休教授威廉姆·弗賴伊說，雖然體育運動有益於身體健康，但是笑更可以促進血液循環和腹肌收縮。弗賴伊教授指出，一百次的捧腹大笑所吸收的氧氣相當於做十分鐘滑船器運動的吸氧量。

實驗證明，笑的好處遠遠不止於健身。一九九七年對四十八位心臟病患者的研究，令人驚奇地證實了笑的治療效果。研究者將患者們分成兩組：一組每天觀看三十分鐘的喜劇；而另一組不做安排，是參照組。一年後，參照組中有十名患者心臟病反覆發作，而觀看喜劇的人中只有兩人。

笑學研究專家李·伯克教授說：「笑是減輕緊張情緒的有效方法。」伯克指出，觀看幽默影片可以減少兩種主要的荷爾蒙，它們能引起心律不整，從而導致心臟病的發作。事實上，心臟病患者經常服用的一種叫第二阻塞劑的藥物，就是專門用於阻塞這些荷爾蒙的。

伯克說：「笑其實具有同樣的功效，而且笑能為我們帶來更多的樂趣。」歡樂的笑聲真的能使患者病情好轉嗎？在美國加州大學所做的一次稱為「笑療」的具有里程碑意義的實驗中，科學家驗證笑對於患有嚴重疾病包括癌症的患者有積極的影響。

CHAPTER 04

頭髮

從某種意義上說，頭髮是身體狀態記錄的保存者。頭髮的健康完全取決於人們的一般健康狀況。各種導致高燒的病，如肺炎，能造成毛囊暫時關閉，結果一把一把地掉頭髮。在異常情況下，強烈的情緒波動可能造成大量毛囊進入休息期，從而造成暫時性禿髮。事實上，很多醫院在血、尿常規檢查專案之外加上了頭髮檢查，通過電子顯微鏡掃描或用 X 光線分析法檢查頭髮，就能看出人們是否具有某種疾病。

20．小心時髦髮色背後的陷阱

現代的許多年輕人總喜歡把頭髮染成五顏六色的，以為那樣比較時尚、前衛，但是他們疏忽了一點，原本的頭髮顏色有一項很重要的功能，那就是某種疾病的顯示器。

疾病信號早知道

(1) 黑髮

黑髮是黃種人特有的頭髮顏色，但頭髮過黑亦為不正常現象。如頭髮過黑，或一直都不太黑，而突然變成漆黑，就有患癌症的可能。

(2) 白髮

① 中老年人頭髮斑白或全白，此屬於正常的生理衰老現象，並不是病態。

② 年輕人頭髮早白，可能是由動脈粥樣硬化、結核病、貧血、胃腸病等疾病引起的。

③ 白髮還可見於斑禿、白癜風、斑駁病等疾病。

④ 最新研究表明，白髮與冠心病有密切關係。美國醫學科學家對一組心肌梗死患者的研究結果表明，其中有百分之二十四的人在三十歲前出現白髮。

(3) 紅髮

頭髮為紅色或紅褐色。很少一部分黃種人，其頭髮略呈棕紅色，這屬於正常現象。但頭髮如變成紅色或紅褐色，可能是由鉛、砷中毒引起的。

(4) 黃髮

頭髮發黃且乾枯稀疏。久病體虛或營養不良均會引起頭髮發黃、稀疏乾枯，多為精血不足、不健康的表現。

如發現頭髮顏色異常，就應注意觀察並結合身體的其他徵象，進行必要的相關檢查，從而儘早瞭解自己的身體狀況，採取必要的預防與治療措施。

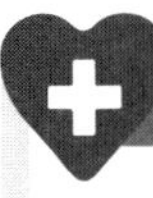

健康小鏈接

養出烏黑亮麗秀髮的秘方：

1. 胡桃粳米粥

材料：胡桃、粳米適量。

製作：先將胡桃去皮研膏，再以適量水煮粳米，八分熟時加入胡桃膏，煮熟即可。早晚空腹食用。

功效：潤膚益顏，黑髮烏鬚。

2. 四味粉

材料：黑芝麻、黃豆、花生、核桃各等分。

製作：上料分別炒香炒熟，研成細粉後和勻，每日睡前用牛奶、豆漿或開水沖食一小湯匙。

功效：烏髮養髮。

21．男人，別讓禿頭帶給你尷尬

大多男性脫髮自鬢角和頭頂開始，有些人十幾歲就開始脫髮，但即使禿得再厲害，頭上也會留下一圈頭髮，只有極少數人頭髮全部脫光。男性脫髮雖然是普遍的現象，但也不能掉以輕心，因為男性脫髮是男性疾病的真實寫照。

疾病信號早知道

男性脫髮是什麼出了毛病？

(1) 腎氣虧損

中醫認為腎氣充沛、腎精盈滿，毛髮得以滋養則烏黑光亮。若腎氣虧損、腎陰不足，則毛髮枯槁無華，或花白、脫落。其中遺傳因數佔了很大的因素。

(2) 營養失調

主要是營養不良和偏食。幼年時期長期的偏食，食太多的可樂、炸雞、奶茶等熱量太高的食品，只是空有熱量，基本的營養攝取不足。兒童的成長階段必須有大量的蛋白質和各種維生素，人體的毛髮對於營養的供應充足與否，反應最為敏感。

(3) 其他情形：

① 十二～四十歲的男性常會出現局部小面積脫髮現象（斑形脫髮），但大多數會重新長出頭髮。

② 大病後的兩、三個月內，可能會脫髮。

③ 另外有些藥物也可使頭髮脫落，特別是抗癌藥物。

④ 帶狀皰疹、黴菌癬、牛皮癬等疾病，如果侵襲頭皮，也會脫髮。

⑤ 如果頭皮受傷留下疤痕，頭髮便不會再於該處生長。

健康小鏈接

脫髮的治療方針：

1. 補充維生素C

最佳食物：水果、新鮮綠葉菜、蕃茄、青椒、馬鈴薯、動物肝臟、營養乾酵母。

2. 補充維生素B群

最佳食物：啤酒酵母、葡萄乾、花豆、甜瓜。

3. 補充維生素H

最佳食物：牛肝、啤酒酵母、糙米、堅果類。

22．女人，別讓脫髮帶走妳的美麗

頭髮對於女性來說，可以說是第二張臉，所以女性很在意自己的頭髮。面對脫髮問題，當然更是提心吊膽。但是要想保護自己的頭髮，就必須先清楚自己掉頭髮的原因，這樣才能對症下藥。

疾病信號早知道

掉頭髮不是無緣無故的，它是某種疾病的信號：

(1) 高燒

高燒也會損壞髮根組織，使頭髮大量脫落，特別是持續高燒，對髮根的損壞尤為厲害。不過在六個月左右後也能恢復正常。

(2) 疾病影響

某些疾病或先天性疾病所致，皮脂腺分泌過多或皮脂腺分泌性質改變，都可引起脫髮。

(3) 產後

由於懷孕時體內分泌出大量的女性荷爾蒙，所以頭髮有充足的生長激素。而產後由於荷爾蒙分泌突然減少，頭髮自然而然就會大量脫落，不過這種現象在產後六個月左右就會恢復正常。

(4) 壓力

現代社會生活節奏的加快和競爭的激烈，易使人揹負日益沉重的壓力。據研究，壓力與脫髮有密切關係，還會加速人的衰老，使皺紋增加。對此，唯一的對策便是即時卸下重負，讓自己徹底放鬆。

(5) 節食

節食使頭髮缺乏充足的營養補給，頭髮如缺少鐵的攝入，便會枯黃無澤，最後的結果必然導致大量脫髮。因此要均衡營養，不要盲目節食減肥。

(6) 避孕藥

長期服用避孕藥的女性也會出現脫髮現象，一旦停服，脫髮症狀可消失。

(7) 燙髮、染髮

過於頻繁地燙髮和漂染，會對頭髮造成損害以致脫落。因此不可燙髮過頻或濫用染髮劑。

(8) 髮型影響

紮得過緊的馬尾辮、羊角辮和麻花辮，以及將頭髮束得緊緊的捲曲帶，長久就會損害髮根，造成脫髮。

此外，針對女性脫髮部位大多集中在前額及兩側，髮型師建議在梳頭時不要用力將梳子向後方拉扯，吹風時間不要過長，否則極易破壞頭髮的自然保護層，使頭髮乾枯易斷。

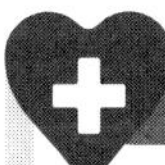

健康小鏈接

防止脫髮要從日常的頭髮護理開始：

1. 乾性髮皮脂分泌量少，洗髮週期可略長，一般五～七天洗一次。
2. 油性髮皮脂分泌多，洗髮週期略短，一般一～二天洗一次。
3. 中性髮皮脂分泌量適中，一般三～五天洗一次。
4. 乾性髮和受損髮每週護髮一次，補充毛髮的油分和水分。每日按摩頭部十～十五分鐘，促進血液循環，供給表皮營養，促進皮脂腺、汗腺的分泌。洗髮後用少量橄欖油。

16 .中性髮十～十五天護髮一次，每週做三～四次頭部按摩，每次十～十五分鐘，洗髮後用少量護髮乳。

23．令人恐懼的頭髮驟落

人們在梳頭時每天脫落三十至一百根頭髮都屬正常現象。因為人的頭髮一般只有百分之八十五在正常生長，其餘的頭髮不斷脫落，以便讓新髮不斷地生長出來。但如果沒有任何外在的影響，而每天的脫髮超過一百根，就該考慮是否為某種疾病的預兆。

疾病信號早知道

頭髮驟落暗示四種疾病：

(1) 荷爾蒙分泌失衡

如果頭髮大把大把地脫落，或頭上已出現禿塊，則很可能是由荷爾蒙分泌發生嚴重障礙引起的。此疾病有時發生在年輕女性身上，不及時治療，就有可能引起子宮癌、不育症、乳腺癌等症。

四十歲以上中老年婦女，如出現不明原因的脫髮，可能是由荷爾蒙分泌失衡所致。

(2) 內分泌失調

五十歲以上女性大量脫髮，常見的原因是其體內雌性激素和雄性激素分泌失調。與此同時，會伴有腳部和面部汗毛增多、月經失調和身體增肥等現象。

(3) 甲狀腺功能亢進或甲狀腺分泌不足

① 如甲狀腺功能亢進，就會造成心跳加速、失眠、夜間盜汗等現象，這些對頭髮都有不良影響，嚴重時會造成大量脫髮。

② 如甲狀腺分泌不足，就會出現髮絲粗糙、乾枯與體重驟減、皮膚乾燥等現象。

(4) 缺鐵性貧血

① 缺鐵性貧血會讓人臉色蒼白、心跳加快、疲倦不堪、食慾不振。這些現象也可造成大量脫髮。

② 過量的 X 光線的照射會導致脫髮。

③ 患有神經性皮炎、脂溢性皮炎可導致脫髮。

④ 受強烈刺激，會引起精神性脫髮。

⑤ 產後營養不良或傷寒等發燒性疾病會造成大量脫髮。

⑥ 腦充血、丹毒、梅毒等疾病會造成頭髮異常脫落。

⑦ 遠離自然界泥土的人，也容易出現脫髮現象，有報導說，住在紐約高樓的人，愈是住高層，禿頂者愈多。

⑧ 長期缺乏維生素 B1、維生素 B6、維生素 A 及某些微量元素，都可導致脫髮。

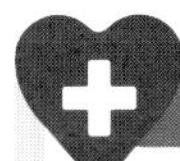

健康小鏈接

內分泌失調怎麼辦？

1. 養成良好的生活方式，形成有規律的生活習慣。
2. 保證充分的營養與睡眠，多吃穀物和新鮮水果蔬菜等高蛋白與維生素食物。
3. 避免過度勞累與激動，保持精神愉快，以免不良情緒影響到內分泌系統。
4. 預防感染。
5. 不要購買塑膠製的生活用品，儘量避免環境激素的危害。
6. 及時就醫，使用中西藥物調理。

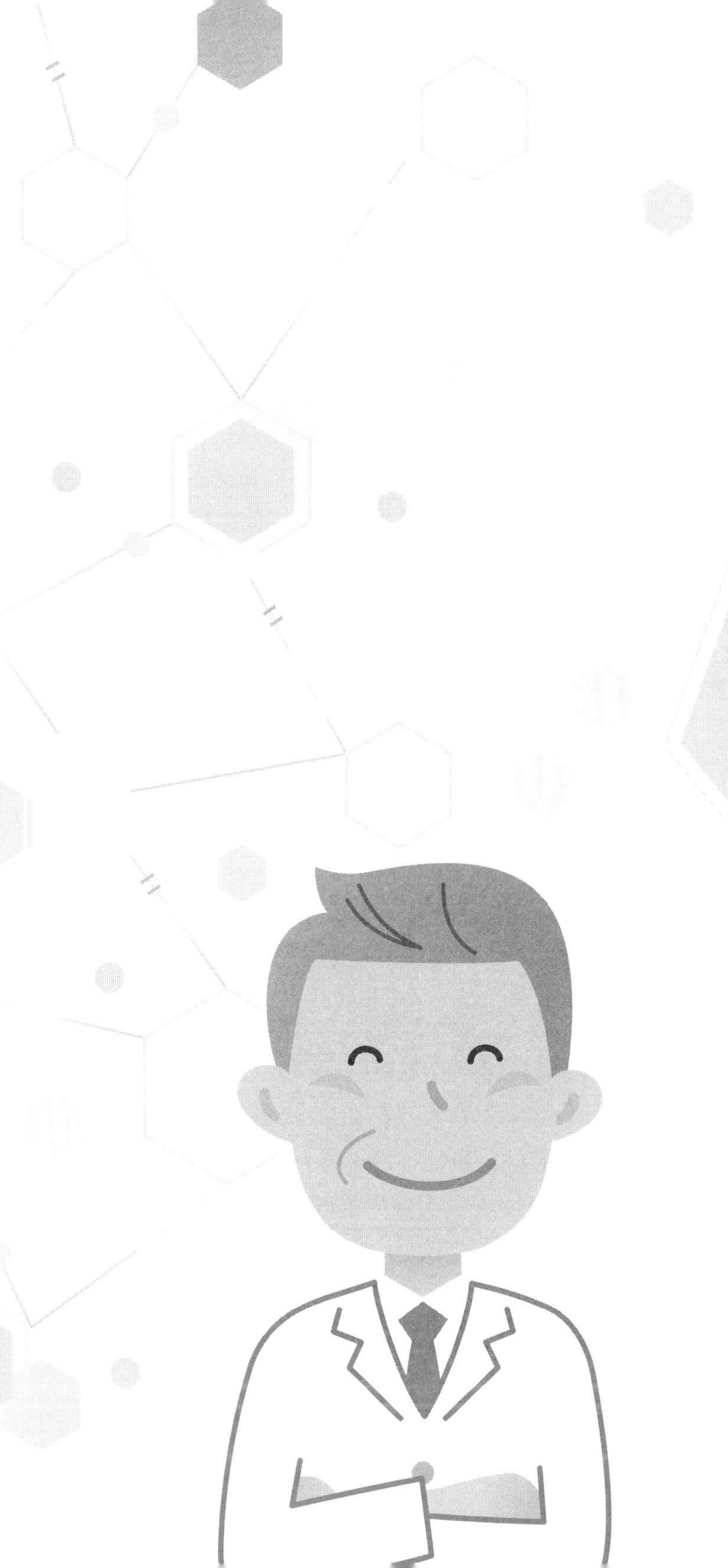

2 PART

頭部器官隱疾知多少

CHAPTER 05

腦部

質地好似明膠，灰白相間重約一千四百克，形如蘑菇，它就是我們的大腦。

大腦完全依賴恒定的血、氧供應量，要是暫時供應不足，主人就會暈倒，如果供應中斷幾分鐘，大腦就會遭受嚴重破壞，甚至導致癱瘓或死亡！鑑於此，人們一定要小心頭痛、頭暈甚至失眠、嗜睡等症狀。

24．頭痛為哪般

現在頭痛的人很多，尤其在經濟發達的大城市更為常見。有頭痛毛病者這樣形容他們的頭痛。「我一生氣就頭痛」、「我頭痛起來像戴了緊箍咒，越勒越緊」、「我有偏頭痛，痛得恨不得將頭劈成兩半」、「每次頭痛發作，還伴隨著嘔吐、暈眩、眼眶痛。非常可怕」。

頭痛是最典型的身心疾病之一，因此不能再把頭痛當作單純的軀體疾病來對待。

疾病信號早知道

(1) 根據頭痛的部位來識別

① 偏頭痛多在右側顳部。

② 高血壓性頭痛一般在枕後部。

③ 硬膜下血腫引起的頭痛，多在前額、顳部及頂部。

④ 淺層、侷限性的頭痛，多為眼、鼻、牙齒等處病變所引起。

⑤ 位置深層的頭痛，則可能是腦膿腫、腦腫瘤、腦膜炎、腦炎等疾病。

⑥ 瀰漫性的全頭疼痛，多由顱內外的急性感染性疾病所引起。

(2) 根據頭痛發生的急緩來識別

① 急性發作的頭痛，可見於全身急性感染、腦炎、腦膜炎、急性鼻竇炎、腦血栓、蛛網膜下腔出血、中暑、瓦斯中毒、急性青光眼等疾病。

② 反覆發作性頭痛是偏頭痛的特徵之一，也可見於高血壓腦病、嗜鉻細胞瘤、三叉神經痛、慢性鼻竇炎等疾病。

③ 緩慢發生的頭痛，可見於腦膿腫、腦腫瘤、結核性腦膜炎、硬膜下血腫、貧血、高血壓、緊張性頭痛等。

(3) 根據頭痛的程度來識別

① 劇烈頭痛，多見於顱內壓增高性疾病、偏頭痛、高熱以及三叉神經痛。

② 五官疾病引起的頭痛，多呈中等程度的疼痛。

③ 輕度頭痛，但可妨礙病人休息和工作，可能是器質性疾病。

(4) 根據頭痛的性質來識別

① 面部的陣發性電擊樣劇痛，多為原發性三叉神經痛。

② 脹痛或搏動樣跳痛，常為血管性頭痛，如偏頭痛。

③ 強烈鈍痛可為腦膜炎、腦炎所引起。

④ 具有重壓感、緊箍感的頭痛或呈鉗夾樣疼痛，可能為緊張性頭痛（或肌肉收縮性頭痛）。

(5) 根據影響頭痛的因素來識別

① 平臥時加重、直立時減輕的頭痛，可能為血管性頭痛。

② 腰椎穿刺後引起的頭痛，往往當病人呈直立體位時加重。

③ 頭痛因轉頭、俯首、咳嗽而加劇時，可能與腦腫瘤、腦膜炎有關。

④ 因頸部肌肉而加重的頭痛，往往為頸肌的急性炎症所致。

⑤ 頸肌因過度緊張所致的頭痛，可在頸部活動後得到減輕。

(6) 根據頭痛的出現時間和持續時間來識別

① 晨間頭痛多見於額竇炎、偏頭痛、顱內腫瘤，有規則的午後頭痛多為上竇炎（鼻竇炎中的一種）。

② 神經官能性頭痛具有病程長、波動起伏、易變的特點。

③ 偏頭痛多呈週期性反覆發作，往往在上午發生，可持續數小時或一～二天，婦女在月經期發作較為頻繁。

④ 腦腫瘤引起的頭痛可呈慢性持續性，延續較長時間。

(7) 根據頭痛的伴隨症狀來識別

① 頭痛伴有發熱，多為感染性疾病如腦膜炎、肺炎、扁桃體炎所引起。

② 頭痛伴有劇烈嘔吐，可為顱內壓增高所致。

③ 頭痛伴有眩暈，可見於小腦腫瘤、椎基底動脈供血不足等。

④ 頭痛伴有高熱，且頸部強直難以向前伸展，則可能是腦膜炎的先兆。

⑤ 頭痛如伴有發熱、噁心、咳嗽、鼻塞、打噴嚏、肌肉關節痛等症狀者，多為流行性感冒或感冒綜合症。

⑥ 頭痛如伴有高熱、畏寒、咽痛、扁桃體紅腫者，為急性扁桃體炎。

經常頭痛的人自己應不斷摸索頭痛的規律，掌握頭痛的特點、性質、部位、誘發的因素等，並注意是一般性頭痛還是異常性頭痛，以便全面準確地向醫生陳述。總而言之，頭痛可能是一種小病的症候，也可能是一種嚴重疾病的表現，凡不明原因的頭痛，都應予以高度重視。

健康小鏈接

如果有頭痛現象，該怎麼處理呢？

首先，要做相關檢查，看是否有器質性病變的可能。

其次，如果沒有器質性問題，經常頭痛的人要檢視自己的生活方式、工作方式甚至興趣愛好等。如果存在引發頭痛的不良生活習慣和工作習慣，應該在行為方面加以調整。

再次，經常頭痛的人還要檢視自己有無心理問題和不良情緒，比如在夫妻關係、子女教育、上下級關係上，有無排解不了的情緒；有無憂慮、恐懼、挫折的心理；別人對自己的要求是否過高，超過了自己的水準，對自己構成強大的心理壓力等。此外，對經常頭痛的病人，還要看他有無比較明顯的心理方面的症狀，如有無強迫症、抑鬱症、焦慮症等表現。

25．頭暈究竟隱藏幾種病

頭暈，很多人認為是小毛病，餓時會頭暈、經期前後會頭暈、蹲久了站起來會頭暈。偶然頭暈，並無大礙。感冒時，可能會附帶有頭暈的症狀，部分女性有時會將血虛與感冒混淆，因為兩者都有疲憊、頭暈等症狀。原因不明的頭暈，往往是因為壓力太大或睡眠長期不足，一時虛弱所致。不過如果長時間頭暈，就應當小心，因為它可能是重病的先兆。

疾病信號早知道

是什麼導致了頭暈？

(1) 頸椎病

頸椎骨質肥大增生壓迫椎動脈，使腦供血減少而頭暈，發作常與頭頸轉動有關。

(2) 一過性腦缺血

小範圍腦血栓、高血壓引起的腔隙性腦血栓，或腔隙性腦出血而頭暈。

(3) 低血壓

一些老年人體質性低血壓或服用某些藥物、長期臥床，造成體位性低血壓，以致腦供血不足發生頭暈。

(4) 心功能不全

心臟疾病產生心功能不全時，可使心排血量減少，導致頭暈。

(5) 心律失常

心跳過快或過慢，均可使心排血量減少，導致腦供血減少而頭暈。

(6) 高血壓病

老年人血壓驟升驟降均可產生頭暈，因此降壓應合理，避免血壓產生大幅度的波動。

(7) 其他疾病

除腦供血不足外，內耳眩暈病在老年人中亦常見，典型的表現為發作性眩暈、耳鳴及波動性聽力減退，發病突然，常噁心、嘔吐、面色蒼白，患者被迫閉目臥床，可伴一側聽力減退或同側耳鳴，但也可僅有眩暈表現。此外，前庭神經炎、藥物中毒、腦腫瘤也可產生眩暈。藥物中毒以鏈黴素、卡那黴素中毒多見。

健康小鏈接

坐辦公室的人常常會出現頭昏腦脹、雙眼酸痛等症狀，這是活動量不夠、血液流通不暢、腦部供血不足造成的，但又不能丟下工作去活動身體。現推薦幾種適宜辦公族鍛鍊的方法，你可以忙裏偷閒，隨時隨地練上一陣。

1. 咬牙切齒。
2. 高抬貴腿。
3. 搖頭晃腦。
4. 抓耳撓腮。
5. 伸伸懶腰。

26．難以成眠的九大因素

由於失眠，使大腦興奮性增強，造成入睡困難、睡眠浮淺、易驚醒、多夢早醒。患者因夜眠不足，白天精神萎靡，注意力不集中，胃口不好，一些人同時兼有耳鳴、健忘、手顫、頭腦昏脹沉重、容易動怒等症狀。失眠又會引起心理問題，患者頗感身心負擔沉重。中醫稱「失眠」為「不寐」，認為其成因很多，有「胃不和則臥不安」、「虛勞虛煩不得眠」等說，它同心、肝、脾、腎等臟器失常及陰血不足有關。由此可見，失眠也是疾病的報警器。

 疾病信號早知道

失眠並非無緣無故，如果出現失眠，下面的九大因素一定要注意：

(1) 原發性失眠

此類病人並無特殊內科疾病或精神疾病，通常是先天操心型的人，容易緊張、焦慮，有時睡眠品質也不好，遇到重大壓力、精神負荷增大時，就更睡不著了。久而久之，就成了慢性失眠，即使壓力消失了，香甜的睡眠也不復得。但有些原發性失眠者，可能找不到任何原因。

(2) 精神疾病

如憂鬱症病人常伴有失眠，特點是清晨兩、三點醒來，再也難以入睡。躁狂症病人晚上根本不想睡覺，精力無窮，半夜打電話找朋友聊天，活力無限，不斷地往外跑，有時幻聽，與「神鬼」溝通，無法安靜入睡。其他廣泛性焦慮症、恐懼症、精神分裂症病人，都可能時常睡不著。

(3) 內科疾病

① 關節炎及各種酸痛症，可能會痛得病人晚上睡不著。

② 心臟衰竭的病人，當平躺睡覺時會喘得更厲害，所以必須坐著睡覺，影響睡眠品質。

③ 其他如甲狀腺疾病、肺病、尿毒症等，都可能導致失眠。

(4) 婦女停經

婦女於停經時產生潮紅、盜汗、失眠等症候群，有些經前症候群會出現嚴重的焦慮、不安、疼痛，甚至失眠。

(5) 藥物因素

① 服用中樞神經抑制劑的病人形成耐藥性或停藥時，可能繼發

失眠。

② 長期服用中樞神經興奮劑，也可引起慢性失眠。

③ 嗜酒而有酒精依賴者突然停飲，可引起嚴重的失眠。

④ 有的特殊藥物如避孕藥等，也有可能引起失眠的副作用。

(6) 心理因素

① 例如情緒緊張不安、心情抑鬱、過於興奮、生氣憤怒等都會引起失眠。

② 有學者研究發現，在三百例失眠患者中，百分之八十五的人是由於心理因素引起的。

③ 憂鬱症、神經衰弱、精神分裂症的病人大多失眠。

④ 心理因素對失眠有著重要的影響，反過來失眠又影響人的心理。

(7) 飲食

人在吃飯後，消化功能增強，副交感神經興奮性增高，相應交感神經活動水準降低，人就可以入睡。如過飽或過饑時，從胃腸道發出的衝動興奮了腦幹網狀結構，進而興奮大腦皮層，就難以入睡。

(8) 突然受到重大事件衝擊

如親人死亡、夫妻離異、失業、公司倒閉、股票起落等，造成情緒不穩定、失落、驚慌，久久不能平靜，以致夜夜難眠，但通常一、兩個月就會恢復，是短期的失眠，但少數也會演變成慢性失眠。

(9) 刺激性飲料

茶、咖啡等刺激性飲料會擾亂正常睡眠。至於酒精，開始喝酒時可促進睡眠，但長期喝酒，就像吃安眠藥一樣會上癮，久了會影響正常睡眠。而且酒精會快速代謝，使其安眠作用於下半夜消失，又有頭痛、流汗、心悸等不良副作用。

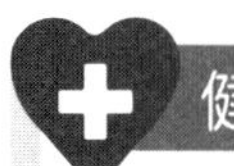

克服失眠的心理調適方法：

1. 保持樂觀、知足常樂的良好心態。對社會競爭、個人得失等有充分的認識，避免因挫折導致心理失衡。
2. 建立有規律的一日生活制度，保持人的正常睡眠節律。
3. 創造有利於入睡的條件反射機制。如睡前半小時洗熱水澡、泡腳、喝杯牛奶等，只要長期堅持，就會建立起「入睡條件反射」。
4. 白天適度的體育鍛鍊，有助於晚上的入睡。
5. 養成良好的睡眠衛生習慣，如保持臥室清潔、安靜、遠離噪音、避開光線刺激等，避免睡覺前喝茶、飲酒等。
6. 自我調節、自我暗示。可玩一些放鬆的活動，也可反覆計數等，有時稍一放鬆，反而能加快入睡。
7. 限制白天睡眠時間，除老年人白天可適當午睡或打盹片刻外，應避免午睡或打盹，否則會減少晚上的睡意及睡眠時間。

另外，對於部分失眠症較重的患者，應在醫生指導下，短期、適量地配用安眠藥或小劑量抗焦慮、抑鬱劑，這樣可能會取得更快、更好的治療效果。

27．危險的嗜睡

有些人常常出現睡意，有時這種症狀是輕微的，患者本人察覺不到。但如果嗜睡發生在高空作業、開車等極度不恰當的場合，就有可能造成生命危險。在美國，每年發生二百萬次交通事故，約有四～五萬人喪生。司機的不可抑制的暫時嗜睡是引發交通事故的一個主要原因，被認為是馬路上的一個「超級殺手」。嗜睡不僅影響正常生活，而且也是身體健康的殺手。

疾病信號早知道

嗜睡是指患者不分晝夜，時時欲睡，實際入睡時間增加的症狀。多因陽氣不足，或痰濕內盛、淤血濁毒阻蔽清陽所致。常見於多寐、肥胖病、癡呆、頭部內傷、中毒等病以及虛勞類疾病中，亦可為臟厥的表現。

嗜睡以時時欲睡而呼之能醒，醒後無特殊不適為特點，而與昏睡、昏厥、昏迷以及神志模糊、不清有區別，亦不同於病後體弱、過度勞累的疲乏熟睡。

(1) 白天有發作性、難以控制的嗜睡者，為多寐。

(2) 根據病因病史、伴隨症狀等進行診斷思考，如：

① 內臟有嚴重疾病，如肺心病、肝病、消渴、腎衰等而出現嗜睡者，常因濁毒上泛所致，應注意發生昏迷及臟厥，如心厥、肺厥、肝厥、消渴厥、腎厥等情況。

② 形體肥胖或血脂高者，嗜睡是痰濕蒙蔽清陽的表現，常見於肥胖病等。

③ 頭顱外傷、中毒所致嗜睡，必有明確的病史。

④ 癲病、癡呆、癭瘍等之嗜睡，尚有其他典型的神情症狀等。

老年人最害怕失眠，有些老年人說，自己能吃能睡，白天都要打盹，感覺還很開心。而研究證明，嗜睡的老人容易得心臟病。

美國匹茲堡大學醫學院一項由紐曼醫生主持的最新研究證實：白天嗜睡的老年婦女，心臟病患病率比那些白天不嗜睡的老年婦女高出66%；而白天嗜睡的老年男性心臟病患病率比那些白天不嗜睡者高出35%。此外，一旦患上心臟病，死亡率也分別高出28%和16%。

所以對嗜睡不可掉以輕心。出現「晚上睡不著，白天醒不了」的情況，應該到醫院睡眠中心看醫生。未治療之前，應避免從事危險工作，避免開車，以防發生意外。

有嗜睡症狀的人應該去就醫，並且需要做睡眠監測，注意檢查和治療可能引起的原發疾病，如睡眠呼吸暫停綜合症、發作性睡病等。

健康小鏈接

得了嗜睡症後，不必過於緊張，目前治療嗜睡症已有一套行之有效的辦法。首先，要多參加體育活動，每天不少於一小時，使自己的心身得到興奮。其次，多參加集體活動，如唱歌等。主動與別人進行交往是非常重要的，要讓別人從表面上感到你是位外向的人。再次，要有積極的生活態度，每天給自己制訂好生活及學習計畫，並努力完成。

CHAPTER 06

眼睛

在唐朝時期，珠寶商常常根據購物者看到貨物後瞳孔的大小來喊價；如今，研究人員期待著從眼睛中找尋帕金森症、抑鬱症以及「癮君子」的蛛絲馬跡。科技的進步讓眼睛不僅僅是「心靈的窗戶」，而且成為了醫生診斷神經精神疾病的視窗。

28．眼瞼小毛病，身體大疾病

眼瞼是長在眼球前面的軟組織，它就像兩扇能自動開關的大門，對眼球有保護作用。當有異物襲來時，眼瞼就會在中樞神經的指揮下關閉，以防止異物對眼球的傷害。此外，當有強烈光線照射眼睛時，眼瞼也會關閉，以防止強光對眼底視神經的損害。正常情況下，每二～八秒鐘眼瞼就要開閉一次，稱為眨眼。通過眼瞼的開閉，可以保持眼球的濕潤和角膜的光澤，清除結膜囊灰塵及細菌。如果沒有眼瞼的遮擋，眼球就會暴露在外，將遭受異物的侵襲，眼球也會乾燥不適。如果眼瞼灰暗、浮腫、紅腫、下垂、暗紫充血、倒睫與內翻、外翻及合不攏等都屬失常現象，那說明你的疾病訊號已經發出。

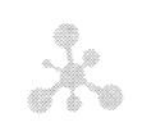 疾病信號早知道

(1) 眼圈發黑

① 常因過度疲勞、睡眠不足或房事過度引起。

② 一般說來，偶然的眼圈發黑只要注意休息、避免勞累，就會變淺消失。

③ 如果長期眼圈發黑，則是一種病態，往往是腎虧兼有血淤症的一種信號。現代中西醫結合研究證實，嚴重腎虧和內有淤血的病人，常與內分泌及代謝障礙、腎上腺皮質機能紊亂、心血管病變和微循環障礙、慢性消耗性疾病等病理因素有關。

(2) 眼瞼跳動

一般為疲勞過度、睡眠不足所致。下眼皮無故跳動不已，是中風前的警示信號。

(3) 眼瞼下垂

分為先天性和後天性兩類。

① 先天性的一生下來就有，只要長大後做一下「眼科懸掛」手術即可。

② 後天性的往往由疾病所致，如重症肌無力、精神抑鬱症、某些腦血管病變及維生素 B1 缺乏症等。

(4) 眼瞼浮腫

① 屬於生理因素的有睡眠不足、睡眠時枕頭過低、流淚之後。

② 疾病因素有眼瞼結膜發炎、心臟病、腎小球腎炎等。

(5) 眼瞼閉合不嚴

① 若將眼皮緊閉不能閉嚴，稱之為「兔眼」，這是面神經麻痺的特徵之一。

② 如果是兒童在入睡後上下眼皮不能完全閉合，或閉合不緊，這是脾胃虛弱的表現，這樣的孩子應注意飲食習慣，少食生冷食物。

(6) 眼瞼結膜蒼白

多為貧血，自己可對著鏡子用手指翻開下眼瞼便可看清楚。

(7) 眼瞼上出現黃色斑塊

上眼瞼出現黃色斑塊，稱之為黃色瘤。這反映出人體內血脂過高，易患心血管疾病。有此黃色瘤者，應去醫院檢查，明確診斷。

(8) 針眼

俗稱「偷針眼」，即瞼腺炎，又稱麥粒腫，是一種化膿性細菌侵入眼瞼內的腺體而引起的急性炎症。根據發病部位的不同，分為外瞼腺炎和內瞼腺炎兩種。

① 外瞼腺炎在眼瞼緣皮膚上出現腫塊。

② 內瞼腺炎一般範圍較小，在瞼結膜上隆起、充血。

麥粒腫形成膿點後，多能自行破皮排膿而消退，切不可任意擠壓或穿刺。

(9) 丹眼

又稱霰粒腫，為瞼板腺囊腫。表現為眼瞼皮膚下有圓形腫塊，大小不等，邊界清楚，與皮膚無粘連、無壓痛，也沒有疼痛感覺。如果腫塊高出瞼結膜時可有異物感。本病多由於慢性腺體分泌增多或維生素 A 缺乏，使腺體上皮組織過度角化而引起阻塞。

(10) 眼瞼內翻、外翻

倒睫睫毛向後倒向角膜，伴有瞼內翻的稱瞼內翻，眼瞼離開眼球前面，甚至向外翻轉而使結膜暴露於外的稱為外翻。內翻的倒睫摩擦角膜，可引起刺痛、流淚、結膜充血，久之則可造成角膜混濁與潰瘍，常見原因為沙眼、瞼緣炎、眼瞼痙攣等。外翻多見於瞼部疤痕、面神經麻痺或少數老年人皮膚鬆弛等。

健康小鏈接

如何讓自己的眼睛在每一天醒來的時候看起來有神呢？

1. 避免在睡前四小時吃東西或攝取過多的水分。
2. 睡覺時，避免趴著睡覺。
3. 改變飲食習慣，減少鹽分攝取。
4. 冰敷眼部，經常以指腹按摩眼皮周圍穴道。
5. 選擇純植物萃取之眼部凝膠產品，因其分子細、易吸收、減輕浮腫的效果佳。

只要謹記上述要點，就能使你眼下的淋巴循環暢通無阻。讓我們一起來喚醒疲倦的雙眼吧！

29．痛苦就在眨眼間

有些人總感覺精神疲憊，活動明顯減少，仔細觀察發現，除了臉色不如以前紅潤外，最離奇的是眼白也出現了異常。正常人的眼白潔白而無異色和斑點，倘若出現異常，則可根據不同徵象判斷出某些疾病。

疾病信號早知道

(1) 眼白發藍

醫學上名之為藍色鞏膜。這種徵象多是慢性缺鐵造成的。鐵是鞏膜表層膠原組織中一種十分重要的物質，缺鐵後可使鞏膜變薄，掩蓋不了鞏膜下黑藍色的脈絡膜時，眼白就呈現出藍色來了。而慢性缺鐵又必然導致缺鐵性貧血，所以凡中、重度貧血患者，其眼白都呈藍白色。

(2) 眼白發紅

① 通常是由細菌、病毒感染發炎引起的充血現象。

② 倘若同時還伴有分泌物、異物感、發癢及眼痛等症狀，應去醫院眼科診治一下，問題可能更複雜一些。

③ 血壓高的人在發生腦溢血之前、羊癲瘋病發作之前和嚴重失眠者及心功能不全者，都會出現眼白充血發紅的症狀。

④ 若單側眼白發紅，應注意是否受到性病感染。

(3) 眼白發黃

證明出現黃疸。傳染性肝病、膽道疾病、妊娠中毒及一些溶血性疾病，是引起黃疸的原因。

(4) 眼白過白

表明分佈在白眼球部分的血液減少，說明人體貧血，該症狀多發於兒童、老人和孕婦。

(5) 眼白出現血片

是動脈硬化，特別是腦動脈硬化的警示牌。

(6) 眼白出現綠點

大多是腸梗阻的早期徵兆。

(7) 眼白出現紅點

是毛細血管末端擴張的結果。糖尿病患者通常會出現此類症狀。

(8) 眼白出現三角、圓形或半月形的藍色、灰色或黑色斑點

是腸道蛔蟲病的常見症狀。

健康小鏈接

眼白過白是貧血的徵兆，貧血該如何調理呢？

1. 缺鐵性貧血

需補充含鐵豐富的食物。這類食物有豬肝、牛肝、雞鴨肝、豬腰、豬肚、牛腰、牛肺、牛肉汁、蛋黃粉、銀魚乾、黃魚乾、魷魚、海蜇、蝦米與蝦仁等葷菜；菠菜、油菜、薺菜、金針菜、韭菜、芹菜、豆腐皮、豆腐乾，以及桃、橘、棗等。以上食物以豬肝、牛肝、雞鴨肝最佳。

2. 葉酸和維生素B2缺乏性貧血

應補充動物肝及腎、瘦肉、綠葉蔬菜等。

3. 蛋白質供應不足引起的貧血

應補充瘦肉、雞、鴨、牛羊肉，以及豆類製品。

需要說明的是貧血患者的胃腸功能一般處於低下狀態，補充食物時應逐漸增加，以免加重胃腸道負擔，引起消化吸收不良。

30．當眼珠出現異象

健康人的眼珠漆黑澄澈而有光彩。但有時它的周圍也會出現一些異常徵象，提示人體可能患上了某些疾病。

疾病信號早知道

(1) 黑眼珠周圍出現點狀的白色混濁。

且隱約可見紅色，同時還伴有眼疼、怕光、流淚和視力不佳等症狀，這是患上了虹膜炎。

(2) 黑眼珠周圍出現金綠色的帶狀圓圈。

提示體內積累銅過多，為肝豆狀核變性，身體排泄銅的功能失常，嚴重時會危及生命，應注意及早治療。

(3) 上了年紀之後，黑眼珠周圍會出現灰白色的帶狀圓圈。

人們稱之為「老年環」。實際上，老年環的發生與動脈硬化和高膽固醇血症有密切關係，也偶見於青年人或中年人。

(4) 黑眼珠發霧、發灰。

① 或者不平，並伴有眼睛紅痛，常是角膜炎或角膜潰瘍所致。

② 如只是發灰，表面平滑光亮，眼睛不紅也不痛，則多為角膜瘢痕。

(5) 黑眼珠表面呈灰暗色。

並有增厚、水腫等改變，視力減退，並疼痛、怕光、常流淚等症狀，這就可能是梅毒侵犯角膜所致，也可能是風濕病、結核病和病毒性感染。

(6) 黑眼珠發黃。

① 若皮膚亦黃則多為黃疸。

② 當老年人眼球鞏膜上有脂肪沉積時，也可呈黃色，這種現象在內眼角處最為明顯，醫學上叫眼裂斑。其特徵是位置侷限，全身皮膚沒有黃染，顏色不勻不鮮明，而黃疸則與此相反。

③ 吃了富含胡蘿蔔素的瓜果和蔬菜，皮膚也可發黃，但多見於前額、鼻子、手掌、足底，而黑眼珠則不發黃。如發現黑眼珠和皮膚發黃，應及時去醫院診治。

健康小鏈接

虹膜炎為虹膜的疼痛性炎症，能導致視力模糊。此病相當少見。大多數病例被認為由於自身免疫病所致，但有些是由細菌感染引起的，治療包括滴眼劑、油膏或藥丸中的藥物，以減輕炎症。若有感染則應治療感染。

治療方法是：

1. 局部療法

① 充分散大瞳孔是治療本病的最重要方法。

② 激素療法。

③ 患眼熱敷有濕熱敷、熱氣、超電波等。

2. 全身療法

針對病因進行治療，如抗風濕、抗結核、抗感染及除病症等。

31．眼球最有可能出現的九大疾病

一般人總是忽略眼球的變化，但是如果眼球出現了異常，那說明你的身體已經出現疾病了。

疾病信號早知道

(1) 單眼突出

即一側眼球向前突出，嚴重時可影響眼瞼，導致瞼裂、眼瞼閉合不全。

① 臨床資料統計表明，一側眼球突出的病例百分之五十由顱內

疾患引起，其中最常見的病因是腦腫瘤。

② 在眼球突出的同時，伴有與脈搏相一致的搏動，則可能是頸內動脈海綿竇瘺。

(2) 雙眼突出

① 最常見的是由甲狀腺機能亢進引起的。患者除眼球突出外，還伴有心慌和甲狀腺腫大等症狀，而且常表現為「目光炯炯」且咄咄逼人。

② 此外，高血壓、震顫痲痺症（帕金森氏病）、白血病、血友病也可致突眼發生。

③ 另外，維生素 B、D 缺乏也會引起輕度眼球突出。

當然，眼球突出的病因還有很多，如高度近視眼、先天性青光眼、繼發性青光眼和葡萄膜炎引起的角膜或鞏膜葡萄腫等。為避免錯斷，讓眼科醫生檢查一下就更清楚了。

(3) 眼球凹陷

① 多見於身體嚴重消瘦者。

② 另外，心情極度苦悶時，或患霍亂、痢疾、腹瀉、糖尿病及脫水症，眼球也會凹陷。

③ 接近死亡的人，眼球凹陷、目光呆滯、瞳孔散大、無光澤，鼻端變小、鼻翼煽動，臉呈鉛灰色，幾乎無表情。

經驗豐富的醫師常能依此來預測重病患者的死期。

(4) 眼球震顫

① 這可能是患肝臟疾病的表現。肝豆狀核變性是一種遺傳性銅代謝障礙病，此病可使病人出現瞬目及眼球震顫症狀，在停止活動時加劇。

② 中耳炎患者也可能出現眼球震顫症狀。

(5) 單眼跳動

就是在眼球突出的同時，伴有與脈搏相一致的搏動，常有眼脹痛、視力下降等現象。一般易誤以為患了眼病，多到眼科診療。

實際上它是一種腦血管病—頸內動脈海綿竇瘺。海綿竇位於眼眶後、腦中心，左右各一個。內貯許多準備回心的靜脈血，其中還走行較粗大的頸內動脈。如果由於某種原因，如外傷、先天性缺陷等，造成動脈破裂，導致動脈血直接流到靜脈稱之為海綿竇瘺。由於動脈血直接流入靜脈竇內，造成竇內壓力增高，使顱內靜脈血液流至海綿竇受阻，造成眼球內血液淤滯，水腫，眼壓增高，眼球突出，球結膜水腫，並可有出血。當眼球突出嚴重時，會伴有複視，嚴重者引起視力下降、角膜潰瘍等。

另外，由於動脈血經短路直接進入靜脈系統，又必然會造成顱內靜脈壓增高，這時也可能會發生顱內出血。出血如果向下方蝶竇發展，則可能出現致死性鼻出血。所以海綿竇瘺不僅影響視力，而且還能危及生命。有關醫生告誡有單眼跳動的病人，在發現上述信號後，不應把它當成一種眼病來看待，應該想到上述這種腦血管病。

(6) 眼球乾燥

① 多為缺乏維生素 A 所致，成人、兒童缺少維生素 A，則會使眼球結膜乾燥，無光澤、毛糙，甚至失明。

② 慢性肝炎病人中有一部分患者有乾燥綜合症，其中也包括眼球乾燥。

(7) 肉攀睛

係結膜變性疾患中的常見病，表現為從目外眥生出一塊三角形的贅生物，其尖端爬過鞏膜中央蔓延，贅生物的表面有小血管分佈，很像昆蟲的翅膀，所以稱之為翼狀肉。如果肉伸展到瞳孔區，則可嚴重障礙視力，甚至影響眼球運動，需手術切除。人過中年常發生此病，通常是因結膜慢性炎症，或風沙、光等長期刺激而致。

(8) 眼球過大

可能是眼內腫瘤或嬰幼兒青光眼的表徵。

(9) 眼球過小

常是眼球萎縮或先天小眼球所致。若僅僅是黑眼球過小，則可能是先天小角膜的特徵。

健康小鏈接

眼睛是心靈的窗戶，所以我們一定要保護好自己的眼睛。但是我們做什麼都缺不了眼睛，所以眼睛很容易疲勞，為此要適當補充維生素，以減輕眼睛的疲勞。

1. 維生素 A

主要存在於蛋黃、牛奶、魚肝油及黃色、綠色蔬菜等食物中，尤其是黃色和綠色蔬菜裏面，各式各樣的胡蘿蔔素和類胡蘿蔔素更豐富，如蕃茄、胡蘿蔔、木瓜、青江菜等，都是對眼睛極有幫助的蔬菜。

2. 維生素 E

主要存於堅果及小麥胚芽中，但補充維生素 E 時，要特別注意本身尿酸值的高低，以免引起痛風發作。維生素 B 群在牛奶、瘦肉、蛋及酵母製品中含量豐富。特別要提到健素糖，其含豐富的維生素 B1，有益於神經性疾病。

3. 維生素 C

以深綠色或黃紅色蔬菜和水果中含量最高，如芭樂、檸檬、柑橘等，這些水果的營養成分容易被破壞，以生食為佳。

32．看穿你深邃的瞳孔

正常的瞳孔為圓形，黑幽幽若一潭清水，兩側大小相等，直徑通常為 2.5 公分左右。正常人的瞳孔可以隨著光線的強弱而縮小或擴大。若眼瞳顏色或大小出現異常徵象，則提示某些疾病已經染身。

疾病信號早知道

(1) 瞳孔發白

① 這種症狀多見於青光眼、白內障、虹膜睫狀體炎、高度近視。

② 某些全身性疾病，如糖尿病、手足抽搐等併發症，也可能引起瞳孔變白的症狀。

③ 最多見的是老年性白內障。人到老年，糖尿病患者或眼外傷，都可能引起白內障。患白內障時，可以透過角膜發現瞳孔裏出現白色，這是由於晶狀體發生混濁所致。

④ 另外，有時某些外傷也會引起瞳孔變白，如發現此症，應到眼科和內科做詳細檢查。

(2) 瞳孔發紅

大多是眼外傷或某些眼內出血疾患所致。不管出血多少，視力肯定會因此而受到不同程度的損害。

(3) 瞳孔發黃

視網膜母細胞瘤是引發此等徵象的常見病症。用手電筒光或燈光照射瞳孔，可見眼底深處發出一種像夜間貓眼一樣的黃光反射，醫生通常把這類眼病名之為「黑蒙貓眼」。這類眼病多見於七、八歲以下的兒童，有一定的家族性和遺傳性，危害很大，如不及時治療可能會危及生命。此類眼病有時亦見於眼內化膿（玻璃體膿病）。

(4) 瞳孔發青

眼球正常時，其內部具有一定的壓力，這對保持眼球內的血液循環和新陳代謝，起著重要作用。當眼壓過高時，就可能發生青光眼，這是由於角膜發霧水腫及眼內一系列改變，致使瞳孔發出一種青綠色反光，青光眼即由此得名。患有此症，須盡速求醫，否則可能會有失明的危險。

(5) 雙瞳大小不等

常見於腦溢血、腦血栓、腦腫瘤等症。

① 瞳孔散大，多見於顱腦外傷、腦血管病、重度 B 型腦炎、化膿性腦膜炎等；

② 瞳孔縮小，多見於酒精中毒、安眠藥中毒、有機磷中毒及老年人的腦橋腫瘤、腦橋出血，也偶見於糖尿病患者（因瞳孔舒縮受植物神經的調節，而糖尿病導致植物神經損害，並因此而影響瞳孔的舒縮功能。臨床發現，糖尿病人的瞳孔較正常者為小）。

③ 另外，嗎啡中毒時亦可出現針尖樣瞳孔。

(6) 雙瞳大小極端不同，或不是圓形瞳孔

常見於脊髓結核、腦脊髓梅毒。此類疾患如能早發現、及時治療，尚可痊癒。

健康小鏈接

如何預防白內障？

1. 避開強光

紫外線強光特別是太陽光紫外線對晶體損害較大，照射時間愈長，白內障的可能性愈大；屈光不正的人應戴「過濾防紫外線輻射」鏡片。

2. 避免肌體缺水

老年人體內缺水，是導致晶體變濁的原因之一。要養成多飲水的習慣，同時注意防止腹瀉、嘔吐、大量出汗。

3. 補充蛋白質

缺乏蛋白質和維生素A，會引起角膜病變、白內障、夜盲症等眼病。應常吃瘦肉、魚類、蛋類、乳類和大豆製品。

33．令人難堪的黑眼圈

也許是因為天氣熱影響睡眠，也許是最近工作比較累，也許是昨晚開夜車的緣故，總之今天的鏡子裏，你模樣可憎，眼睛下面青烏一片，活脫脫的一隻大熊貓。黑眼圈成了美女們的剋星，黑眼圈不僅很煩，也警告我們身體健康出現了問題。

疾病信號早知道

黑眼圈是以下四種病症的明顯徵兆：

(1) 腎病

① 各種腎病如腎炎、腎結石等，都能夠清晰地反映在病人的黑眼圈上。

② 如高血壓、糖尿病和酗酒等看似不相關的病症，都會引起腎功能的衰竭。

(2) 心臟病

如果病人出現黑眼圈，並不時感到呼吸困難，心臟部位有刺痛感，那麼就必須及時去醫院找心血管醫生就診，並進行全面的心電圖檢查和化驗，觀察是否由於過度疲勞引起心肌肥大，然後實施治療。

(3) 肝臟或者膽囊出現問題

肝臟和膽囊功能是否有問題，是可以通過檢查它們功能的反應情況和在毛細血管中的滲透程度來確定的。在檢查過程中，必須經過在顯微鏡下的血管顯影診斷儀器，才能得到準確的結果。

(4) 身體「水腫」

由排泄系統障礙引起的排泄困難，將會導致肌體的「水腫」。如果你想瞭解一個人的生活方式是否健康，最簡便的方法是看他是否有黑眼圈。經常睡眠不足、吸煙飲酒過量、性生活不節制等不健康的生活方式，都會使人出現黑眼圈。按照中醫的觀點，如果人有了黑眼圈，就說明他體內的營養消耗過多而補充不足，已經有了腎氣虛損的徵兆。

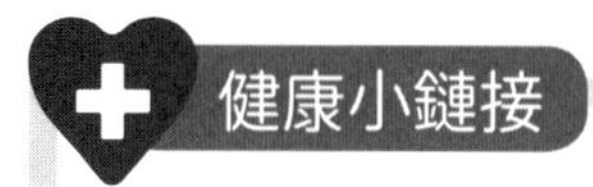

要消除黑眼圈，得抓緊時間從以下措施入手：

1. 補腎

腎陰不足者用六味地黃丸、杭菊地黃丸之類；腎陽不足者宜溫補，用桂附地黃丸之類，益火之源，以消陰翳。

2. 補充維生素A

芝麻、花生、黃豆、胡蘿蔔、雞肝、豬肝等食物含大量的維生素A，有助於消除黑眼圈。

3. 生活規律化

少熬夜，保證充足的睡眠，戒煙酒、多運動，節制性生活，保養精力，提倡健康的生活方式。

34．眼皮浮腫要謹慎

相信你一定發生過這樣的情況。早上起床時，發現眼睛腫得像「青蛙眼」。而更令人生氣的是明明每晚十點就老老實實地上床睡覺，但起床時仍然像一個禮拜沒闔眼一樣。那浮腫的眼皮及黑眼圈，總是令人感到不快，尤其是那讓人看起來老態龍鍾的眼袋。人的眼皮突然發生浮腫，是常有的事。實際上眼皮浮腫並不是一種單獨的疾病，而是局部或者全身某種疾病的一種症狀。因為人們的眼皮下組織特別疏鬆，空隙也比較多，所以很容易積留液體，發生所謂「水腫」，使眼皮腫脹。眼皮浮腫有一定的範圍，向上不超過眼眉毛，向下不超過頰面。

疾病信號早知道

(1) 發炎引起：

眼皮浮腫，有發炎引起的如眼部的麥粒腫、丹毒、眼瞼急性濕疹、結膜炎、角膜炎、急性青光眼、眼眶內的組織和眼球發炎、腦膜炎、副鼻竇炎，以及眼部受到創傷或昆蟲所咬等，都可以使眼皮發生浮腫。

(2) 非發炎引起：

如心臟病、腎病等，也可以使眼瞼發生浮腫。

(3) 服藥引起：

除此以外，還有內服或局部使用青黴素、阿托平或者磺胺類等藥物發生過敏時，也會引起眼皮浮腫。

(4) 血管神經性水腫：

這種浮腫往往突然發生，但很快就消退，這種現象在婦女月經期間常會發生。

(5) 皮下脂肪組織過多：

至於有些人眼皮下的脂肪組織過多，眼皮比較肥厚，這並不是眼皮浮腫。

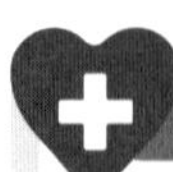

健康小鏈接

想要對抗眼部浮腫，不能僅僅依賴護理手法，良好的生活習慣也能促進眼部的淋巴循環，可以有效減輕眼部浮腫。

1. 茶包配合按摩

將喝過的茶包趁溫熱時拎出，敷在眼部十五分鐘。然後塗上眼霜，從眼角向眼尾方向稍稍按摩，可消除眼部浮腫。

2. 用冰鹽水敷眼

將經過冷藏的鹽水取出，用化妝棉充分蘸取，然後敷於雙眼上。冰鹽水有極佳的收縮作用，能使眼部浮腫減輕。

3. 控制睡前飲食

睡前三小時儘量少喝水。晚飯應該選擇口感清淡的菜，過鹹或者過辣的菜只會讓你不斷喝水，加重眼部浮腫。

35 ·「虹視」的出現

你的眼睛有時候會不會有這種現象：由外到內，從紅到綠再到紅的好幾圈，顏色之間的界限不是很清楚。這是眼疾的一種。當一個人在看燈光時，如果在燈光周圍出現彩色光暈，醫學上稱之為「虹視」。

疾病信號早知道

眼前出現虹視，是由於眼球屈光度的改變在產生了分光作用後，將前方射來的白色光線，根據其所包含的各種光波長的不同而分解成多種顏色成分，從而就出現了典型的彩色光環。

虹視是眼疾的一種徵兆。

(1) 青光眼

由於患者眼壓升高，引起角膜上皮水腫，細胞間有液體瀦留，改變了角膜正常的屈光狀態，因而可導致虹視。

(2) 結膜炎

① 發生結膜炎後，由於黏液性分泌物塗布於角膜表面，這時可出現虹視，在擦去分泌物之後，虹視即可消失。

② 如果外結膜囊內有血液、膿液或小氣泡等，也可出現虹視。

(3) 角膜炎

發生角膜炎後，因角膜上皮損傷及角膜水腫，可導致虹視的發生。

(4) 色素膜炎

色素膜炎因炎症累及角膜內皮細胞，破壞了角膜水化作用，可引起角膜上皮水腫，如出現大泡樣或小泡樣時，色素膜炎即可有虹視症狀。

(5) 白內障

此類患者由於放射狀排列的晶體纖維吸水、腫脹，產生分光作用後即會出現虹視。

所以虹視現象往往是多種眼疾的預兆，一旦發生，應及時就醫檢查，找出真正的致病原因後及時進行治療。

虹視是閉角型青光眼的一種特殊的自覺症狀，當病人看燈光時可見其周圍有彩色環，與雨後天空出現的彩虹相似，故名虹視。這是由於眼壓升高後，眼內液循環發生障礙，引起角膜上皮水腫，從而改變了角膜折光所致。

虹視是青光眼發作的主要症狀之一，但是出現虹視不一定都是青光眼。正常人在暗室內看一個小亮燈，即可見其周圍有彩環，這是由於晶狀體的折射所致，屬於生理性反應。而當青光眼引起病理性虹視時，多能說出虹視環的大小、形狀和色澤的層次，角膜上皮水滴越小而密集，虹視環則越大。若伴有頭痛、眼痛，建議你儘快到眼科測眼壓，早檢查、早治療。

36．眼前出現「飛蚊」

你會不會有這樣的感覺：在看明亮的地方、白牆壁和藍天的時候，可以看到眼前有蟲子和線頭樣的東西在飛舞，並感覺到和視線一起移動，眨眼時也不消失，但在暗的地方就感覺不到。這種眼前「浮游物」的感覺被稱為「飛蚊症」。

疾病信號早知道

正常情況下，眼球中的大部分是被一種叫玻璃體的膠狀透明物質所填充。光線通過角膜和水晶體，再通過這個玻璃體到達視網膜。可是一旦此玻璃體中因某種原因而產生「混濁」時，你在看明亮的背景時，這種「混濁」的影子就會映在視網膜上，並隨著眼球的運動而移動，使你看到眼前有蟲子或線頭之類的「浮游物」飛舞，從而產生了飛蚊症的感覺。這種玻璃體「混濁」和由此而致的飛蚊症，既有生理上的原因，也有病理上的原因。因此醫學上分別稱之為生理性飛蚊症和病理性飛蚊症。

(1) 生理性飛蚊症

是指不影響視力且醫生檢查亦未見明顯器質性病變者。患者自覺眼前有半透明的條索或細絲狀暗影飄動，以白色牆壁或晴空為背景時更為明顯，數量不多，症狀比較恒定。這可能是個別胚胎殘留的組織細胞或少數生理細胞到玻璃體內，而影響到敏感的視網膜的結果；另一種原因是隨著年齡老化致使玻璃體發生輕度液化。只要患者解除精神負擔，轉移對黑影的注意力，無需治療，症狀就會慢慢自行消失。

(2) 病理性飛蚊症

是指由眼部或全身疾病引起並經醫生檢查，有玻璃體內浮游物和眼底病變者。患者視力一般都會受影響。這種黑影常隨眼病而突然出現，較生理性飛蚊症濃密，時多時少，可隨頭部及眼球的轉動方向而擺動。常見原因有眼部炎症、出血、外傷、變性等。特別是近視眼患者感覺飛蚊症狀突然加重時，應注意，這可能是視網膜脫離的先兆症狀，應立即到醫院檢查，必要時行預防性鐳射治療，以避免視網膜脫離而危及視力。

病理性飛蚊症可以提示以下幾種疾病：

1．視網膜裂孔和視網膜脫離

由於眼睛玻璃體後脫離以及其他原因，視網膜上可以出現裂孔，並使液化的玻璃體滲入裂孔，從而導致視網膜脫離。因此視網膜脫離的初期症狀就是眼前「浮游物」數量的急劇增多，對於這種病理性的飛蚊症，若放任下去將會導致失明。一般情況下，視網膜裂孔的治療，可以採用鐳射將裂孔的周圍凝固（鐳射凝固法）以防止視網膜脫離，這種療法可以在門診治療；如果已發生視網膜脫離，則必須住院並進行手術治療。

2．玻璃體出血

糖尿病、高血壓和外傷等可以引起眼底出血，這時血液一旦進入玻璃體，就會突然感到飛蚊症的症狀或眼前好像拉開了一張紅色幕布的感覺。因出血量和部位不同，可以引起不同程度的視力下降。在這種情況下，如果出血少可以自癒，一般採用止血藥和促進血液吸收的藥物來治療。但根據病情的不同，也可使用鐳射和手術治療。

3．葡萄膜炎

葡萄膜中一旦有細菌或病毒進入，眼內就會因變態反應發生炎症，這時白細胞和滲出物將會從血管進入玻璃體內，從而產生飛蚊症的症狀。炎症加重時，「浮游物」增多，視力下降。一般可採用抗炎的內服藥或滴眼藥來進行治療。

健康小鏈接

飛蚊症經常在中老年人、高度近視人群、眼部長期炎症病人、不注意眼部衛生的人群中發生。

如何治療飛蚊症？下面結合中醫原理提供兩種療湯：

1. 山枸聯用

山萸肉酸澀微溫，為補腎氣、養肝陰之要藥。枸杞子補肝腎，尤以養肝明目擅長。菊花、車前子均能清肝明目。諸藥合用，有補腎養肝、清熱明目之妙。適用於肝腎陰虧、虛火上炎而致的飛蚊症。

2. 六味地黃湯

黨參9克，生地24克，丹皮9克（或地骨皮9克），麥冬、山藥各12克，澤瀉9克，五味子3克，茯苓、陳萸肉（或女貞子9克）各9克。此方適用於肝腎虧損性飛蚊症。

37．眼前為什麼發黑

絕大多數人都有這樣的體會：蹲久了再猛地站起來，便會感覺頭暈眼黑，金星亂冒。為什麼會出現這種現象呢？

疾病信號早知道

眼前發黑大多是一種正常的生理反應，是由於一個人體位的突然改變，引起低血壓所致。當人蹲著時，腰和腿都是曲折的，血液不能上下暢通。如果此時猛地站起來，血液便快速往下流去，造成上身局部缺血，但腦子和眼睛對氧氣和養料的要求特別嚴格，不得有半點鬆懈，短暫的供應不足，也會使它們的工作發生故障，因而會有眼前發黑、天旋地轉的感覺。

如果原本身體就虛弱，情況會更嚴重些。不過出現這種情況也不要驚慌，不必去醫院。頭部供血不足，心臟會馬上加緊工作，把血液輸送上去，用不了多久，人體就能恢復正常了。當然，站起時不要動作太猛，盡可能緩慢一些，讓血液不要下流得過猛，心臟供血就能跟上，也就不會出現這種現象了。

另外，人在受到突然的感情打擊、極度饑餓等情況下，也會出現眼前發黑的情況。

其實，以上這些問題都不是很大。可怕的是眼前發黑伴隨其他相應的症狀，如一側肢體癱瘓或無力，劇烈的頭痛、嘔吐等，出現這種情況，往往是大腦這個人體「司令部」出現了「內亂」，應及時到醫院就診。如果一到天黑眼前就昏暗一片，甚至什麼都看不清，這就是夜盲症。這種病多是由一種稱為先天性視網膜色素變性所致，其次是因營養不良或偏食等造成維生素 A 缺乏的結果。

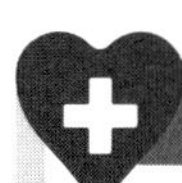

健康小鏈接

維生素A在許多生命活動過程中，如視覺產生、生長、發育、分化、代謝，以及形態形成等都起著重要的作用。人體中的維生素A主要來源於食物，特別是胡蘿蔔。

早在一九二六年，Fuji-malei 等人就觀察到，食物中缺乏維生素A可導致大鼠胃癌。流行病學調查表明，人體從食物中吸收維生素A的多少與癌症的發生率呈負相關。研究表明，維生素A及其衍生物不僅用來治療多種皮膚疾病，而且對於許多癌症，如皮膚癌、頭部和頸部癌、肺癌、乳腺癌、前列腺癌以及膀胱癌等，都具有顯著的療效，因此人們要在平時的飲食中多攝取維生素A。

38．眼皮跳，非災又非財

在生活中，不少人都有過眼皮跳的經歷。民間常有「左眼跳財，右眼跳災」的說法，因而眼皮跳動會讓很多人擔心。但醫生並不這麼認為，眼皮跳實際上是神經興奮度增高的表現。眼皮跳雖然沒有生命危險，但是會讓工作和生活品質大打折扣。醫生提醒，若眼皮持續跳動不緩解，應該早日去醫院檢查。

疾病信號早知道

跳動多出現在上眼皮，有時也會在下眼皮，不為人的思維和意識所控制。眼皮跳分為生理性和心理性兩種，前者一般很快就會過去，有時候也會持續幾天；而後者比較嚴重，呈進行性發展。

(1) 用眼過度引發：

對絕大多數單純眼皮跳的人來說，最多見的原因是用眼過度或勞累、精神過度緊張，比如用電腦時間過長、在強光或弱光下用眼太久、考試前精神壓力過大等。

(2) 眼部其他疾病引發：

眼睛屈光不正、近視、遠視或散光、眼內異物、倒睫、結膜炎、角膜炎等也可導致眼皮跳。這些病因的主要作用在於神經的末梢部分，因此導致的症狀往往侷限於一側的上眼皮或下眼皮跳動。

(3) 面神經受到刺激：

當眼皮跳逐漸發展為完全的眼瞼痙攣或面肌痙攣後，則表明面神經的主要分支或主幹受到刺激，作為病因的病變部位是在顱內或面神經出顱後的起始部位。最多見的病因為顱內行走異常的血管對面神經根部的壓迫刺激。這種病因佔面肌痙攣的百分之九十九，另有百分之一為顱內腫瘤、蛛網膜粘連對面神經的刺激。有的患者眼皮跳動可長達幾年。例如有的患者最開始就是上眼瞼有一點跳，然後慢慢往下發展，下眼瞼也開始跳，甚至嘴角都開始抽動，跳得厲害時會感覺到噁心、頭暈。這些患者患的就是面肌痙攣，面肌痙攣或在左側，或在右側，或在雙側。

絕大多數因眼肌疲勞、精神緊張等導致的眼皮跳動，只要通過放鬆壓力、適當休息就能得到恢復。如果因屈光不正出現眼皮跳動，通常進行視力矯正就可以得到緩解。如果有眼部疾病，通過眼科醫生治療也能治好。如果眼皮跳動逐漸加重，導致眼瞼痙攣或面肌痙攣，主要病因在顱內，則需要請神經外科醫生進行治療。

健康小鏈接

下面介紹一種消除眼部疲勞的妙方：

黑豆核桃沖牛奶：

黑豆粉1匙，核桃仁泥1匙，牛奶1包，蜂蜜1匙。將黑豆500克炒熟後待冷，磨成粉；核桃仁500克，炒微焦去衣，待冷後搗成泥。取以上兩種食品各1匙，沖入煮沸過的牛奶1杯，加入蜂蜜1匙，每天早晨或早餐後服用，或與早點共進。可補腎力，增強眼內肌力，加強調節功能，改善視疲勞的症狀。

39．流流眼淚，也是在自衛

由淚腺和副淚腺分泌的眼淚，不但能保護眼球不受病菌及其他有害物質的侵害，而且還能保持眼球表面的潤滑，具有維護角膜和結膜的生理功能。所以眼淚的正常分泌與排泄，對維護眼睛的正常生理功能十分重要。中醫認為，眼淚也為人體津液之一，其正常與否，可以反映肌體津液的盛衰。

疾病信號早知道

不同的流淚反映著不同的疾病：

(1) 含淚

正常情況下，瞬目動作不斷地把淚液均勻地塗布在眼球表面，再經淚小管和淚囊，使淚液流入鼻腔。面癱或重症肌無力患者，常因眨眼障礙而見眼角蓄淚。

(2) 流淚

① 情緒激動時眼淚奪眶而出，或咳嗽、哈欠時引起流淚，這是一種正常的生理現象，是由於生理反射而引起。

② 在患疾病的情況下，如淚液分泌過多或淚道阻塞，也可發生淚液自流。

③ 淚液分泌過多常因眼部和鼻膜受到化學和物理刺激，以及眼內、淚腺炎症而引起。

④ 某些全身性疾病如甲亢、脊髓結核等也可使淚液增多。

⑤ 因淚道阻塞而引起的流淚稱之為溢淚。最常見的病因是炎症，多伴有黏液或膿液流出。其次是外傷溢淚，腫瘤引起者較為少見。

(3) 鱷淚

面神經損傷後如果神經纖維發生迷走性再生，則在咀嚼食物時病變一側眼睛會流淚，稱為「鱷魚淚」。據說鱷魚在吞嚼生物時總會假惺惺地流淚。這是一種極少見的病症。

(4) 少淚

未滿兩個月的嬰兒因淚腺尚不發達，故哭而無淚。年長兒或成人表現為淚液乾少、欲哭無淚，或眼睛乾澀、怕光羞明者，多由淚腺分泌障礙，或其開口阻塞所造成，如淚腺萎縮、沙眼或結膜囊瘢痕性攣縮，造成淚腺開口阻塞等。

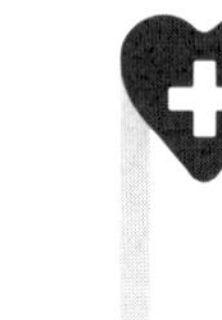

健康小鏈接

眼淚對身體的最大益處，在於眼淚有助於排出人體的某些毒素。眼淚的形成除淚腺外，還有幾十種其他腺體參與。強烈的情緒刺激，能使眼淚中含有對人體有害的毒素。人體內一個神經原與另一個神經原之間，傳遞興奮要靠一種媒介──中樞遞質來完成。如果這種中樞遞質過多，會引起過多的神經衝動。為此，體內要產生一種相應的酶來分解過多的中樞遞質，一旦中樞遞質過多，分解酶又不能全部分解，就要靠眼淚來把它排出體外。如果不能順利排出體外，眼淚中這些過多的中樞遞質將對人有害，使潰瘍病和腸炎發病率升高。據美國生物博士福雷研究，因動感情而流的淚中的蛋白質，比因受洋蔥刺激而流的淚含量高。

眼淚中還含有能改變人體情緒的蛋白質，即苓二苯酚和胺作用的鹽類，只能通過流出眼淚，才能排出這種有害的化學物質。

另外，哭一哭也是呼吸系統、循環系統、神經系統的不尋常運動，這種運動可使情緒和肌肉放鬆，從而使人輕鬆。

可以說，無論是悲傷垂淚，還是喜極而泣，流眼淚其實是一件對身體有好處的事情。

40．小心「老淚縱橫」

在正常情況下，淚腺在白天大約分泌 0.5～0.6ml 的淚液，起濕潤眼球結膜和角膜的作用，分泌出的淚液一部分被蒸發掉，另一部分就通過淚小點，進入淚小管，流入淚囊。如果淚液的分泌量過多，或眼淚的排泄系統被阻塞，淚液來不及蒸發或進入淚小管，就會造成流淚。當人們遇上傷心之事時，因精神刺激的影響，在較短的時間內可以分泌出超過正常量幾十倍乃至幾百倍的眼淚，眼淚就會溢出瞼緣，流到面頰，形成淚流滿面。有時因為眼睛中有了異物，受到反射刺激，在很短的時間裏也會有大量的淚液分泌，可將異物沖走。有時我們注視強光時，光線刺激視網膜，也會使淚腺受到反射性刺激，造成大量的淚液分泌，這些都屬於正常的流淚。

可是有的人情緒基本正常，眼睛中也沒有異物，卻也老是淚流不止，這就有些問題了。

疾病信號早知道

出現淚流不止，一個方面是淚液的分泌量太多，來不及蒸發或排泄；另一個方面是淚液的排泄系統出了問題，下水道不通了，眼淚只好從瞼緣溢出，流到面頰上。

(1) 淚液的分泌量太多。

除了精神受到刺激和異物等的反射刺激外，由於某些藥物的作用，如膽鹼酯藥物和抗膽鹼酯酶劑等，或某些眼病，如青光眼，眼瞼、結膜、虹膜等疾病，或三叉神經、面神經受到刺激，都會使眼淚的分泌過量，來不及蒸發或排泄，導致流淚不止。

(2) 眼淚的排泄系統出了故障。

如淚小點位置異常、狹窄、閉鎖，或淚小管至鼻淚管狹窄、堵塞，或淚道功能不全等，都可導致淚液無法下泄，造成經常流淚。這種情況多見於老年人，表現為迎風流淚，在寒冷氣候下症狀加重，甚至不分春夏秋冬、室內室外，經常流淚。

如果出現淚流不止，應請醫生仔細診斷一下，找出問題之所在，以便對症下藥。

健康小鏈接

在眼球的外上方有一個淚腺，平時它不斷地分泌淚液，以濕潤眼球表面，使角膜保持透亮，視力清楚。人們長時間患沙眼、慢性結膜炎或慢性鼻炎，就會累及鼻淚管黏膜，造成鼻淚管阻塞，淚液積聚於淚囊中，眼淚就會不斷流出。如被冷風一吹，淚腺分泌會增多，所以流淚也就更多了。中醫認為，迎風流淚主要是由於肝腎陰虛，腎氣不納，外受冷風刺激所致。淚為人身五液之一，若久流不止，將難辨物色，甚至失明。可見迎風流淚並非小病，應及早就治。

41．不容忽視的目眩

你有沒有過目眩的經歷？

目眩是指視物昏花迷亂，比如蹲後起立，忽覺眼前一片烏黑，或黑花黑點閃爍，或如飛蠅散亂，俗稱「眼花」。持久性目眩，常伴有頭暈、噁心、嘔吐、耳鳴和出汗等一系列症狀。目眩不容忽視。

疾病信號早知道

目眩是疾病的徵象，從目眩中能發現幾種病：

(1) 腦血管疾病

視覺器官的血液主要由頸內動脈系統和大腦後動脈供應。如果大腦後動脈栓塞，病人往往有一過性視力低下，即眼前發黑。這是腦血管疾病發作的徵兆，應及時就診。

(2) 血壓升高

血壓升高時會使眼睛視物不清，應測量血壓，找出血壓高的原因，以便及時治療。

(3) 藥物中毒

服用某些藥物如苯妥英鈉、奎寧、水楊酸、鏈黴素、新黴素、慶大黴素及卡那黴素等藥物，會引起藥物中毒而產生目眩症狀。

(4) 其他疾病

比如更年期綜合症、神經衰弱、屈光不正及眼肌麻痺等疾病，也可導致頭暈目眩。

所以一旦出現眼花應及時就醫檢查，找出真正的致病原因後，及時對症治療。

健康小鏈接

下面介紹一種治療目眩的妙招：

手背的第四掌骨上方有個叫「中諸」的穴位，在離小拇指和無名指指根約 2公分處。把另一隻手的大拇指和食指分上下用力揉按此穴，先吸一口氣，然後慢慢呼出，約按壓 5～7秒。

做完之後，再換另一隻手，按同樣程序做一遍。每隻手做 5次，可以治療目眩昏暈症。一般來說，如站起來即有昏眩感，可馬上揉按此穴，能立刻見效。

42．一網打盡眼部疼痛

很多人都有這樣的疑問：由於學習和經常接觸電腦的緣故，眼睛總是感到相當的疲勞，並經常伴隨疼痛的症狀，在使用一些護眼產品後依然無太多改善。長期的眼部疼痛大多屬於一種不正常的現象，它可能就是某種疾病的預兆。

疾病信號早知道

以下疾病常有眼痛的症狀：

(1) 急性內囊炎

急性內囊炎多是由慢性內囊炎轉化而來的。發病時多以內囊為中心，發熱、皮膚紅腫，嚴重時可涉及眼瞼和鼻根部，且可伴有耳前淋巴結腫大，體溫升高。

(2) 鞏膜炎

鞏膜發炎，表現為眼球脹痛。如果炎症發生的位置為眼外肌附著處，則眼球轉動時疼痛更明顯。

(3) 角膜潰瘍

角膜（眼球前部的透明結構）潰瘍會使眼睛劇烈疼痛，但這種潰瘍並不常見。角膜潰瘍通常一眼流淚，劇痛，眼瞼痙攣，睜不開眼。

① 角膜潰瘍多由病毒感染或外傷，如讓小沙粒之類的物體擦傷眼睛。

② 被化學物質灼傷，或被紫外線燒傷；紫外線燒傷可由紫外燈照射引起，也可由雪地的強烈反光造成。

如果有沙粒入眼，可請別人或自己用一小塊棉花或乾淨手帕的一角，將沙粒拭去。如不能取出沙粒，就應去看醫生。如化學物品（例如氨）濺入眼中，應該立刻進行急救，讓傷者用自來水沖洗眼睛，或把他的頭泡入一桶水中沖洗。有時必須用手扒開受傷者的眼睛，才能徹底沖洗。如果眼睛持續劇痛，無論有無明顯原因，例如擦傷或沙塵入眼，都應該立刻去醫院，或直接到醫院的急診部門求治。到醫院後醫生會詢問患者眼睛是否曾受傷，然後用放大鏡仔細檢查眼睛。如果懷疑角膜受傷或角膜上有異物，則可能用螢光素類滴眼劑把傷處染成黃色，使潰瘍顯現出來。確診是角膜潰瘍後，醫生會給患者開滴眼劑或搽眼軟膏，並讓患者用眼罩蓋著患眼至少二十四小時，好讓潰瘍癒合。

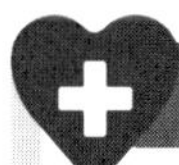

健康小鏈接

專家介紹說，慢性淚囊炎女性患者比男性患者的發病率高出二～三倍。鼻淚管阻塞或狹窄是造成慢性淚囊炎的基本原因。由於女性的鼻部管道一般較男性狹窄，所以女性患慢性淚囊炎者較多。

專家建議：四十歲以上女性應每年給眼部做一次體檢，讓心靈的窗戶永保明亮。

43．眼屎的告白

眼屎是指在眼角上特別是內眼角所見到的黏膜性分泌物，醫學上稱其為眼眵。健康的眼睛是不會出現眼屎的。那麼眼屎是怎麼產生的呢？原來在眼瞼的內層、眼球的表面，除角膜外，還覆蓋著一層薄薄、透明的黏膜，稱之為結膜。結膜有分泌功能，能分泌黏性物質，對眼球有濕潤作用。當眼睛有疾患時，結膜受炎症刺激，所分泌的黏性物質增加，並與病原菌、淚液以及因炎症由血管內滲出的細胞等混合在一起，形成了黏膜性分泌物，這就是眼眵。所以說眼眵與眼的疾病息息相關。

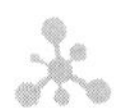 疾病信號早知道

出現眼屎的主要原因是結膜出現炎症引起的，隨著感染病菌的不同及病情的輕重不一，眼屎的量有時多、有時少。

(1) 慢性結膜炎

一般該病引起的症狀較輕，僅為清晨眼角上有少量的眼眵。

(2) 急性結膜炎

這種疾病引起的症狀較重，多到可將上、下眼瞼的睫毛黏在一起，連睜眼都感到困難。

從眼眵的性質上，可分為水樣、黏液和膿性三種：稀薄如水的分泌物多見於病毒性結膜炎；黏液性分泌物可見於過敏性結膜炎；而大量膿性分泌物往往是急性結膜炎的典型表現。

總之，眼屎的出現提示了結膜存在炎症，但這種炎症既可是結膜本身的炎症，也可能是眼球其他部位的炎症所引起。因此對於眼屎不要輕視，要及時到醫院檢查，查明病因，對症治療。

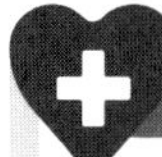 健康小鏈接

新生兒有「眼屎」較為常見，「眼屎」是在新生兒通過母親產道時，含有細菌的陰道分泌物浸入眼睛中，而引起的各種新生兒眼結膜炎。由於眼睛裏的分泌物較多，可先用藥棉浸上生理鹽水，將「眼屎」洗淨。同時，也可滴上一些抗生素眼藥水或眼膏。給新生兒滴眼藥水是一件很麻煩的事情，當你用手指將上下眼瞼分開時，他反而將雙眼閉得緊緊的，這時你可背著光線，水平地將新生兒抱起來，輕輕地上下搖動新生兒的上身和頭部，他會自動睜開雙眼，這時就可將眼藥水或眼膏滴進去，主要滴在下眼瞼的裏面。點藥時不能使眼藥瓶碰到下眼瞼，以免新生兒將眼睛再閉起來，而影響滴藥。

44．疾病寫在眉頭上

眉毛是眼睛的忠實伴侶，它有著保護眼睛不受損傷的功能。當汗流滿面時，眉毛可以把汗擋住，不使其流入眼睛裏。當塵土飛揚時，眉毛能把飄落下來的灰塵擋住。眉毛在一定程度上，還可以反映出人類的健康狀況。正常的眉毛應是粗長、濃密、潤澤、烏黑光亮，而異常的眉毛則稀疏、短禿、細淡、枯脫、萎黃。

研究發現，眉毛與人體的健康狀況有密切聯繫，察眉可以判斷疾病。

疾病信號早知道

(1) 眉毛濃密粗長：

說明腎氣充沛，身強力壯。

(2) 眉毛稀淡惡少：

說明腎氣虛弱，體弱多病。

(3) 眉毛過於稀疏或脫落：

常見於黏液性水腫、腦垂體前葉功能和甲狀腺功能減退病人。

(4) 眉毛梢直而乾燥者：

如果是女性可有月經不正常，是男性則多患神經系統疾病。

(5) 女性眉毛特別濃黑：

可能與腎上腺皮質功能亢進有關。

(6) 眉部皮膚肥厚，眉毛特別稀疏和脫落：

要檢查是否患有痲瘋病，以便及早就醫。

(7) 兩眉顏色發青：

是一種無病的正常色澤，若見紅色，多是煩熱症候。

(8) 老人眉毛脫落稀淡：

由於氣血不足引起，大多不是病。

健康小鏈接

這裏需要強調的是既然眉毛與健康有如此密切的聯繫，就不宜提倡拔眉。

有的女性為了漂亮，經常人為地拔眉，這樣會導致毛囊炎、蜂窩性組織炎等皮膚感染。常拔眉毛，對眉毛周圍的血管、神經是一種刺激，也會使眼輪匝肌的運動失調，從而發生視物模糊和複視現象，這對健康是很不利的。

另外，由於眉毛連根拔掉就不會再生，這樣既失去了「察眉識病」的機會，又使人到老年後變得很難看。

CHAPTER 07

耳朵

耳朵構造複雜，由耳頸到中耳再到內耳，美好的聲音才會傳到人的耳朵裏。耳朵雖然沒有在人的五官區佔據最顯眼的位置，但它是人類不可或缺的一個重要器官。如果耳朵出了毛病，處在一個無聲的世界，一個人又有什麼快樂可言呢？

45．怎樣從耳朵顏色辨病最有效

有些醫學大師把耳朵喻為微型人體，人體的每一個組織器官均可在耳朵上找到相應的穴位，當這些組織器官發生病變時，這些穴位也必然產生相應的改變。就是說，望耳可以斷病，耳朵能向人們傳達很多疾病的信號。耳朵的正常顏色微黃而紅潤，與面部膚色大體一致，若其顏色發生異常，則可能是由某種疾病所致。

疾病信號早知道

(1) 色白

① 耳郭淡白無血色，為寒證、虛證。可見於感受風寒，或寒邪內傷臟腑，或氣血虧虛，或腎氣虛衰等證。多見於貧血、失

血症及慢性消耗性疾病。

② 耳朵局部見到點狀或片狀白色隆起：光澤發亮，或邊緣紅暈，多為慢性疾病在耳穴上的反應。

③ 如胃區呈不規則的白色隆起：可能有慢性淺表性胃炎。

④ 耳郭肺區色白：疑為肺氣腫。

⑤ 支氣管區色白：可能為慢性支氣管炎。

⑥ 心區水腫色白：伴有心區生理凹陷度消失，多為冠心病、風濕性心臟病。

⑦ 膽區片狀色白：可能為慢性膽囊炎、膽石症。

⑧ 肝區呈色白片狀隆起：可能為慢性肝炎、肝腫大。

⑨ 腎區色白腫脹：多為腎積水。

⑩ 腎區位置下移，腎與輸尿管區見白色隆起：多為腎下垂。

⑪ 闌尾穴呈片狀色白隆起：多為慢性闌尾炎。

⑫ 附件區見白色條片狀隆起：可能為附件炎。

⑬ 三角窩色白水腫：可能為功能性子宮出血。

⑭ 內鼻區呈白色片狀隆起：疑為過敏性鼻炎。

(2) 色紅

① 耳郭顏色加深，呈鮮紅或暗紅色：為熱症，如各種急性熱病。

② 如果伴有紅腫疼痛：則為肝膽熱症，或火毒上攻，可見於耳郭炎症、癤腫、濕疹或中耳炎等。

③ 耳朵局部區域呈點狀、片狀或不規則紅潤：如果顏色鮮紅，多見於急性病症、痛症疾病；如果顏色暗紅或淡紅，則多見於疾病的恢復期或病史較長的疾病。例如胃區呈現點狀或片狀紅潤，界限不清，多為急性胃炎，如界限清楚則多見於胃潰瘍活動期。

④ 胃區片狀白色隆起中有點、片狀紅潤：多為慢性胃炎急性發

作。

⑤ 十二指腸穴上如果見點狀紅潤：邊緣整齊，或侵及耳輪腳中緣，可能為十二指腸潰瘍活動期。若見片狀紅潤，邊緣不清，不侵及耳輪腳上緣，則多為十二指腸球炎。

⑥ 大腸區呈片狀充血：可能為肺結核活動期。

⑦ 心區大片不規則凹凸不平，顏色暗紅：可見於風濕性心臟病。

⑧ 腰肌部位片狀紅潤：可能為腰肌勞損。

⑨ 腰椎區片狀紅潤或暗紅色：多為腰棘間韌帶、椎旁韌帶勞損。

⑩ 扁桃體穴片狀隆起、紅潤或暗紫：可能有慢性扁桃體炎。

⑪ 三角窩處紅潤：可能為白帶過多。

⑫ 如果在耳背皮膚上見到紅的脈絡，且伴有耳根發涼：此為麻疹的先兆。

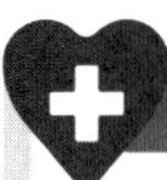

健康小鏈接

人們對於耳朵是再熟悉不過的了，但很多人不知道，在日常的生活中，往往是一時的不注意，就可能造成耳聾，使人終生遺憾。愛耳應從現在做起。

1. 防藥物中毒。

藥雖然能治病，但有些藥有很強的副作用，吃的量過大或不適當，會造成聽力下降，甚至耳聾。

2. 防雜訊。

過大的、刺耳的聲音都是雜訊，它們能損害人的聽力。要注意遠離雜訊。當突然出現雜訊時，可用手把耳堵住，並張大嘴巴。兒童最好不用耳機聽收音機。

3. 防進水。

游泳或洗澡、洗臉時，應特別注意，防止水進入耳內。如感覺耳裏進水，應立即側耳單腳跳，讓水流出來，或將棉花棒輕輕放耳中，把水吸出來。

4. 防揪打。

耳朵不能揪也不能打。揪耳朵、打嘴巴都對耳朵有害。

5. 不挖耳。

有些小朋友愛用耳勺或髮卡、別針等物掏耳，這是不好的習慣，應避免。

6. 不戴耳環。

有些小女孩喜歡穿耳洞，佩戴耳環、耳墜等裝飾物，這對耳朵也是有害的。耳朵皮肉很稚嫩，上邊掛個金屬物，玩時容易將耳朵拉扯壞。

46．耳郭形態發生改變時

耳由三個部分組成：外耳、中耳和內耳。外耳好像收音機的喇叭，主要起收集聲音和辨別聲音方向的作用；中耳則傳導聲音；內耳除了掌管聽覺之外，還有維持平衡的功能。耳朵是世界上最小巧、最神奇的收音機和平衡儀，所以耳朵出了毛病，不僅使聽力發生障礙，還會產生眩暈。

健康人的耳朵應該是耳郭潤澤，耳輪光滑平整，耳垂豐滿。而耳朵一旦出現異常徵象，則可能預示身體某處發生了某種疾病。

疾病信號早知道

(1) 與肝病等的連結：

耳郭形態改變，與穴位相應部位有一結節狀隆起或點狀凹陷、圓圈形凹陷、索條樣隆起及縱橫交錯的線條等形狀，常見於肝病、膽石症、肺結核、心臟病、腫瘤等疾病。如肝硬化的患者，在耳郭肝區多可呈現隆起和結節，邊緣清楚。

(2) 與氣管炎等的連結：

耳郭相應部位出現高於周圍皮膚的點狀隆起，見有水泡樣丘疹，俗稱雞蛋疙瘩，顏色可紅可白，常見於急慢性氣管炎、急慢性腸炎、急慢性闌尾炎、急慢性腎炎、膀胱炎等疾病。

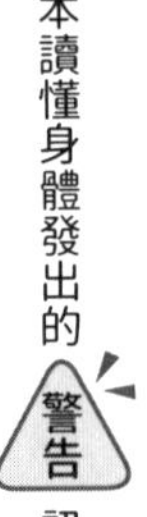

健康小鏈接

愛美的小姐都喜歡穿耳洞，但是穿耳洞的壞處你知道嗎？

耳朵是人體的特殊器官，過多地穿耳洞，易致感染，甚至有割耳的危險。

穿耳洞肯定會有傷口，極易導致感染。醫生一般都用抗生素來治療，但是外耳主要由軟骨構成，在整個頭部器官中，外耳的血液循環量最少，所以用抗生素治療很難見效。而耳朵上部的軟組織血液循環又比耳垂差得多，因此穿洞後感染細菌的機率，也要比在耳垂上穿洞大得多。更重要的是耳朵的感染一旦擴大，會發展成為化膿性軟骨膜炎，甚至會導致耳郭壞死。

47 · 耳朵內形態出現異常

中醫認為，耳為腎所主，腎開竅於耳，心氣也通於耳。耳部為宗脈之所聚，胃、膀胱、三焦、膽經等經氣皆上通於耳，其病症也皆反映於耳，所以耳診已成為中醫診斷學體系中的重要組成部分。

耳道內正常時不痛不癢，少許耵聹分泌物會隨人體活動自然脫落出來。但有時其內部也會出現異常徵象，同時也預報了人體疾病的到來。

疾病信號早知道

(1) 耳內瘙癢

應該想到自己可能是感染上了外耳道黴菌病，並及早去醫院求醫，而不要用棉花棒、牙籤等搔癢，以防造成外耳道外傷，併發外耳道炎及外耳道癤等症。

黴菌是無孔不入的，由於人的體溫對黴菌適宜，加之外耳道的潮濕和陰暗，這就更給喜潮怕光的黴菌繁殖發展的良好場所。

若個人衛生再不太講究，喜歡用手到處亂摸，或者是用有腳癬者的擦腳毛巾及摳了腳丫的手再去擦、挖耳道，這便會把黴菌帶入外耳道，使外耳道受黴菌感染。這在醫學上稱為「外耳道黴菌病」。

(2) 耳垢增多

應考慮是否患有糖尿病。

鑑於糖尿病患者耳部耵聹腺及皮脂腺分泌旺盛而形成較多耳垢，且其形成常與糖尿病的嚴重程度呈正比例關係，醫學家曾對可疑糖尿病與糖尿病患者的耳垢，用葡萄糖氧化酶法進行葡萄糖含量檢測，結果發現健康人的耳垢中不含葡萄糖或者含量甚微，而糖尿病患者的耳垢中葡萄糖含量多在 0.1 微克以上。

(3) 耳垢乾濕

一般來說濕性耳垢的人即所謂「油耳」，其體內血脂指數要高於乾性耳垢的人，所以他們動脈粥樣硬化發生率比後者高些。

另外，濕性耳垢的婦女患乳腺癌的危險性要比乾性耳垢者高一倍。濕性耳垢還可以預報腋臭，在有人統計的一百例腋臭中，就有九十四例是濕性耳垢者，顯示腋臭與濕性耳垢的關係十分密切。這也是由於腋臭與種族或遺傳有關的緣故。

(4) 耳道流膿

① 可見於外耳道癤腫或慢性中耳炎。外耳道癤腫，常為掏耳或外耳道炎未癒而引起。

② 因洗澡或游泳，耳道內進水後使表皮軟化，細菌趁虛而入引起感染。

③ 有腎炎、糖尿病、慢性便秘患者亦易罹患此病。此病早期時，應使用抗菌素控制感染；還可做耳部熱敷或理療；如癤腫成熟，則應切開排膿。

④ 慢性中耳炎係耳科最常見的疾病，多因急性化膿性中耳炎治療不及時、不徹底，或鼻咽部及鄰近器官炎症反覆發作所致。其特點是長期或間接性流膿、鼓膜穿孔或耳聾。由於中耳炎為一種持續不斷的化膿性感染或慢性刺激，常引起中耳腔內所含氧氣和二氧化碳比例失調，血液循環和營養發生障礙，致使中耳腔上皮細胞逐漸演變成多層鱗狀型或分泌型上皮，組織細胞在增生分化過程中易發生癌變。

健康小鏈接

你知道如何清除耳垢嗎？

1. 勿將任何東西插入耳朵，以免刺破耳膜，即使是棉花棒或手指都不好。
2. 滴一兩滴過氧化氫、礦物油或甘油等居家常備藥，將耳垢軟化，讓多餘的液體流出，重覆兩三天後，耳垢軟化便可開始沖洗。將溫水輕輕噴入耳道，注意不使水流壓迫耳道，待水流出後用吹風機吹乾。
3. 滴幾滴酒精也有助於蒸發耳內的水分。
4. 清潔耳朵不可太頻繁，一個月一次就夠了，否則會將耳朵裏的保護層沖掉。

48．讓人心慌意亂的耳鳴

耳鳴是指人們在沒有任何外界刺激條件下，所產生的異常聲音感覺。如感覺耳內有蟬鳴聲、嗡嗡聲、嘶嘶聲等單調或混雜的響聲，實際上周圍環境中並無相應的聲音，也就是說耳鳴只是一種主觀感覺。

耳鳴可以短暫或持續性存在，嚴重的耳鳴可以擾得人一刻不得安寧，令人十分緊張。如果是短暫性忽來忽去的耳鳴，一般是生理現象，不必過分緊張，可聽之任之。如果是持續性耳鳴，尤其是伴有耳聾、眩暈、頭痛等其他症狀，則要提高警惕，儘早就醫。它還常常是耳部或全身某些疾病的早期信號，因此應特別注意。

疾病信號早知道

耳鳴預示了哪些疾病呢？

(1) 全身性疾病

① 當腎病、肝膽疾病、糖尿病、結核病、慢性支氣管炎等導致全身功能紊亂時，常會出現耳鳴症狀，其特點與藥物中毒引起的耳鳴一樣，都是高音調、雙側性。這種耳鳴一般會隨上述疾病的康復而消失。

② 有資料表明，耳鳴可能是冠心病的先兆。據統計，在有耳鳴的冠心病患者中，86.7%的患者耳鳴比心絞痛先出現，8.6%的患者心絞痛和耳鳴同時出現。這是因為耳蝸對缺血缺氧比較敏感。

③ 專家指出，耳鳴可做為早期心臟病的重要標誌。因此一個原來沒有耳鳴症狀的中老年人，在近期內突發耳鳴，應及時檢查血脂、血壓及心電圖，以明確是否患有隱性心臟病。有些人長期耳鳴，但如果近期耳鳴加重，也應該檢查心臟。

(2) 身體虛弱

這種耳鳴多沒有器質性病變，常由於血管張力不足、局部供血差引起。中醫認為它是腎虛的表現。

(3) 神經衰弱

這種耳鳴音調高低不定，多為雙側性，常伴有頭痛、頭昏、失眠、多夢等症狀。這種耳鳴還與情緒憂鬱有關，調節情緒可使之好轉。

(4) 耳部疾患

患者多有耳病史，耳鳴在夜間有加重趨勢。根據病變部位不同，分為傳導性耳鳴和感音性耳鳴。當外耳有耵聹、異物、炎症腫脹發生阻塞，耳膜充血、內陷、穿孔，中耳積液或感染、耳硬化症時，均可發生傳導性耳鳴。這種耳鳴常發生於病變的一側，且音調較低，如「隆隆聲」、「轟轟聲」、「嗡嗡聲」。耳的感音部位是內耳耳蝸，如發生內耳震盪、水腫、聽神經瘤等，會刺激內耳耳蝸產生耳鳴。這種耳鳴多為雙側性，鳴音較高，如蟬鳴或嘶嘶聲，耳鳴常呈間歇性。

(5) 頸部疾患

頸部腫瘤或其他頸部疾病壓迫頸動脈時，可引起受壓側耳鳴。耳鳴的特點為持續性、低音調，隨體位變化，耳鳴的程度可有變化。

(6) 藥物中毒

藥物中毒損傷內耳神經。大劑量奎寧、奎尼丁、氯喹等藥物，可引起劇烈耳鳴，但停藥後會好轉，多不影響聽力。慶大黴素、鏈黴素、卡那黴素等藥物，對聽神經及前庭神經均有損害，可出現耳鳴，若不及時停藥，可能迅速發展成耳聾，並難以恢復。藥物過敏或中毒造成的耳鳴，往往是高音調，且呈雙側性。

(7) 更年期綜合症

更年期綜合症也可引起耳鳴，尤其是睡眠不好的人更嚴重。

健康小鏈接

預防耳聾耳鳴的發生，要做到生活有規律，睡眠充足，避免過度勞累和情緒波動；減少煙酒、節制脂肪類食物的攝入；減少噪音對聽神經的損傷，在雜訊大的環境中工作要佩戴防聲器；「隨身聽」不能隨便聽，聲音不能太大，時間不能太長，最好定期進行聽力監測；預防感冒，發生鼻塞時，要避免雙側鼻孔同時用力擤鼻涕而對中耳造成損傷；慎用對耳神經有損害的藥物，必須用時要控制用藥時間，並注意聽力有無改變，如有聽力受損，要及時換藥。

49．耳痛診病秘笈

耳部感覺神經很豐富，而且和鄰近器官的神經也有聯繫，所以耳痛除了是耳朵本身疾病的症狀之外，也可能是鄰近器官發生疾病導致的反射性耳痛。耳朵疼痛與許許多多疾病有關，不能小視。

疾病信號早知道

耳朵疼痛最常見的原因是發炎，包括兩種：一是外耳道炎即耳癤腫，另一個是急性化膿性中耳炎。這兩種耳痛都較劇烈，嚴重時可以影響睡眠，但是這兩種疼痛的性質又有所不同。

(1) 耳癤引起的疼痛：

因發病的不同時期，可表現為持續性痛和跳痛。用手觸壓外耳道周圍，張口和咀嚼運動時疼痛加重。癤腫化膿破潰後，耳痛迅即消退。

(2) 急性化膿性中耳炎引起的耳朵疼痛：

疼痛部位在耳道深部，外邊的觸壓和咀嚼運動對它無明顯影響，只是在吞嚥、打哈欠或擤鼻涕時耳痛加重。由於咽鼓管連通鼻咽部和耳內的鼓室，當發生上呼吸道感染如急性鼻炎或鼻竇炎時，炎症便經咽鼓管進入中耳，引起成年人的急性化膿性中耳炎。

(3) 耳周神經痛：

也是耳痛的原因之一。神經痛表現為陣發性的，如針刺樣的劇痛，觸壓不加重，檢查外觀無任何異常發現。對於持續性耳痛、頑固性耳痛應提高警惕，這可能是患惡性腫瘤的一種反應。

(4) 反射性耳痛：

多見於咽部疾病，例如扁桃體周圍炎、咽部潰瘍、咽部腫瘤、智齒周圍炎等。

健康小鏈接

拉耳垂感耳痛，表示有外耳道炎症。常發於熱帶，尤其是經常游泳後，耳道浸濕，細菌繁殖，可有液體流出。
解熱息痛等止痛劑能有效止痛，外耳道可用抗生素軟膏或滴劑（氯黴素）。如仍要去游泳，頭部不要浸水，外耳道浸濕將促使細菌再度生長。

50．來自無聲世界的呼救

「最近聽力怎麼下降了？會不會是耳聾啊？」

耳聾也叫聽力障礙，是指人們感受聲音大小和辨別聲音能力下降的一種表現。如果出現耳聾，就預示著疾病可能侵襲了你的身體。

疾病信號早知道

耳聾可能是以下疾病的表徵：

(1) 耳道感染

如耳道內發生炎症（外耳道炎和外耳道癤）引起腫脹而使耳道不暢，就可能影響聽力。若此時耳道已有流液，甚至外耳道疼痛，應到醫院就診，儘早使用抗生素治療。

(2) 卡他性中耳炎

也叫非化膿性中耳炎。常見於兒童，多數人發病時有感冒症狀。患者感覺耳朵堵悶、耳鳴、聽力下降。

(3) 粘連性中耳炎

是非化膿性中耳炎的後遺症。中耳因炎症發生粘連使聽骨不能正常活動，進而使聽力下降，甚至耳聾。對此種病症應採取手術治療。

(4) 耳咽管堵塞

如聽力下降且出現咽痛或感冒症狀，有可能是連接中耳與咽部的耳咽管出現堵塞。造成成人耳道阻塞的原因多是耳道內耳垢堆積，可出現耳鳴、耳悶、聽力下降。膽脂瘤、腫瘤也是耳道堵塞的原因。出現這種情況時，應迅速清除耳垢或其他異物，必要時應去醫院檢查。

(5) 內耳硬化。

是一種內耳聽骨異常增生而影響聲音傳導所導致的耳聾。病情發展緩慢，病人先是感到所聽聲音發生改變，後逐漸出現聽力的減退。

(6) 老年性耳聾

一些老年人經常會出現不明原因的聽力下降，先是一側，後發展為雙側，這很可能是一種自然衰退現象。其成因很多，一種是因老年人內耳逐漸退化而引起的，另一種是冠心病的徵象。臨床上將內耳症狀看成是冠心病的主要前兆症狀。還有一種是與老年人的高血脂飲食相關。

(7) 梅尼爾氏症

是一種影響內耳平衡機制的疾病，其重要特徵就是眩暈耳鳴和低頻聽障等症狀。

(8) 突發性耳聾

精神緊張、勞累、植物神經系統功能失調，以及心血管疾病引起的內耳供血障礙，均可誘發此病。突發性耳聾的特點是突然發生，有時數分鐘，有時在一～二天內發病。多數人發病後會有耳鳴出現，並有耳內悶脹、壓迫感。有的患者甚至會出現眼球震顫。突發性耳聾的病因尚未弄清，一般認為與病毒感染或內耳血液循環障礙有關。

(9) 其他

① 服用某些藥物也可因藥物的副作用而導致藥物性耳聾。

② 長期在噪音中生活和工作，可造成職業性耳聾。

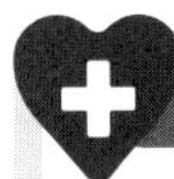

健康小鏈接

擤鼻涕方法不正確也可導致中耳炎。

有的人擤鼻涕時往往用兩手指捏住兩側鼻翼，用力將鼻涕擤出。這種擤鼻涕的方法不但不能完全擤出鼻涕，而且很危險。鼻涕中含有大量的病毒和細菌，如果兩側鼻孔都捏住用力擤，則壓力迫使鼻涕向鼻後孔擠出，到達咽鼓管引發中耳炎。因此應提倡正確的擤鼻方法：用手指按住一側鼻孔，稍用力向外擤出對側鼻孔的鼻涕，用同法再擤另一側。如果鼻腔堵塞，鼻涕不易擤出時，可先用氯麻滴鼻液滴鼻，待鼻腔通氣後再擤。

51．掃除耳屎為健康開路

人耳朵裏的耳垢俗稱「耳屎」，醫學上叫耵聹，一般為淡黃色、蠟樣的碎屑，也有油性的或比較堅硬、大塊的。那麼耵聹是怎樣產生的呢？原來耳朵裏有一段皮膚（外耳道外三分之一軟骨段）和身體別處的皮膚不一樣，有一種變型的汗腺叫耵聹腺，其構造有點類似皮膚的汗腺。外耳道皮膚和其他處皮膚一樣，也有一種皮脂腺，專門分泌一種油脂。

從生理角度看，耵聹腺體內的這些分泌物，不時地通過開口向外排出。起初，剛從耵聹腺吐出來的分泌物，外形有點像融化的蠟，它們和皮脂腺所排出的油脂混合在一起，形成很薄的一層附著在皮膚的表面。這些原始的耳屎與耳道內的塵埃、脫落的皮膚碎屑粘在一起，乾燥後就成為一小塊一小塊淡黃色疏鬆薄片狀耵聹，堆集在耳道裏。耳屎具有保護外耳道皮膚及黏附異物的作用。但耳屎過多就是某些疾病的徵兆了。

疾病信號早知道

耳屎過多預示了五種疾病：

(1) 慢性化膿性中耳炎

是耳鼻喉科最常見的疾病之一。急性化膿性中耳炎如未能及時治療，就會轉化為慢性化膿性中耳炎。表現為聽力減退、耳內間隙性或持續性流膿。應及時清除膿液，並使用抗生素治療。

(2) 急性化膿性中耳炎

常見於兒童，初期出現咽鼓管充血腫脹、發熱、全身不適、煩躁不安等症狀，逐漸發展至內耳劇烈疼痛，耳朵流膿，聽力下降。出現這種症狀應及時去醫院就診，並要注意防止感染擴散而形成腦內膿腫，還要防止轉變為慢性中耳炎。

(3) 外耳惡性腫瘤

可能發生於耳外，也可能發生在耳道裏。早期沒有任何症狀，當耳道流出血性分泌物時已到晚期。以手術治療為主，也可進行化療或放療。

(4) 外耳道發炎

如耳朵流液，且出現嚴重的耳朵疼痛，咀嚼、張口或打哈欠時疼痛加重，可能是外耳道炎症所致。檢查外耳道時可發現突起的小癤，使外耳道皮膚紅腫、壓痛，外耳道變窄，甚至出現阻塞。

外耳道炎症應進行消毒處理，可用醋酸鋁敷患處，也可用硝酸銀塗布，使用抗生素治療。

(5) 鼓膜破裂

一般為外界刺激所致。鼓膜破裂的特徵是傷後即感到耳鳴、耳痛，外耳道流出少量血液，聽力下降。出現這種現象時應保持鼻腔的暢通，用抗生素防止感染，必要時進行手術修復。

健康小鏈接

耳屎少的時候並沒有什麼感覺。但是如果耳屎將外耳道全部阻塞，就會影響聽力。耳屎容易吸水膨脹，在游泳、洗頭髮以後，可因水分流入外耳道而使耳屎迅速膨脹，以致突然發生耳痛和聽力降低。如果耳屎位置較深，還會壓迫鼓膜引起耳鳴、耳痛和頭暈等不適。

如果孩子外耳道被耳屎塞住了，千萬不要用指甲、髮夾等硬物為孩子挖耳屎，可用一點小蘇打水，每二～三小時滴入耳內一次，一兩天後耳屎就會變軟，然後可用鑷子將耳屎夾出。如果阻塞嚴重，可用多一點的小蘇打水，略微加溫後滴入耳中，一兩個小時後耳屎變軟，就很容易取出。

CHAPTER 08

鼻子

鼻子是面部最暴露的器官，某些微生物，如梅毒和結核，能攻擊鼻子的軟骨並破壞它的外形。而息肉從很小到葡萄般大，在鼻黏膜上長出來，它們能阻塞氣道等，造成各種痛苦。

所以請善待你的鼻子吧，芬芳的世界等著你來享受。

52．鼻事春秋

鼻子由外鼻、鼻腔和鼻竇三部分組成。外鼻形如一個三邊錐體，鼻腔是位於兩側面顱之間的腔隙，在鼻腔的上方、上後方和兩旁各有兩對鼻竇。鼻孔內的鼻毛有過濾吸入空氣的作用，鼻黏膜分泌的黏液有黏附吸入氣體中的灰塵、異物及濕潤吸入空氣的作用。

中醫認為，鼻部集中了五臟的精氣，其根部主心肺，周圍候六腑，下部應生殖。鼻為肺之門戶，呼吸之氣出入於鼻，是氣體交換的通道。此外，鼻與臟器通過經脈相連，以至於肌體內部的一些微小變化也常能夠通過鼻子的顏色、形態和功能的改變而反映出來，如《靈樞》曰：「脈出於氣口，色見於明堂。」（明堂在兩眉之間，此為鼻）難怪古往今來，高聳的鼻子一直成為醫家望診的重要部位，以期測知體內的病變。多種內臟疾病，都可以從鼻子上反映出來。

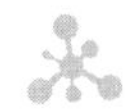 疾病信號早知道

(1) 鼻子硬挺

① 國外醫學家指出，鼻子很硬是不正常的，可能是動脈硬化的跡象，或膽固醇太高、心臟脂肪積累太多。

② 如果一個人的鼻子發生腫塊，表示他的胰臟和腎臟有病。

③ 如果一個人的鼻子發腫，則表明他的心臟可能在腫脹或正在擴大。

④ 如果一個人的鼻子有彎曲的形狀，這可能表明他從父母那裏遺傳了疾病。

⑤ 如果鼻子發生黑頭面瘡，則表明他吃的乳類和油性食物太多了。

(2) 鼻中隔塌陷

就是鼻中隔塌陷形成的鞍鼻，這大多是先天或後天梅毒造成的。因此當發生這種鼻子形態時，應警惕是否患上性病。此外，出現鞍鼻還可能因外傷造成，這需要同「梅毒」造成的鞍鼻加以鑑別。

(3) 鼻樑歪曲

多見長期患有風濕病的病人，若鼻樑左偏，則左半身關節痛明顯；右偏則右半身關節病重；鼻骨高低不平，則脊柱受侵犯。

(4) 鼻翼翕張

即吸氣時鼻孔開大，呼氣時鼻孔回縮，見於呼吸困難的高熱性疾病，如大葉性肺炎以及支氣管哮喘和心源性哮喘發作。這種病人多半鼻小而鼻孔大，或鼻高肉薄。鼻部膨大變形，可能是鼻咽癌發出的黃牌警告。

(5) 鼻腔堵塞

兩側鼻腔堵塞，可能是由感冒或鼻炎引起，一側鼻腔有進行性鼻塞，應警惕鼻癌侵身。鼻腔癌出現單側鼻塞較早，而鼻竇癌出現較晚。隨著腫瘤組織增大，鼻塞便愈來愈重，呈持續性鼻塞，這與一般鼻炎兩側交替性鼻塞不同。滴入麻黃素液後，不像鼻炎那樣能使鼻子通氣明顯改善。此外，腫瘤組織壞死或混合感染時，會有特殊臭味的鼻涕。

健康小鏈接

如何預防急慢性鼻炎？

1. 急性鼻炎的預防應側重以下幾點：

① 避免導致人體抵抗力下降的各種因素：如過度疲勞、睡眠不足、受涼、飲酒、吸煙等。這是因為當人體抵抗力下降時，鼻黏膜調節功能就差，防禦功能低下，病毒乘虛入侵導致發病。中醫多認為此為風寒之邪入侵體內所致。

② 增強抵抗力：堅持體育鍛鍊，增強體質，提高人體對不良條件的適應能力，如晨跑、冷水浴或冷水洗臉等，提高人體對寒冷的耐受力，並積極治療上呼吸道疾病及全身其他慢性疾患。

2. 預防慢性鼻炎的發生，重點是做好對急性鼻炎的治療，防止因治療不及時或不徹底而轉化為慢性鼻炎。在使用滴鼻液時，應注意藥液的滲透壓、pH 值，濃度應適宜，不可長期大量不加選擇地濫用滴鼻液，而應按專科醫師的指導正確使用滴鼻液，以免引起藥物性鼻炎或加重原有鼻炎的病變程度。

53．「色見於明堂」

健康人的鼻子白中泛紅，潤澤光亮，如果出現一些異常顏色，則根據這些顏色可以判斷出一些疾病。

疾病信號早知道

(1) 鼻子蒼白

多見於貧血之症。

(2) 鼻子發黑

多見於潰瘍病，如胃潰瘍。

(3) 鼻樑皮膚出現黑褐色斑點或斑片。

很可能緣於日曬和黑熱病，或肝臟疾患等所致的色素沉著。若褐色斑塊出現在鼻樑兩邊，呈蝴蝶狀，則很可能患有門脈性肝硬化。

(4) 鼻樑皮膚出現紅色斑塊缺損，高出皮膚表面並向兩側面頰部擴展。

多見於系統性紅斑狼瘡。

(5) 鼻翼和鼻尖部發紅並有小丘疹或小膿疱。

常見於尋常性痤瘡。

(6) 鼻子常有棕色、藍色或黑色的現象。

多表示脾臟和胰臟發生了問題。

(7) 鼻孔內緣紅、中隔潰瘍

常見於梅毒。

(8) 鼻孔外緣紅

腸內有病的徵象。

(9) 酒糟鼻

鼻頭皮膚發紅並可看見毛細血管網，俗稱「紅鼻子」。現代醫學認為細菌及毛囊蟲的感染、長期飲酒、喜食辛辣、高溫及寒冷的刺激、情緒激動及精神緊張、胃腸道功能失調、內分泌障礙等，均是促發酒糟鼻的因素。這種種因素綜合作用於鼻部，便促發了酒糟鼻。還有人觀察到，心臟和血液循環發生了疾病，患高血壓或肝功能不好時，也可出現紅鼻頭。

健康小鏈接

患酒糟鼻在日常生活中要注意些什麼？

酒糟鼻患者在日常生活中應特別注意患處皮膚的保護，避免高溫和寒冷對患處皮膚的刺激，避免陽光的劇烈照射。精神緊張會加重酒糟鼻的病情，因此要保持穩定的情緒和舒暢的心情。不飲酒，不吃辛辣食物，多吃新鮮水果蔬菜，改善胃腸功能，調整好內分泌，即可能去除會加重或誘發酒糟鼻的因素，這是酒糟鼻治療的一個關鍵。

54．來自鼻子內部的病症報告

鼻內的形態也像一面鏡子，反射著人體的健康，如果出現疾病，一定會反映在鼻內形態上。

疾病信號早知道

(1) 流涕

① 流清涕是風寒感冒的徵兆，流濁涕多屬風熱感冒。

② 若長期流腥臭味濁涕，並且黏稠發黃或發綠，大多是鼻內化膿性炎症，這種病叫作「鼻淵」，西醫稱為「鼻竇炎」。鼻竇

有四對，是通於鼻的四個空腔。其中有三對鼻竇可用手按壓，檢查有無壓痛以確定是否發炎。一對在額頭與眉稜處，稱為額竇；一對在鼻根部，叫篩竇；另一對在鼻兩側，叫上頜竇。鼻竇炎除有以上某部壓痛外，會伴有鼻塞、流涕、頭痛、記憶力減弱等症狀。

(2) 鼻塞

① 若長期鼻塞、流鼻涕，是患了慢性單純性鼻炎。

② 若只感覺鼻塞，很可能是由於長期鼻道炎症，導致鼻內組織變厚，影響空氣流暢，屬肥厚性鼻炎。

③ 若鼻孔內幾乎完全堵塞，鼻子寬平如蛙狀，則是鼻內長息肉造成的。

(3) 鼻血

① 單側鼻出血多見於外傷、局部血管損傷、鼻腔感染潰瘍。

② 雙側出血多為全身性疾病引起，如傷寒、流行性出血熱等某些傳染性病。

③ 血液的疾病，如血小板減少性紫癜、再生障礙性貧血、白血病、血友病，也可能是高血壓、維生素 C 或維生素 K 缺乏、肝硬變、頭顱外傷造成的。

④ 婦女如發生週期性的鼻出血或月經時出血叫作倒經，應考慮有子宮內膜異位症。

⑤ 老年人流鼻血，輕者幾滴，重者從口鼻一齊湧出來，有時反覆出現，是由於高血壓動脈硬化、心臟病或老年性慢性支氣管炎等疾病造成的。

⑥ 高血壓病患者，鼻出血常常是血壓過高的一個信號，這種現象的出現，提醒我們該及時進行降壓治療；同時在客觀上也起到了緩衝血壓，防止腦溢血等更嚴重併發症的發生的作用。

⑦ 鼻子時常出現血樣的鼻涕，同時頭痛，多見於鼻咽癌的患者。

(4) 乾燥

鼻乾燥同時還伴有口乾、便乾的症狀，是胃和大腸有熱象。鼻內乾燥，鼻腔變寬，呼出臭氣，嗅覺減退或喪失，是慢性萎縮性鼻炎的典型表現。

(5) 其他現象

病人若聽到自己的鼻道裏隨呼吸發出吹哨似的音響，最大的可能性是鼻孔間的中隔穿孔了。鼻腔內炎症、外傷或挖鼻痂都會造成穿孔。

健康小鏈接

冬天氣候乾燥（尤其是晚上，代謝減慢），人們經常會感到鼻道乾澀，鼻塞不通，甚至會引起鼻出血。預防此症，應多飲水，吃蔬菜水果。飲食少辛辣和油炸物，也可喝清火飲品。外用薄荷油滴鼻亦可。另外，按摩鼻子不僅可促使黏膜分泌增加、鼻腔濕潤、通暢，而且有治療鼻炎、預防感冒的作用。

1. 鼻外法

用手指夾住鼻根兩側，用力向下拉，由上而下連拉十二次。用此法拉動鼻部促使鼻黏膜的血液循環，有利於分泌鼻黏液。

2. 鼻內法

用拇指和食指伸入鼻腔中，夾住鼻中隔軟骨，輕輕下拉十二次。此法既可預防感冒和鼻炎，又能使鼻腔濕潤，增加耐寒能力。

55．當心鼻癢

鼻黏膜中有豐富的感覺神經末梢，均為三叉神經的分支。當外界刺激（如介質）到達鼻腔後，經三叉神經將刺激衝動傳至腦橋和延髓，通過從延髓分出的神經纖維到達鼻黏膜，導致鼻黏膜水腫、腺體分泌增加，產生清水樣的鼻涕和一種特殊的感覺，稱為細流樣或清流滴注樣感覺，這種感覺即為鼻癢。鼻癢一般是某些疾病的信號。

疾病信號早知道

鼻癢一般伴隨以下四種疾病：

(1) 急性鼻炎

初期具有鼻腔、鼻部癢感及頻發噴嚏，這是因為鼻黏膜受病毒和細菌感染後，血管收縮、局部缺血、分泌物減少而刺激黏膜表層感覺引起的。病程進入中期後癢感減輕、消失、分泌物增多，並有全身症狀出現。

(2) 常年性變態反應性鼻炎

鼻癢是該病的重要症狀之一，並伴有鼻塞、鼻溢液、打噴嚏等。其鼻癢較花粉症狀要輕。

(3) 花粉症

又稱季節性變態反應性鼻炎，是因對花粉和黴菌過敏所致。鼻癢為陣發性，持續時間長短不定、輕重不一。患者的重要信號之一是鼻癢，並伴有鼻溢液、鼻塞、流淚、打噴嚏等。根據發病的徵象和花粉敏感試驗可做出正確診斷。

(4) 其他

此外，鼻濕疹、鼻前庭炎也會出現鼻癢，並伴有皮膚病變。

有鼻癢症狀時，忌經常用手摳，應及時進行相應檢查治療。

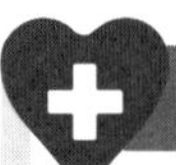

健康小鏈接

如何預防花粉症？

春天是好發各種過敏性疾病的季節，盛開的鮮花會隨風飄散大量的花粉顆粒。這些花粉顆粒可通過皮膚直接接觸或吸入，引發各種過敏性疾病，如過敏性哮喘、過敏性鼻炎、過敏性瘙癢症等，統稱為花粉症。

目前臨床常用的行之有效的措施主要包括：

1. 避免接觸花粉

在花粉飄逸季節盡可能減少外出，尤其不要到百花爭豔、樹木成林的地方，如植物園、公園等。

2. 脫敏療法

就是給患者體內多次注入抗原提取液，使身體對花粉敏感度逐漸降低，當再次接觸後，症狀也就會逐漸減輕。

56．鼻塞不僅僅是感冒惹的禍

感冒了容易鼻塞，鼻塞的滋味真不好受，呼吸不暢憋死人，所以大多數人都以為鼻塞是感冒惹的禍，殊不知，鼻塞也是其他疾病的觀測站。

疾病信號早知道

鼻塞有著不同的症狀，也就會出現不同的疾病。

(1) 急性鼻炎的鼻塞：

發展很快，通常在數日內即達到高潮，一週左右可自行消退，可伴有發熱、頭昏等全身症狀。急性鼻炎即我們平時所說的感冒。

(2) 慢性單純性鼻炎的鼻塞：

多呈陣發性或者交替性，日輕夜重，常受體位影響，臥位時居下鼻腔鼻塞較重。點滴鼻淨、麻黃素藥水後，鼻塞可以好轉較長一段時間。

(3) 慢性肥厚性鼻炎的鼻塞：

多為持續性鼻塞，對麻黃素、滴鼻淨不敏感，或者使用後鼻塞好轉僅數分鐘後，又很快出現。肥厚性鼻炎必要時可以考慮手術治療，或者使用微波、鐳射等來縮小鼻甲。

(4) 藥物性鼻炎引起的鼻塞：

為一般鼻炎經常點用麻黃素引起，表現為對滴鼻藥物的不敏感，或者鼻塞好轉的持續時間較短。此時應儘快停止使用此類藥物。

(5) 過敏性鼻炎的鼻塞：

多伴有打噴嚏、流清水涕、鼻癢感，可常年性發作，也可以季節性發作。過敏性鼻炎的病人可能伴有哮喘，尤其是小兒。

(6) 萎縮性鼻炎的鼻塞：

可以伴有鼻腔黏膜乾燥、鼻涕帶血、痂皮多。

(7) 慢性鼻竇炎的鼻塞：

可以出現鼻腔流黃膿鼻涕，可伴有頭痛、頭昏、記憶力下降等，可以在感冒後出現長時間鼻腔流膿涕。鼻竇炎可以和鼻息肉並存。

(8) 鼻息肉的鼻塞：

多為持續性進行性加重，可以單側也可以雙側堵塞，也可以有過敏性鼻炎的症狀出現。

(9) 鼻竇囊腫引起的鼻塞：

多為進行性加重，可以出現鼻腔流黃水樣分泌物的症狀，也可以出現頭昏等。

(10) 鼻竇腫瘤引起的鼻塞：

多為進行性，出現單側或者雙側堵塞，可以出現其他併發症狀，如同時有鼻出血，需要警惕惡性腫瘤的可能，如同時有耳悶、頸部包塊、後縮涕中帶血，還要注意患鼻咽癌的可能，但要到醫院檢查後才能確定。

(11) 鼻中隔偏曲引起的鼻塞：

多為單側，也可以為雙側，以年輕人多見。多表現為持續性鼻塞，可有鼻竇炎的症狀，也可與過敏性鼻炎等其他鼻病伴隨出現。

(12) 有的病人鼻塞還可能為鼻瓣區狹窄、鼻翼下塌引起的。

(13) 先天性鼻塞：

可能後鼻孔閉鎖。

(14) 小兒張口呼吸、睡眠打鼾：

可能為腺樣體肥大。

(15) 單側鼻塞或者伴有流膿涕：

要注意是否為鼻腔內有異物存在。

健康小鏈接

感冒治鼻塞的小竅門：

第一種辦法就是用新鮮橘子皮對準鼻孔猛然一擠，把擠出的汁液噴入鼻腔，鼻子很快就會通氣。第二種辦法是把維生素C碾成粉末，然後吸少量入鼻，鼻子就會通氣了。第三種辦法是用手將尾椎骨搓 99 下，鼻子一定會通氣，當然這個辦法就只能在家裏用一下了。

57．一聲噴嚏知病症

平時，人常會出現這種情況：聞到辣椒、香蔥等刺激的氣味，或吸入粉塵、花粉、冷空氣時，會噴嚏不止。可以說世界上沒有一個人一生不打噴嚏，從剛出生的嬰兒到百歲老人無一例外。打噴嚏是一種生理現象，當鼻黏膜受到刺激時，肺部急劇吸氣，隨即產生一個急速而有力的呼氣過程。此時可伴有不同程度的面部肌肉運動、一次性的鼻黏膜充血、分泌物增多和流淚等，這也是人體對外界刺激的一種保護性呼吸反射。打噴嚏不能算是毛病，但有時一聲噴嚏就可以反映出好多病症。

疾病信號早知道

從噴嚏中可以查出以下四種疾病：

(1) 變應性鼻炎

又叫過敏性鼻炎，典型症狀是連連打噴嚏、流清水鼻涕、鼻癢、有輕微鼻塞，並伴眼癢、流淚、結膜充血等症狀，有的患者會突然出現陣發性咳嗽，或哮喘發作、呼吸困難、吐白色泡沫樣的黏痰，但是這些症狀過一段時間就會消失，又跟正常人完全一樣了。這種「感冒」不是由病毒或細菌引起的，而是對某種物質過敏所致，如塵土、花粉、冷空氣等。在臨床表現上很像「傷風」，但沒有先驅症狀，也沒有全身症狀，僅有流眼淚、打噴嚏、流鼻涕等，來得快，去得也快，只要離開過敏源，一會兒就好。

(2) 全身性疾病

如肺結核、一些急性傳染病（腦炎、麻疹）的前驅症狀也是感冒，也會出現打噴嚏。

(3) 感冒

在感冒的初期也可出現打噴嚏，但一般沒有過敏性鼻炎明顯。有的人自認為打噴嚏就是感冒，其實人患感冒時，由於受到病毒或細菌的侵襲，鼻黏膜敏感性增高，極易引起噴嚏反射，因此打噴嚏只是感冒的一種常見症狀。

(4) 其他

另外，血管運動性鼻炎、鼻息肉與鼻竇炎的患者，有時也會出現打噴嚏的症狀。

健康小鏈接

身體虛弱者，尤其是老年人打噴嚏時，要注意打噴嚏時的姿勢和力量。有時出現一些打噴嚏的先兆症狀時（如鼻子一下子變得發酸、發癢等），則坐位應該改為站位，睡位應該改為坐位，同時人為地使自己頭頸部肌肉或腰部肌肉處於收縮狀態，促使肌體產生一種抵抗力，對抗打噴嚏時產生的衝擊力。

如果連續打噴嚏無法停止時，可採取下述方法，可以快速抑制打噴嚏：

1. 機械壓迫法：用雙手食指壓迫雙鼻翼外，可迅速抑制噴嚏。
2. 風油精法：用棉花棒蘸一點風油精，迅速插入鼻腔並旋轉一週，噴嚏可立即停止。

58．鼻涕，疾病的觀測站

「流鼻涕」，對於每個人來說都會覺得不好意思，其實鼻涕還是一種疾病的反應，正常的鼻涕一般為無異味的淡黃色液體。如出現異常，則可能是某些疾病的徵象。

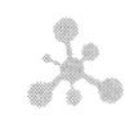

疾病信號早知道

(1) 鼻涕帶血

這是鼻癌最常見的症狀。當癌組織縮小，僅侷限在鼻腔或鼻竇內時，這個症狀是唯一的「警報」信號，而且往往出血不多，有時只是涕中帶血，所以常不受病人重視。因此要特別注意，尤其是四十歲以上的中年人，如有這種症狀，不妨請醫生查一下。

(2) 黃水樣鼻涕

此類症狀多為上頜竇內的漿液囊腫破裂流出來的囊液，表現為一側鼻腔間歇性地流出黃水。

(3) 黃膿性鼻涕

常見於風熱感冒、慢性鼻炎、副鼻竇炎。這種黃膿性鼻涕不但量多，而且還呈黏稠狀不易擤出。對於小兒來說，鼻腔流出黃膿鼻涕，還應該想到鼻腔內有異物的可能，因為小孩將異物塞入鼻腔內時間過長，刺激鼻黏膜，也能出現黃膿鼻涕。

(4) 黃綠色鼻涕

是萎縮性鼻炎的徵象，多見於二十～三十歲女性，表現是鼻咽乾燥，黏液腺分泌減少，分泌物不易排除，鼻腔內有大量的黃綠色膿性分泌物積存，形成膿痂，阻塞鼻道，嗅覺減退明顯，常伴有頭痛和鼻出血。鼻內常擤出黃綠色鼻涕或鼻痂，同時還伴有令人難聞的臭味。

(5) 白黏液鼻涕

常見於慢性鼻炎。本病主要表現是鼻塞和鼻流涕增多。鼻塞多為兩側間歇性或左右交替，有時為持續性，平臥時加重，側臥時下側較重。鼻塞嚴重時，可伴有鼻音、嗅覺減退、頭昏腦脹、咽部乾痛。

(6) 豆渣樣鼻涕

呈白色，乾濕，可見於乾酪性鼻炎，並常伴隨一種奇臭味。

(7) 清水樣鼻涕

稀薄透明如清水，多見於風寒感冒或急性鼻炎早期和過敏性鼻炎發作期的病人。頭顱外傷或鼻部手術後也會出現這種清水鼻涕。如清水鼻涕為均勻速度滴出時，要想到有腦脊液鼻漏的可能性，應及時請神經外科醫生診治。

健康小鏈接

人感冒了為什麼會流鼻涕？這裏蘊含著物態變化的知識。當人感冒發燒時，人體內的溫度很高，在人體內水蒸氣的溫度也就相對很高，當這些水蒸氣要呼出時，由於在人的鼻子處有豐富的毛細血管，在鼻子裏的熱量就很快地散失到空氣中去，所以鼻子裏的溫度相對比較低。熱的水蒸氣遇到相對比較冷的鼻子時，就放熱液化成為液體狀的鼻涕。

59．鼻出血，莫緊張

小孩活潑好動，經常會在無意間傷到鼻子，導致流鼻血。此外，他們亦可能因好奇將異物塞進鼻孔，令鼻黏膜破損。上述情況隨時都可能發生，但所流出的血量很小，無須過分擔憂。

但是如果血流量過多，那就要注意一些疾病的發生了。

疾病信號早知道

鼻出血可以由鼻腔疾病引起，也可以由全身疾病引起。

(1) 局部原因

① 鼻腔炎症：如萎縮性鼻炎、鼻黏膜易乾裂而出血。

② 鼻部外傷：包括挫傷、切割傷、撕裂傷以及挖鼻損傷等。

③ 鼻中隔偏曲，乾燥空氣長期刺激鼻中隔，易致黏膜血管破裂。

④ 腫瘤：鼻腔腫瘤不多，但如患腫瘤則易出血；鼻咽部腫瘤也會導致鼻腔出血。

(2) 全身原因

① 急性發熱性傳染病：如流感、出血熱、痲疹、瘧疾、傳染性肝炎等。

② 血液病。最常見的是血小板減少，使凝血功能下降，容易出血；還有再生障礙性貧血、血友病等。

③ 心血管疾病：例如高血壓、血管硬化。

④ 慢性肝、腎病。肝硬化常引起凝血障礙，尿毒症易致小血管損傷，均易引起鼻出血。

⑤ 營養不良。維生素C、K、E及鈣缺乏，均易出血。

⑥ 其他如磷、汞、砷、苯中毒，登山、飛行、潛水時氣壓迅速變化，婦女月經或妊娠期的內分泌失調等，均可出現鼻出血。

健康小鏈接

鼻出血的飲食療法：

1. 鼻出血期間，飲食宜清淡，要十分重視補充對止血有利的維生素A、E和C等，宜多食新鮮蔬菜及水果，如薺菜、芹菜、蓮藕、柑、橙、橘、蘋果、酸棗等。
2. 保持大便通暢，適量多進食富含粗纖維和水分的食物。同時，要在日常餐飲中補充足夠量的植物油脂類食品，如可常服食黑芝麻、香蕉、蜂蜜等。
3. 要忌煙酒，做到絕對不吸煙、少喝高度酒，辛辣和油煎炸之物也應少吃或不吃，以免熱毒上攻使炎症加劇。
4. 糾正隨便挖鼻孔等不良習慣。

60．聲聲呼嚕擾健康

打鼾俗稱打呼嚕，是一種非常普遍的睡眠性疾病，並可以影響到患者家人及朋友，但也可能是更嚴重的睡眠性疾病的信號。

疾病信號早知道

打鼾是睡眠期間上呼吸道氣流通過時，衝擊咽部黏膜邊緣和黏膜表面分泌物引起振動而產生的聲音；其部位始至鼻咽直至下咽，包括軟齶、懸雍垂、扁桃體及齶咽弓、齶舌弓、舌根、咽部的肌肉和黏膜，超過六十分貝以上稱為鼾症，伴有不同程度的缺氧症狀時也就是睡眠呼吸暫停綜合症。因此當人出現打鼾症狀時，千萬別以為是睡得香，應儘早到鼾症專科就診治療。

胖人打鼾多，自然，他們當中不乏高血壓、高血脂、心臟病人。

英國醫學家曾對四千名，四十～六十歲的男子進行了三年跟蹤調查，將他們分成長期持續打鼾者、打鼾偶發者和不打鼾者三類。結果表明，長期持續打鼾者患心臟病、中風的人數遠比其他兩類打鼾者多、比例高。因此從事這項研究的專家庫姆·柯斯肯夫教授認為：睡眠打鼾是心臟仍處於工作狀態的表示，是心臟病的警報信號，應作為診斷心臟病的依據之一。因此如果一個人長期持續打鼾，就要留心心血管方面的疾病。

健康小鏈接

想要睡覺不再打鼾，擁有較好的睡眠品質，建議做到以下幾點：

1. 白天不要過度勞累

身心的過度操勞會導致精神和肌肉的緊繃和疲憊，如果白天真的特別忙碌，在睡前最好先紓緩一下身心，如洗個溫水澡、按摩、聽聽柔和的音樂等，再入睡，會睡得比較安穩，比較沒有負擔。

2. 睡前不要從事刺激的活動

睡前的活動最好以柔緩的為主，不要讓情緒太過激昂，因為神經會無法立刻放鬆，使得晚上無法安安穩穩地休息。

3. 側睡

仰睡或趴著睡容易使呼吸道不順暢，側睡時，鬆弛的肌肉會傾向一邊，不容易堵住呼吸道。

嘴是口腔的門戶，它的功能主要是咀嚼，但是「病從口入」，由於人們在飲食上欠缺調理性、合理性，所以總會由嘴帶來一些疾病，影響整個身體的循環。

所以平時要注意嘴裏出現的異常，如口乾、口臭等，儘早去找醫生治療。

61．觀唇色，解唇語

人們一向注重保護自己的嘴唇。細嫩的、敏感的嘴唇，不只顯示一個人的外貌，它還能反映出一個人的身體是健康的、還是有疾病的。它就像人體健康的一面反射鏡，隨時反射出身體的疾病信號。

疾病信號早知道

(1) 嘴唇發黑

① 消化系統異常：食慾不佳、便秘、腹瀉、腹脹。

② 出現黑色沉澱、深色斑，可能是慢性腎上腺皮質功能減退或消化道長息肉，亦有罹患梅毒之可能。

③ 嘴唇泛黑或呈紫黑色斑點的人，可能缺乏維生素 C。

(2) 嘴唇青紫

① 血液循環不佳所致，易患心臟病、貧血，有中風的傾向。

② 極度寒冷時，身體末梢血液循環不良，嘴唇呈現青紫色。

(3) 唇色深紅

發燒時，嘴唇呈深紅色。心臟衰竭缺氧或罹患肺病，嘴唇會呈深紅色。

(4) 嘴唇變厚

嘴唇部位變厚，應是甲狀腺素分泌不足。

(5) 唇厚薄有別

① 上唇較薄的人，先天心臟較弱。

② 下唇較薄的人，先天胃部較弱。

(6) 光芒放射狀線條

嘴巴四周有如光芒放射狀的條紋，疑似帶有先天性梅毒。

(7) 嘴唇乾燥

① 氣候乾燥時，飲水不足，習慣以口呼吸的人，有此症狀。

② 飲食中缺乏各種穀類、蔬菜、水果者，容易因缺乏維生素 C 而覺得嘴唇很乾。

③ 飲酒過量及罹患慢性肺炎、胃病，也經常嘴唇乾燥。

(8) 口唇潰爛

① 口角部位疼痛、潰爛，顯示患了口角炎。

② 右口角潰爛，應該戒酒，飲食儘量清淡。

③ 左口角潰爛，戒吃零食，少吃甜食。

④ 新生兒若有口唇潰爛現象，疑似遺傳性梅毒。

(9) 嘴唇附近起水泡

可能患有慢性胃病或肺炎。

(10) 嘴唇腫大、起泡、滲液

可能是化妝品引起的唇炎。

(11) 唇緣長顆粒

① 嘴唇四周長顆粒，表示飲食攝取過多糖分，應該節制。

② 罹患肺炎、胃病時，唇邊也會長出小顆粒。

(12) 唇色蒼白

若指甲、眼瞼也蒼白，可能貧血。

(13) 唇色淡黃

若臉色、眼白一樣呈黃色，可能是肝功能不好。

(14) 唇色紅紫

若非發燒或一氧化碳中毒，就可能有心臟病、肺病、心臟衰弱等問題。

(15) 上唇焦枯發黑或暗紅

為大腸病變，並伴有口臭、喉嚨不暢等症狀。上唇蒼白泛青，大腸虛寒、泄瀉、脹氣、腹絞痛、不寒而慄、冷熱交加等症狀會間或出現。

(16) 下唇絳紅色

為胃熱，並見胃痛、肢體重滯、噎呃、腹脹等症。

(17) 下唇蒼白

是胃虛寒，會出現上吐下瀉、胃部發冷、胃陣痛等症狀。

(18) 唇內紅赤或絳紫

說明肝火旺，脾氣急躁，脅下脹痛，吃食不下。

健康小鏈接

如何呵護你的嘴唇？

1. 多喝水

每天至少要喝足一千五百毫升的飲用水，茶、果汁、菜湯、運動飲料都可以算是補充水分的一部分。但咖啡不算是飲用水的一部分。

2. 儘量不要舔嘴唇、咬嘴巴

為了不傷害自己可愛的嘴唇，所以可別動不動就用舌頭舔嘴唇，也不要用牙齒咬嘴唇。

3. 選購高級護唇保養品

花一點錢，就可以讓嘴巴美美的，這種投資，你應該努力做。最好在睡覺前塗上護唇保養品，這樣嘴唇看起來都會很潤澤。

62．口乾，七種疾病的預兆

中醫認為，口乾多由肝腎陰虛、津不上承引起，或由熱盛津傷、煎灼津液所致。總以為區區口乾無礙大局，多喝水就能迎刃而解。其實口乾是多種疾病的信號。

疾病信號早知道

口乾可能有以下七種疾病：

(1) 糖尿病：

糖尿病人常有口乾、口渴症狀。臨床糖尿病人的典型症狀可概括為「三多一少」，即多飲、多食、多尿和體重減輕。多尿包括尿量增多和排尿次數增多，每日總尿量可達三～五升，甚至可達十升。

由於多尿，體內失去大量水分，因而口乾喜飲。飲水量與血糖濃度、尿量和尿中失糖量成正比。口乾作為糖尿病的早期信號，常因其他症狀不夠典型而易被人們忽視，以致坐失早期治療的良機。

(2) 乾燥綜合症的主要症狀之一：

其口乾往往難以忍受，即使水不離口也不解渴。患者唾液減少，吞嚥乾的食物十分困難，舌及口角開裂疼痛，易生齲齒。

半數左右的患者腮腺腫大，部分患者有頜下腺或附近淋巴結腫大的症狀，部分患者伴有關節疼痛，以肘、膝關節多見。嚴重者可致腎小管受損，造成心律失常等危險後果。

患乾燥綜合症者眼內還常有異物感、燒灼感，且鼻孔乾燥，易結痂。乾燥綜合症的診斷並不困難，但它的口乾症狀多不為患者和醫生所注意，以致造成漏診和誤診。

(3) 甲狀腺機能亢進症也會出現口乾症狀

甲狀腺機能亢進的患者能量代謝增快，耗氧量增加，產熱量增多，散熱量加速。臨床症狀為口乾多汗、怕熱，皮膚濕潤且溫度升高，甲狀腺腫大，突眼。甲狀腺機能亢進起病緩慢，多數患者記不清確切起病時間，加之早期症狀不明顯，故易被患者忽視，但早期如果藉助甲狀腺功能的實驗室檢查，則很容易就能得到明確診斷。

(4) 口腔疾患

如上下牙咬合不好、鼻中隔偏歪、下鼻甲肥大、鼻息肉等。這些人經常張口呼吸，口腔內氣體呼進呼出，帶走較多的水分，致使口乾。

(5) 慢性肺病

肺氣腫、慢性支氣管炎等，特別是一些老年人，他們的肺功能一般較差，肌體缺氧嚴重，因而常進行張口的代償性呼吸，一旦肺功能有所改善，口乾症狀便可緩解。

(6) 維生素 B2 缺乏

肌體缺乏維生素 B2 時，也會引起口乾，同時還會有口角潰瘍、咽乾、舌體潰瘍。

(7) 慢性腮腺炎

細菌引起慢性腮腺炎，表現為唾液減少，早晨起床後嘴裏會有鹹味兒。唾液的減少引起口腔內的牙垢增多，會出現口臭。

健康小鏈接

進入秋冬，口乾怎麼辦？

第一步是飲食調節。應該多吃養陰潤肺的食物，如梨、奇異果、西瓜。蔬菜中綠葉菜是最好的，可以幫助保持大便通暢。多喝冬瓜湯、冰糖梨水，對緩解口乾會有一些好處。

第二步是生活節奏的調整。入秋後天氣漸漸轉涼，對睡眠有好處，正好用來好好「補覺」。應該順應自然規律，按時睡覺、起床，不熬夜，減少對身體的傷害。

第三步是調節情緒。經常生氣、工作壓力大，也會變成秋燥的「幫兇」，會加重不舒服的程度。所以保持樂觀的情緒，也能減輕燥熱的不適之感。

63．不同的口氣不同的病

健康人如果注意口腔衛生，在呼吸時一般不會散發出什麼引人注意的特殊氣味。但是當口腔、呼吸道或某一內臟存在疾病時，就可能產生多種多樣的特殊呼吸氣味。

疾病信號早知道

(1) 蘋果樣甜味

這是一種酮體的氣味。酮體是脂肪代謝的產物，正常情況下人體形成的酮體隨時可被組織氧化，老年糖尿病人由於種種原因如急性感染、胰腺炎症、外傷、大手術、痲醉、胰島素治療中斷或劑量不足及病人對胰島素有耐藥性等，可使體內胰島素相對或絕對缺乏，糖利用減少，脂肪和蛋白質的分解加速，產生大量酮體，又來不及氧化和排出體外。這樣，血液中的酮體濃度明顯增高，就會發生酮症酸中毒，在老人呼吸時，我們便嗅到一種類似蘋果一樣的甜味。

(2) 腥臭味

口中出氣臭穢，多屬胃熱偏盛，牙周發炎、溢膿，口腔糜爛，齲齒的齲洞中有食物殘渣嵌入腐敗發酵。萎縮性鼻炎、副鼻竇炎、鼻腫瘤，由於局部發炎，分泌物增多，內有較多的膿液和壞死組織及大量細菌，用鼻子呼吸時，鼻腔中可以散發出令人不愉快的臭氣。

肺膿瘍、支氣管擴張的老人有大量膿痰，呼氣中有腥臭味。過食引起的消化不良或飲食不潔所致的胃炎，食物在胃內發酵，噯氣時有酸腐氣味。牙齦出血、上消化道出血或存在支氣管擴張、咯血的老人，口中往往有血腥味。

(3) 鼠臭味

因肝功能嚴重損害發生肝昏迷的老人，呼氣中常散發出一種特殊的鼠臭味，醫學上稱之為肝臭。這種臭味的由來，可能是蛋氨酸的中間代謝產物二甲基硫及甲基硫醇不能被肝臟進一步代謝，在體內瀦留，並通過呼吸排出的緣故。

(4) 氨味或尿臭味

存在嚴重尿毒症的老人，由於腎功能損害嚴重，不能正常排泄廢物，可引起氮質及其他代謝物的瀦留，血中肌酐、尿素氮明顯增高，病人的呼氣中有一種特殊的氨的味道和尿臭味。

(5) 酸餿味

噯出的氣味有酸臭味道，多見於進食而引起的消化不良，表示胃中有宿食停積。

(6) 麵包味

斑疹傷寒患者會從其體內散發出一種酷似新烤麵包的氣味。

(7) 灰塵味

如果呼出的是滿屋子灰塵氣味，則有嚴重的營養失調症。

健康小鏈接

如何保持清新口氣？

1. 使用口氣清新劑

口氣清新劑可以及時有效地除去口腔中食物代謝物引起的臭味，因輕度鼻竇炎造成的異味和吸煙導致的口臭等。可以先喝幾口清水，噴上口氣清新劑後合上嘴數秒，便能令口腔保持數小時的清新。

2. 喝檸檬水

飲清水可令口腔保持濕潤，在水中加上一片檸檬，能刺激唾液分泌，減少因鼻塞、口乾或口腔內殘餘食物引起的厭氧細菌造成的口臭。

3. 多吃蔬菜水果

蔬菜含有大量纖維素，可幫助消化、防治便秘。蔬菜和水果中含有的維生素，還可幫助牙齦恢復健康，防止牙齦出血，排除口腔中過多的黏膜分泌物及廢物。

4. 早晚徹底刷淨牙齒

電動牙刷比普通牙刷更有效。此外，每日應用一次牙線徹底清除藏在牙縫內的牙垢。

64．嘴裏的苦味何處來

有的人常常有睡覺醒後口苦的症狀，不管是早上還是中午睡覺醒後都是這樣，這到底是怎麼一回事？

健康人口腔一般是清爽舒適的，如果沒有明顯的因飲食因素而自覺有口苦的感覺，即使刷牙漱口好多次也沒有效果，就算嘴裏含著酸味的東西也覺得苦，這時就要注意了，你可能會出現某些疾病。

疾病信號早知道

嘴裏一直有苦味會有哪些疾病呢？

(1) 胃腸功能疾病

胃腸消化功能不好時，也可以出現口苦的現象。

(2) 膽囊功能差

口苦是患膽囊疾病病人的一種反應，很多肝病患者肝病治癒後，均出現膽囊功能方面的症狀。特別是老年人，由於胃動力差，也可為膽汁反流至胃所致。所以應去消化科專科門診就診，以便進一步診斷和治療。

(3) 口腔疾病

如出現牙齒有洞、牙齦炎等口腔問題時，也會導致口裏有苦味。

(4) 急性炎症

為急性炎症的表現，而以肝膽疾病為多。

(5) 內分泌疾病

如女性進入更年期，內分泌平衡被打破，也可能導致口裏有苦味。

(6) 精神情緒

由精神因素引起的口苦，其表現與程度多與情緒不好和精神緊張有關，一年四季都有可能發生，尤其在大腦皮層處於高度緊張狀態，那口苦感覺會更為明顯，或在氣憤、煩躁、焦慮、恐懼、忐忑不安、失眠時出現或加重。

如果你只是短時間地感覺口苦，則不用太擔心，因為有可能會自動恢復。如果出現這種情況時間較長，你就需要從各個方面尋找原因。對於疾病引起的口苦，要積極治療原發疾病，精神因素引起的口苦，一般並無特殊臨床意義。當口苦成為明顯的症狀時，重要的是對患者予以心理疏導、放鬆情緒、轉移注意力、避免刺激，反覆說明單一口苦症狀並無特殊臨床意義，更是不可少的。

健康小鏈接

維生素能幫你緩解口苦的痛苦。

有一種大家比較熟悉的藥物—維生素C片，對任何原因的口苦症都有效。維生素的用法是每天三次，每次二～三片，放舌下含化，一般說來，輕度的口苦只要服藥二～三次就可消失。即使是重的口苦症，連續服藥三～四天也能解決問題。服用維生素C無副作用。當然，使用維生素C片治療口苦症只是救急之法，治標不治本。

65．讓你苦不堪言的口臭

所謂口臭（也有稱「口氣」的），就是人口中散發出來的令別人厭煩、使自己尷尬難聞的口氣。別小看口臭這小小的毛病，它會使人

（尤其是年輕人）不敢與人近距離交往，從而產生自卑心理，影響正常的人際、情感交流，令人十分苦惱。

有些人口臭較重，自己就可以聞到自己的口氣臭穢；而有些人通過他人的反應，才知道自己口臭。自測口氣的方法是將左右兩手掌合攏並收成封閉的碗狀，包住嘴部及鼻頭處，然後向聚攏的雙掌中呼一口氣後緊接著用鼻吸氣，就可聞到自己口中的氣味如何了。

疾病信號早知道

口臭不僅影響你的形象，同時也是你身體疾病的先兆。

(1) 口腔疾病

患有齲齒、牙齦炎、牙周炎、口腔黏膜炎以及蛀牙、牙周病等口腔疾病的人，其口腔內容易滋生細菌，尤其是厭氧菌，其分解產生出了硫化物，發出腐敗的味道，而產生口臭。

(2) 胃腸道疾病

如消化性潰瘍、慢性胃炎、功能性消化不良等，都可能伴有口臭。近來研究人員還發現，導致許多胃疾病的幽門螺旋桿菌感染者，其口臭發生率明顯高於未感染者，而根治幽門螺旋桿菌後，口臭症狀明顯減輕。原因可能是幽門螺旋桿菌感染直接產生硫化物，引起口臭。

(3) 飲食習慣引起：

吸煙、飲酒、喝咖啡以及經常吃蔥、蒜、韭菜等辛辣刺激食品，或嗜好臭豆腐、臭雞蛋等具有臭味食物的人，也易發生口臭。

(4) 特殊情形引發：

① 節食減肥。

② 因病不能進食。

③ 老年人的唾液腺功能降低。

④ 婦女在月經期間出現內分泌紊亂而導致唾液分泌減少，有利於厭氧菌生長，因此發生口臭。

(5) 少女口臭

有些處於青春發育期的女性，卵巢功能不全，性激素水準較低時，口腔組織抵抗力下降，容易感染病菌從而產生口臭。

(6) 能使唾液分泌減少的藥物作用

如某些鎮靜藥、降血壓藥、阿托品類藥、利尿藥以及具有溫補作用的中藥等。

(7) 特殊疾病引發：

糖尿病酮症酸中毒、肝昏迷患者，以及一些呼吸道疾病如支氣管炎、支氣管擴張、鼻竇炎、咽喉炎、扁桃體炎、肺囊腫等，亦可能引發口臭。

(8) 代謝不正常：

長期的便秘，會因體內產生的有害物質不能及時排出，被吸收入血而引起口臭以及腹脹、食慾減退、易怒等自體中毒症狀。

(9) 晚餐太「重」：

吃得過飽或進食肉類、油膩食物比重過大或辛熱刺激性調味料用量過大，濃香有餘、清淡不足，晚餐距睡眠時間過短，睡覺時胃中還存留著過多食物等等。

(10) 心理壓力過大：

經常性的精神緊張，導致身體副交感神經處於興奮狀態，反射性地出現消化腺，尤其是唾液腺分泌減少，導致口乾，從而有利於厭氧菌生長，而產生口臭。

預防口臭要注意：

首先，要十分注意口腔衛生，每天晨起、睡前和飯後認真地刷牙漱口，必要時，用牙刷或潔淨的毛巾輕柔地刷除舌苔。其次，戒煙，戒酒；飲食要相對清淡，避免吃生冷、刺激性、有臭味（如蒜、蔥、韭菜、臭豆腐等）及不易消化的、油膩的（高蛋白、高脂肪）食物；進食時要細嚼慢嚥；多喝水，多食蔬菜水果及豆類；生活作息規律，保持心情舒暢；多參加體育鍛鍊。中醫認為，口臭屬於胃腸道有「熱」，因此主張口臭者儘量少吃助熱的溫裏散寒類食物，適量吃一些消熱的清熱類食物。

66．當心味蕾出花招

俗話說：「鼻聞香臭，舌嚐五味。」酸、甜、苦、辣、鹹五味的信息，是靠舌面上密佈的細小乳頭，稱為味蕾的味覺細胞來傳遞的，再經大腦皮質味覺中樞產生興奮，由回饋環路神經體液系統完成整個味道的分析活動。但是有的人在進食時，口中會有異味感，或者不進食口腔內也覺得有異常味道，這常常提示人可能得了某種疾病。

疾病信號早知道

(1) 口淡乏味

指對甜、酸、苦、鹹諸味不敏感，吃東西總覺無味。這可能是患了胃酸缺少性胃炎、慢性腸炎等消化系統疾病。因有炎症存在，使胃腸吸收不良，胃泌素、胰欄、胃蛋白酶分泌減少，胃液的合成功能降低，出現口淡無味的現象。

(2) 舌熱口苦

未進苦辣食物或苦味藥也總覺口苦，這說明人可能已得了肝炎、膽囊炎、腸炎、神經功能症等。當肝或膽囊發炎時，膽汁排泄失常導致口發苦。癌症病人因甜味閾升高，苦味閾降低，也會自感口腔內發苦。

(3) 口甜舌甘

未進糖類食物總覺口甜，則可能是胰島功能減退或患糖尿病。由於消化功能紊亂，可致各種酶的分泌異常，唾液中澱粉酶含量增加，刺激舌上味蕾而感覺口甜。另外，由於胰島腺分泌功能降低、失調，使血液中糖含量增高，唾液內糖分亦增高，也會覺口甜舌甘。

(4) 口泛酸味

如患了胃酸過多性胃炎、十二指腸潰瘍病、胃液分泌亢進，胃酸反到口腔，口中就會泛酸。

(5) 口溢鹹味

如果患了慢性腎炎、慢性肝炎、肝硬化等病，因腎臟發生病變，使血中鈉、鉀、鈣、鎂含量增多，經血液循環到舌頭，致使唾液中出現鹹味。

(6) 口起辣味

一些肺結核、慢性支氣管炎、高血壓、肺膿腫病患者，在未吃辛辣食物時，會覺口辣熱。這是毒素經血液循環到咽喉口腔，使之對鹹味和熱覺、痛覺敏感，產生口起辣味。

(7) 口起香味

指口中自覺有一股香味，如水果香味，多見於糖尿病（消渴症）

的重症。應即刻進醫院檢查，明確診斷，進行治療。

健康小鏈接

氣候乾燥如何吃？

一般來講，既不要吃熱量高的食物，也不要吃冷食。少吃羊肉，多吃瘦肉、蛋、奶等高蛋白的食物；多食鴨肉、鴨血，因鴨肉屬涼性，食用後不燥，鴨血性平，營養豐富，能夠以血補血；多選用食醋，醋味酸而入肝，具有平肝散淤、解毒抑菌等作用。

補充足量維生素，在飲食上應攝取足夠的維生素和無機鹽，以提高抗病毒能力。

67．口腔潰瘍辨病一點通

口腔疾病是人類最常見的疾病之一。每個人在任何時期都有可能罹患口腔疾病。口腔疾病與全身系統性疾病是一個局部與整體的關係，不少代謝性疾病與內分泌疾病都可能引起口腔疾病。

疾病信號早知道

口腔潰瘍是口腔黏膜疾病中常見的潰瘍性損害，好發於唇、頰、舌緣等部位，有週期性復發的特點。本病可見於任何年齡，以女性為多，一年四季均能發生。潰瘍有自限性，一般七～十日可自行痊癒。

一般認為，胃腸功能紊亂、情緒緊張、精神刺激、過敏反應、內分泌失調、急性傳染病以及過食辛辣香燥之物等，是引起本病的常見病因。

表現為口腔潰瘍的疾病大致有復發性口腔潰瘍、白塞氏病、口腔黏膜損傷性潰瘍、皰疹性口炎、多形性紅斑、結核性潰瘍、接觸性口炎、壞死性齦口炎和癌腫潰瘍等，其中以癌腫潰瘍最為危險。在口腔潰瘍的惡性腫瘤中，鱗狀細胞癌約佔百分之九十。鱗癌可分為舌癌、齦癌、頰癌、口底癌等。在其他癌性腫瘤中，腺癌、惡性黑色素瘤、惡性淋巴瘤、位於齶部的惡性混合瘤，也可表現為口腔黏膜的癌腫潰瘍。無論哪一種表現為口腔潰瘍的疾病，都不容忽視，必須早發現、早治療。

健康小鏈接

治「口瘡」小偏方：

1. 冰糖

長「口瘡」時，在口裏含幾塊冰糖，對「口瘡」有一定療效。

2. 維生素C片

取維生素C藥片適量，用一紙對折，把藥片夾其中，用硬物擠壓成面，把藥面塗在「口瘡」患處，一兩次就有效。

3. 雲南白藥

用雲南白藥塗患處，連續塗三天可痊癒。

4. 高度白酒

在口中含一口高度白酒，用氣將酒頂向「口瘡」的部位，兩三分鐘後，嚥下或吐掉都可以，一天二～三次，第二天疼痛消失，再治一兩天「口瘡」就會痊癒。

CHAPTER 10

牙齒

從外部形態上觀察，每個牙齒都分為牙冠、牙根兩部分，冠與根的交接處稱為頸。牙齒是人們容易忽視的一個器官，但無論是牙疼、牙齦出血，還是磨牙，都是牙齒在告訴人們：小心疾病的攻擊，防患於未然。

68．千萬別誤信「牙疼不是病」

俗話說：「牙疼不是病，疼起來可真要命。」牙齒是人們最容易忽視的一個器官，可它還是有一些症狀告訴人們疾病的攻擊，所以我們要防患於未然。

疾病信號早知道

牙疼可能是下面十四種病的前兆：

(1) 牙髓充血

一般牙齒有齲洞後，「牙神經」（牙髓組織）對外界的冷熱酸甜等刺激就會較敏感，表現為當牙齒遇到冷熱酸甜等刺激後立即出現疼痛，刺激一解除，疼痛隨即消失。

(2) 急性牙髓炎

表現為冷熱刺激痛、自發性尖銳疼痛和放散性頭痛，且患者不能確定疼痛具體部位，後期部分患者可出現含冷水可以減輕疼痛的現象。急性牙髓炎所引起的疼痛是最劇烈的疼痛，俗話說的「牙疼不是病，疼起來真要命」，大概就是這種牙痛。

(3) 三叉神經痛

表現為頭面部三叉神經分支區域內驟然發生的閃電式劇烈疼痛，並有以下特點：

① 疼痛一般由刺激「扳機點」（口角、牙齦、頰部等）開始，患者可以因為洗臉、刷牙、微笑甚至風吹等刺激因素，而誘發電擊、針刺、刀割或撕裂樣劇痛，患者為緩解疼痛會用力按壓面部或用手揉搓疼痛部位。

② 持續時間數秒至二分鐘後驟然停止。

③ 服用卡馬西平（一百毫克，每日兩次）可以控制疼痛。

三叉神經痛有時可與牙源性疼痛相混淆，可以通過有無病灶牙、冷熱刺激痛、夜間疼痛加重等牙源性疼痛的特點來進行鑑別。

(4) 急性化膿性根尖周炎

表現為患牙咬合痛、持續性跳痛、患牙根周區腫脹疼痛，可以伴有發燒等全身症狀。

(5) 智齒冠周炎

智齒冠周炎是指智齒（第三磨牙）由於萌出不全或阻生時，牙冠周圍軟組織發生的炎症。表現為患側最後磨牙區腫脹不適，進食咀嚼、吞嚥、張口時疼痛；嚴重時會出現張口受限、患側面部腫脹、發燒、進食困難、頸部淋巴結腫痛等症狀。

(6) 牙齦乳頭炎

是一種由食物嵌塞引起的牙間軟組織炎症，表現為自發性、持續性脹痛，在疼痛部位可以發現嵌塞的食物或嵌塞食物的痕跡，牙齦紅腫。

(7) 急性牙周膿腫

臨床表現比急性根尖膿腫輕，有牙周炎病史，腫脹區一般侷限在牙周袋壁。

(8) 高血壓

血壓升高時，可引起外周小動脈硬化，若發生痙攣，則可導致牙齦出血，牙組織營養不足而出現牙疼。

(9) 冠心病

有些冠心病患者心絞痛發作時，心臟症狀並不明顯，而是表現為一側或上下多個牙齒同時疼痛。對於這種牙疼不能按一般的牙病治療，否則會造成嚴重後果。有時患心肌梗塞也會出現牙疼。

(10) 神經衰弱

有些神經衰弱患者，牙神經也比較敏感，稍受外界刺激就會發生疼痛感。

(11) 牙周炎、齲齒、牙齒隱裂

以上這些都可引起牙痛。

(12) 流行性感冒

該病由流行性感冒病毒引起，常干擾呼吸系統。當侵犯口腔黏膜及牙周膜時，便出現陣發性牙疼。

(13) 女性經前期

有些女性在月經前期，牙髓和牙周膜血管擴張出血，如遇冷水或食物刺激時，牙齒就有疼痛感。

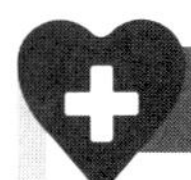

健康小鏈接

牙疼有什麼方法治療嗎？

1. 取大蒜搗爛，溫熱後敷在疼點上可以治療牙髓炎、牙周炎和牙痛等症狀。
2. 把味精按 1：50 的濃度用溫開水化開後，口含味精溶液一會兒就吐掉。這樣連續幾次，堅持兩天後牙痛就會好。
3. 牙疼的時候可以切生薑一小片咬在痛處，必要的時候可以重複使用，睡覺的時候含在口裏也無妨，這是很安全可靠的一個小偏方。

69．牙齦出血

如果你每天早晨刷牙的時候牙齒出血，那可能就是牙齦在出血。

牙齦出血是牙周組織疾病的常見症狀，也是某些全身性疾病在口腔的表徵。

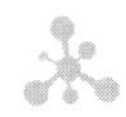

疾病信號早知道

牙齦出血到底會是哪些病？

(1) 牙齦緣炎、牙周炎和增生性牙齦炎

常因口腔衛生不良，牙面上堆積有軟垢、牙菌斑、牙石，或因牙齒排列不齊、咬合牙創傷、食物嵌塞和不良修復體等局部刺激，引起牙齦乳頭和牙齦炎症、水腫、充血，血管壁破裂造成牙齦出血，尤其是在刷牙或咬硬物時出血更明顯。

(2) 壞死性牙齦炎

表現為急性炎症症狀，起病急，有明顯的牙齦乳頭壞死、疼痛、出血，常為一種自發性牙齦出血，且量較多。患者於晚間睡眠時常有血性唾液流出口腔污染口角與枕褥，引起家屬或本人驚恐而急於就醫。

(3) 牙齦毛細血管瘤、牙齦癌

當遇刷牙、咀嚼等機械性刺激時出現嚴重的牙齦出血，也可有自發性出血。

(4) 全身性疾病

牙齦出血還有可能是全身性的疾病，如白血病、血友病、惡性貧血、血小板減少性紫癜等全身症狀。

(5) 內分泌原因

如月經期、妊娠都可有牙齦充血、腫脹；妊娠時牙齦乳頭可出現瘤樣增生，稱「妊娠性齦瘤」，極易出血，一般在經期和分娩後，齦瘤和出血症狀可消失。

(6) 牙結石

因為附著在牙頸部的結石，其邊緣粗糙，而且含有多種病菌，刺激牙齦，會導致牙齦紅腫發炎，引起出血。

(7) 老年高血壓病

因血管硬化、毛細血管脆性增加，牙齦組織易破損而出血不止，且出血量較多。

(8) 肝硬化、脾功能亢進等

因為凝血功能低下，也會有牙齦出血症狀。

(9) 壞血病

是由於缺乏抗壞血酸（也稱維生素 C）所致的全身性出血性疾病，而牙齦出血是該病的一個突出症狀。患壞血病的病人口腔牙齦呈暗紅色腫脹，腫脹的牙齦有時可遮蓋牙冠。

健康小鏈接

保護牙齒從現在做起：

1. 正確的刷牙方法。

刷牙要刷到牙齒的每個面，即外面、內面、頜面，順著牙縫刷（豎刷）。

刷牙次數：早晚兩次，飯後漱口。

選用保健牙刷，保健牙刷頭小、毛柔軟，牙刷用後清洗乾淨，放於乾燥通風處，頭朝上。

2. 選用含氟牙膏。

氟是一種天然元素，是人體牙齒、骨骼發育和礦化所必需的。氟能阻止脫礦，使牙齒堅固，並有抑制細菌的作用。

3. 少吃含糖食物。

4. 定期口腔檢查。

一般建議每半年做一次口腔檢查。

5. 定期洗牙。

6. 叩齒保健。

70．午夜磨牙深幾許

大約有百分之五至百分之二十的成人有磨牙現象，小孩磨牙的情況更多。實際上，大多數磨牙症是在青少年或剛成年時形成的。目前還沒有關於夜間磨牙性別方面造成差異的報導。磨牙症狀很少從四十歲以後才開始，而且這種症狀隨年齡的增長會逐漸減輕。

疾病信號早知道

夜間磨牙尤其是個問題，它可能提示著你身體某一部位出現了疾病。

(1) 精神因素

口腔具有表示緊張情緒的功能。患者的懼怕、憤怒、敵對、抵觸等情緒，尤其是焦慮，若因某種原因無法表現出來，便試圖通過磨牙的方式來緩解內心的憂鬱感。這類病人牙接觸時間長，而且次數頻繁。精神因素可能是磨牙症病因的重要因素之一。

(2) 牙合因素

神經緊張的個體中，任何牙合干擾均可能是磨牙症的觸發因素；磨牙症患者的牙合因素多為正中關係與正中牙合不符，以及側方牙合時非工作側的早接觸；而且臨床上調牙合的方法也成功地治癒了部分磨牙症。牙合因素是口腔健康的重要因素，但其是否為引起磨牙症的因素尚有爭議；換牙期咬合關係錯亂，會造成咀嚼肌運動紊亂，發生痙攣和收縮。

(3) 中樞神經機制紊亂

目前有趨勢認為磨牙與夢遊、遺尿、噩夢一樣是一種不自主的下意識動作，是睡眠中大腦部分喚醒的症狀，與白天情緒有關的中樞源性的睡眠紊亂，由內部的或外部的、心理的或生理的睡眠干擾刺激所觸發。

(4) 全身其他因素

與寄生蟲有關的腸胃功能紊亂、兒童營養缺乏、血糖血鈣濃度、內分泌紊亂、變態反應等都可能成為磨牙症的發病因素。有些病例表現有遺傳因素。另外，尿酸增多症、甲亢、過敏、膀胱應激症等，也可能成為引起磨牙症的因素。

怎樣才能防治孩子磨牙呢？

1. 有夜磨牙症的孩子，家長要注意使其精神放鬆，尤其在睡覺前一～二小時，不要讓孩子做一些緊張激烈的活動。
2. 注意調節好飲食，吃一些容易消化、營養豐富的食物，晚飯不要吃得過飽。
3. 發現有腸道寄生蟲，應當在醫生的指導下驅蟲。
4. 有牙齒排列不齊、咬合關係錯亂的，要進行矯正。
5. 如果夜磨牙不能糾正，可到醫院口腔科做一個稱為磨牙矯治器的「塑膠牙墊」。晚上睡覺時戴在上下牙之間，可防止夜間磨牙和保護牙齒。

CHAPTER 11

舌頭

舌頭不僅能協助吞嚥，品嚐味道，還具有「反映疾病的鏡子」的美稱，它能給人們提供具體有毛病的證據，尤其是舌苔、舌質、舌體，更是功不可沒。

71．從舌頭「苔蘚」望病症

舌苔是指舌面上的一層薄垢，好像陰暗潮濕的地上生的苔蘚一樣。

正常人的苔色是薄白色的。這是因為舌黏膜中絲狀乳頭的末梢分化成「角化樹」，在「角化樹」分支的空隙中，常填有脫落的角化上皮、唾液、細菌、黴菌、食物碎屑及滲出的白細胞等，這些不透明的物質遮蓋了舌毛細血管的紅色，而且角化上皮在濕潤時可吸收水分而呈白色，這樣就形成了正常的薄白濕潤的舌苔。正常人的舌頭，舌苔薄淨而滋潤有津。如果出現異常就可能預示著疾病的發生。

疾病信號早知道

(1) 舌苔過白

① 白苔除可見於正常無病的人以外，多見於輕病、表徵初起，以及疾病的恢復期。因為肌體內在的病理改變不明顯，所以舌苔的變化也接近正常的薄白舌苔。儘管各種疾病在嚴重階段可出現黃苔、黑苔或紅絳剝舌等，但隨著疾病好轉，脾胃生髮之氣恢復，舌苔仍可轉為薄白色。一些僅有主訴症狀而無器質性病變的疾患，如神經衰弱、腸胃神經官能症等，舌苔發白而薄膩。

疾病早期或局部病灶，未影響全身的局部病變，如青春期甲狀腺腫大、外傷、足癬、早期的乳房癌、子宮頸癌等。由於早期缺乏症狀或病灶侷限，尚未影響全身的氣血流通而反映到舌上，所以舌苔仍薄白，屬於正常範圍。但如果疾病發展，舌苔也會出現變化。表徵初起，如上呼吸道感染、急性支氣管炎、肺炎早期等，多見白苔。

② 白苔可出現於體內有水濕停留或痰飲的病人，臨床上常見某些胸水、腹水、慢性腎炎及哮喘、慢性支氣管炎、支氣管擴張等患者，體內有濕濁或痰飲停積，使舌苔出現厚白或白膩苔。從現代醫學角度看，可能是口腔的唾液分泌較多，以及氣管內痰液分泌增多，浸軟了舌頭的角化細胞或角化不全細胞，使細胞腫脹而不易脫落；加上舌組織水腫和淋巴回流障礙，舌面上老的角化細胞不脫而新的角化細胞又增加堆積，所以舌質腫胖，舌苔白厚而膩。

③ 白苔可見各種慢性炎症感染，如慢性盆腔炎、慢性腎盂腎炎、結核性腦膜炎、骨關節結核等。這些患者僅略有低熱或無發熱表現，由於體內有慢性病灶存在，常使舌苔較正常稍厚，或為薄白膩苔。當體內病變又趨活動或急性發作時，例如腎盂腎炎發高熱時，舌苔可迅速由白轉黃，或轉紅絳。

(2) 舌苔發黃

從現代醫學的角度分析，黃色舌苔的出現，大致有以下幾種原因：

① 炎症感染：臨床上各科急性傳染病，如在腦炎、鉤端螺旋體病、傷寒、白喉及菌痢等症的嚴重階段，以及重症肺炎、重症肝炎、腸道感染、急性腎盂腎炎、盆腔炎、葡萄球菌和鏈球菌所致的敗血症、急性胰腺炎、闌尾炎、腸梗阻、宮外孕破裂、潰瘍病急性穿孔的中期或晚期、腹膜炎、急性膽囊炎、膽石症、膽道蛔蟲病及尿路結石合併感染等，均可出現黃苔。因為在炎症感染患者的舌黏膜上，容易產生和病灶感染相同的炎症細胞浸潤，使舌頭本身也有炎症感染存在，舌表面聚集有大量細菌及炎症滲出物。炎症細胞的堆積和口腔菌族中某些細菌急劇增殖，附著於延長的舌絲狀乳頭而使舌苔轉成黃色。

② 發熱：有人統計一千例黃苔患者，其中有發熱症狀的六十三人。在發熱的患者中，38.5℃以上高熱有二十三人，在38.5℃以下的低熱有四十人。發熱最短者僅二天即出現黃苔，所以發熱與黃苔有較密切的關係。因為人體在溫度升高時體液消耗較多，唾液分泌減少，口腔乾燥，使炎症滲出物和微生物更易在舌上停留、增殖，導致舌苔轉成黃色。

③ 消化道功能紊亂：消化系統疾病如慢性胃炎、潰瘍病、慢性肝炎、結腸炎、習慣性便秘、消化不良等胃腸道功能紊亂患者，可產生二氧化硫等硫化物沿著消化道上溢，被舌絲狀乳頭吸附而沉積，使舌苔變黃。此外，消化功能紊亂時唾液 pH 值改變，酸性度增高，氫離子游離增多，這有利於細胞間隙中正離子與細胞膜表面的負電荷互相吸引，從而增加了舌黏膜細胞之間的黏著力，有利於黃苔的形成。

(3) 舌苔發黑

現代醫學認為，黑苔的出現應根據疾病的病因，來分析產生的原理。常見的有以下幾種因素：

① 感染高熱：專家曾觀察五十例舌上出現黑苔的患者，有三十六例具有不同程度的發熱，其中發高熱者二十人，低熱者十六人。大部分人在發熱過程中出現黑苔，有的人在高熱退後，黑苔也隨之消退，但至第二次發熱時，黑苔又重複出現，證明發熱與黑苔的出現有一定的關係。此外，黑苔與發熱時間的長短也有關係，在上述病例中，最短的發熱四天後就出現黑苔，最長的發熱八十天後方才出現黑苔。大部分病例在發熱二週後出現黑苔，平均為二十天左右。可見發熱時間越長，黑苔出現也越多。

在出現黑苔的患者中，有一半病例是各種炎症感染所引起，包括肺炎、腎盂腎炎、壞疽性闌尾炎、腹膜炎、膽囊炎、下肢靜脈炎、化膿性骨髓炎、盆腔炎及敗血症等。由於感染、高熱、毒素刺激等因素，均可使舌絲狀乳頭增生過長，再加上微生物的染色而成黑色，出現黑苔所特有的棕黑色角化細胞，使舌苔乾黃焦黑。

② 胃腸功能紊亂：臨床觀察到，約有一半以上的黑苔患者有腹脹、便秘、噁心、胃口不好等胃腸道症狀，經用攻下之劑治療，如大便得暢而裏熱退後，黑苔也隨之消退；黑苔消退之後，食慾也隨之轉佳。這些胃腸功能紊亂的症狀，大多見於高熱患者，所以腸功能紊亂可能是肌體中毒的症狀之一，由於細菌毒素的刺激使胃腸功能失調，使口腔唾液的 pH 值降低，增加了舌細胞間的黏著力，使絲狀乳頭角質突起延長，容易被微生物染成黑色，形成黑苔。

③ 黴菌感染：在人的口腔裏（包括舌苔上），生長著各式各樣的細菌、黴菌等微生物，它們平時互相制約、互相促進，保持著一定的平衡狀態，對人的健康也沒有什麼妨礙。如果因為

治療疾病的需要，應用了大量廣譜抗生素，那麼這些微生物的平衡狀態就會被打破。一些對抗生素比較敏感的細菌被殺滅，而相對不怕這些抗生素的黴菌卻趁機大量增殖。由於黴菌大都會產生各種顏色，因而就可在舌頭上出現從棕色到黑色的各種苔色。

④ 中樞神經系統功能失調：有一個患者因為食道有吞嚥阻塞不適而去醫院做食道鋇劑造影，發現食道壁上有一個小結節，懷疑為食道癌，因而精神不振、情緒抑鬱，思想負擔很重，飯也吃不下，覺也睡不著，同時舌上出現黑色像毛刷樣舌苔。以後又經再次食道鋇劑造影及攝片，並請各科醫生會診，否定了食道癌的診斷，精神狀態恢復正常，並未應用任何藥物治療，黑毛苔也逐漸消退。由於精神緊張引起中樞神經系統功能失調而出現黑毛苔的病例常可遇見，這是因為中樞神經系統功能失調時，可引起口腔內酸度增加，有利於產色黴菌的生長而出現黑苔。

⑤ 某些重危病人：某些慢性病內臟衰竭，如肝硬化晚期肝功能嚴重損害，慢性腎功能衰竭尿毒症，各種晚期癌症體質極度衰弱的人會產生黑苔。

⑥ 口腔衛生不良：不注意口腔衛生和不經常刷牙的人，有助於黴菌的生長及舌乳頭角質層過長，形成黑苔。經常吸煙的人，煙燻或煙草中的化學物質刺激舌上乳頭，也可誘發黑苔。

(4) 舌苔灰白相兼或膩薄滑。

多為裏寒。先有體弱兼熱性病，或病久兼消化不良症的徵象。

(5) 全舌淡紫帶青。

潤滑無苔為傷寒陽症。

(6) 舌苔呈褐色。

常見於腸梗阻。

健康小鏈接

世界衛生組織賦予健康的最新定義為：「健康乃是一種身體上、精神上、社會上的完全良好狀態，而不僅是沒有疾病或虛弱現象。」上述三方面的良好狀態才是高的生命品質。

提高生命品質最基本的條件是必須維持口腔健康。因為口腔健康使人充分地咀嚼，享受美味佳餚，獲得充分的營養；口腔健康使人口齒清晰，盡情表達自己的意願，自由地與人交流；口腔健康使人增強自信，在社會舞臺上充分地展現自我；口腔健康還能避免和減少「病灶感染」，如糖尿病、冠心病、胃病、新生兒低體重等病症的發生。所以口腔健康可使人活得更健康、更愉快、更長壽，從而獲得較高的生命品質。

72．關於舌質的疾病理論

中醫診病時，總要請病人把舌頭伸出來看一看，然後結合其他情況決定診斷和治療。俗話說：「觀舌診病，中醫一絕。」有經驗的中醫看了病人的舌頭後，就能察知病症的關鍵。那麼舌頭上究竟能看出哪些疾病呢？

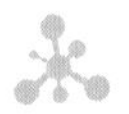

疾病信號早知道

(1) 淡白舌

① 現代醫學證實，淡白舌多見於貧血及蛋白質缺乏、營養不良的患者。

② 慢性腎炎、甲狀腺機能減退、低血壓、晚期血吸蟲病低體溫症、黏液水腫等也可伴有舌質淡白的表現。這些患者主要因為內分泌失調，新陳代謝降低，末梢血管收縮，血液充盈減少，血流較為緩慢，所以舌的顏色變淡。由於蛋白代謝障礙，蛋白總量不足，白蛋白降低，可使組織水腫，導致舌質出現浮胖現象，就更使舌質變淡，顯示出淡白而胖嫩的舌象。

(2) 紅絳舌

① 臨床上紅絳舌常見於感染發熱病例及一些慢性消耗性疾病，如流行性出血熱、B 型腦炎、敗血症、膽囊炎、細菌性內膜炎及高熱中暑的發熱期或熱退後，也可見於結核、癌腫等長期消耗性低熱的病程中。

② 乾燥綜合症、脫水、外科手術後水液平衡失調，也可出現紅絳舌。

③ 一切使基礎代謝升高的疾病，如甲狀腺機能亢進、高血壓、糖尿病等，也可使舌色發紅。

④ 肝硬化腹水病人如過多地使用利尿劑，可造成體內失水和血清鉀降低，使舌色紅絳乾癟無津。

⑤ 如舌紅而光，往往預示肝硬化病人即將進入肝昏迷狀態，醫務人員應及早採取防範措施。

(3) 青紫舌

① 老年人出現青紫舌的比例高於青壯年的二～三倍。這可能是

隨著年齡增長，患慢性病的機會增多的緣故。此外，老年人的血管退行性改變、動脈血管硬化等也是青紫舌比例增高的因素之一。

② 根據幾百例青紫舌患者患病種類的分析，以心血管疾病為最多，其次是肝膽系統疾病，再次是呼吸系統疾病。癌症病人出現青紫舌的比例也較高。說明青紫舌的形成與心泵功能衰弱、體循環障礙和肝臟損害、門靜脈高壓、血黏度升高等病理變化有較密切的關係。

③ 在一些以疼痛為主要症狀的疾病中，青紫舌的發生比例較高。如在慢性頭痛病中，有一半以上的病人的舌質出現紫暗或有淤斑、淤點。

④ 有急性疼痛的急性闌尾炎、急性膽囊炎、急性胰腺炎、絞窄性腸梗阻等急腹症的病人，大面積燒傷病人和痛經、產後腹痛等婦科病人，舌質也會出現紫絳色或有淤斑、淤點。

⑤ 腎上腺皮質機能不全、結節性動脈周圍炎、肝臟病等均可引起色素沉著，除見於舌質外，在口唇、齒齦、額部、眼圈及乳頭、臍部均可出現。這種色素透過正常紅色的舌質，也可使舌頭出現青紫色。

⑥ 肝腫大和脾腫大患者，多有肝功能損害和門靜脈高壓的臨床表現，因此這些病人中舌苔青紫的發生可能與門靜脈系統淤血有關。

⑦ 心臟擴大並有心功能嚴重減退的患者也常有青紫舌。

⑧ 當急性白血病和急性瀰漫性血管內凝血患者的舌質嚴重青紫或淤點增加時，常是全身出血的預警信號。

⑨ 在舌的兩側邊緣發現青紫色的條紋或形狀不規則的黑斑，應引起重視，因為其中有少數人可能就是肝癌患者。這些人應及時到醫院檢查，如果是小肝癌，早期切除癒後即好。

⑩ 少女舌尖或舌側部位出現了分散的青紫色淤點或淤斑，常表

示有月經不調、痛經或功能性子宮出血等病症；成年人的舌質出現這種情況，則表示體內有淤血存在。

(4) 楊梅舌

① 舌邊發紅：常見於患高血壓、甲狀腺機能亢進或正在發熱者。

② 舌尖發紅：常因工作時間過長，經常失眠，心火過亢，致使消耗過多，體內缺乏維生素或其他營養物質所致。

③ 舌質長期呈暗紅或紫色：要警惕癌症侵擾，科研單位對一萬二千例各類癌症患者進行的調查，大多數癌症患者的舌質呈暗紅或紫色，其中食道癌、賁門癌呈現率最高，佔百分之八十左右，其次為白血病、肺癌等。鼻咽癌最低，佔百分之二十左右；且發現晚期患者多於早期患者。

(5) 舌下靜脈異常

現代醫學證實，在腫瘤、腦血管意外、血管性頭痛、肝痛、風濕性心臟病、冠心病等患者中，舌脈粗張者佔百分之五十左右，肺心病可高達百分之九十以上，並且與青紫舌、舌面淤點、淤斑的臨床意義相同。

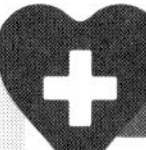

健康小鏈接

高血壓病人應注意的飲食習慣：

1. 首先要控制能量的攝入。提倡吃複合糖類，如澱粉、玉米；少吃葡萄糖、果糖及蔗糖，這類糖屬於單糖，易引起血脂升高。
2. 限制脂肪的攝入。
3. 適量攝入蛋白質。高血壓病人每日蛋白質的量為每公斤體重一克為宜。每週吃二～三次魚類蛋白質，可改善血管彈性和通透性，增加尿鈉排出，從而降低血壓。如高血壓合併腎功能不全時，應限制蛋白質的攝入。
4. 多吃含鉀、鈣豐富而含鈉低的食品，如馬鈴薯、茄子、海帶、萵筍。含鈣高的食品如牛奶、酸牛奶、蝦皮。少吃肉湯類，因為肉湯中含氮浸出物增加，能夠促進體內尿酸增加，加重心、肝、腎臟的負擔。
5. 限制鹽的攝入量：每日攝入量應逐漸減至六克以下，即普通啤酒瓶蓋去掉膠墊後，一瓶蓋食鹽約為六克。
6. 多吃新鮮蔬菜、水果。每天吃新鮮蔬菜不少於八兩，水果四兩。
7. 適當增加海產品攝入：如海帶、紫菜、海魚等。

73 · 拿什麼來拯救你，我的舌體

人的動作有輕柔、靈活、呆重、木滯之分，舌肌的運動也有僵硬痿軟、歪顫縱縮的異常表現。當舌肌的活動出現異常時，往往是疾病

比較嚴重的徵兆。

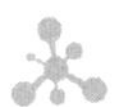 疾病信號早知道

(1) 僵硬舌

舌僵硬是指舌體既不腫脹，也不縮小，而活動強硬，失去平時柔和靈活的一種徵象，也稱「舌強」。由於舌體僵硬轉動不靈，常伴隨語言蹇澀、含糊不清，或不相連續。

舌強常見於一些較嚴重的疾患，如神志不清、抽搐等疾患。有的出現於猝然昏倒之後，常與半身不遂、口眼歪斜等症同時存在；有的出現於昏倒之前，是中風的緊急警報。

從現代醫學的角度看，舌體強硬往往是中樞神經系統出了故障，臨床上發現此種舌象多見於流行性腦炎、高熱昏迷、肝昏迷、腦血管意外、腦震盪及腦挫傷等病的患者。少數也可能因舌上局部因素，如嚴重的舌潰瘍或舌上有乾硬的厚苔堆積，而使舌體轉動不靈活，但很易與中樞神經病變引起的舌僵硬相區別。

(2) 痿軟舌

舌頭柔軟是正常狀態，但如果舌頭痿軟而無力，則稱之為痿軟舌。人體任何部位痿軟，雖然有各種原因，但肌肉中的筋脈失養而廢弛則是其中的主要原因。

痿軟舌色淡白，多由心脾氣血虧損，不足以濡養舌的筋脈而成；舌痿軟而舌色紅絳，則為熱極傷津，或是陽虛火旺，而使胃和腎的氣津兩虧、舌的筋脈失養所致。舌痿軟而舌色乾絳無津，是腎陽已虧到極點的表現。

(3) 歪斜舌

舌頭伸出時，舌尖偏向一側，或左或右，稱為舌歪斜。由於病側的舌肌麻痺，無力收縮，稍一伸長，舌體就兩側不均而偏歪，所以左側舌肌麻痺時舌尖就向左，右側舌肌麻痺則舌尖偏向右。此症常見於

中風，即腦血管意外。屬局部性疾病的，則為舌下神經受壓迫損傷或面神經麻痺等引起。此外，不明原因的舌歪斜，還應提高警惕，排除顱內的病變。

(4) 顫動舌

舌體伸出時出現不自主的顫動，由於肝陽上亢，熱盛動風或氣虛所致。因肝陽上亢、熱盛動風的，多兼見舌色紅絳；因氣虛者，多兼見舌色淡白。據臨床觀察，舌體顫動可見於高熱，甲狀腺機能亢進、高血壓及某些神經系統疾病。

(5) 捲縮舌

所謂縮，是舌體收縮，不能伸長，有的不僅不能伸出口外，甚至難以抵齒。這種情況可見於先天性舌繫帶較短，由於繫帶牽拉而使舌不能伸出口外，只需做矯正手術把舌繫帶切斷，舌頭活動很快就會恢復。如因為疾病原因導致舌縮，多與舌痿軟同時並見，舌頭除捲縮不能伸出外，轉動也失去靈活柔和。舌縮的病因多為陰陽離決的重危疾病，或是熱極傷陰，或是陽氣暴脫，臨床可見於急性心肌梗塞的休克患者、肝性腦病、流行性腦炎的深昏迷階段。

(6) 伸舌

舌常伸出口外，內收困難，或者不能收縮，流涎不止，也叫作舌縱。舌縱而舌色深紅，舌體脹滿，兼見神志不清、嬉笑無常等，這是由於痰熱之邪擾亂心神所致。舌縱而麻木，則多為氣虛。臨床所見，患有甲狀腺機能減退的兒童，舌常變大，伸在齒間，或掛在口外。

(7) 弄舌

反覆地將舌伸出口外，舐弄口唇者，稱為弄舌。屬於心脾有熱，為動風先兆或小兒智慧發育不良。伸舌與弄舌的不同之處是前者伸出而內收困難，後者能伸能縮，但反覆將舌縮進吐出。

(8) 腫脹舌

舌體增大，舌邊有齒痕，稱為舌胖大；胖大較甚則為腫脹，舌頭塞滿口腔，轉動不靈，甚者可影響呼吸及語言。中醫認為舌胖提示氣虛，或有水濕；舌胖而苔膩的多屬痰濕或濕熱。舌鮮紅腫脹，常是心胃有熱；舌紫而腫，多因酒毒上衝；如舌腫連及口唇也腫大青紫的，這是血液凝滯，常因藥物中毒或食物中毒所致。現代醫學認為，舌頭腫脹主要與舌體的結締組織增生、組織水腫，或血管、淋巴回流障礙等因素有關，臨床多見於甲狀腺機能減退、肢端肥大症、慢性腎炎尿毒症以及急性中毒的患者。部分患者咽部或頸部受壓迫，如嚴重的喉頭水腫或甲狀腺極度腫大者，舌頭也會出現腫脹。

(9) 瘦癟舌

舌體變得枯瘦削薄，叫瘦癟舌。現代醫學認為，瘦癟舌主要因全身營養不良，使舌的肌肉及上皮黏膜萎縮所致。臨床上多見於慢性消耗性疾病，多伴有全身消瘦，如嚴重的肺結核、肺原性心臟病合併部感染及晚期癌腫等患者。其次如長期胃腸道功能障礙、維生素和蛋白質缺乏、惡性貧血等，也可使舌體變得瘦小。中醫認為，舌肉與心脾兩個肺腑有關，心脾虛則舌瘦癟。如舌色淡白而瘦癟的，為陰陽兩虛，氣血不足，不能充盈舌體，日久因舌體得不到濡養而瘦癟；舌色紅絳而瘦癟的，則為陰虛火旺之故，陰愈虛，火愈旺，於是舌體發生枯癟、消瘦等變化。無論新病、久病，如見瘦癟舌，疾病不可能輕淺；如瘦癟而枯萎無津，舌色晦暗，則預後大多不良。

(10) 裙邊舌

舌頭伸出來超過兩邊口角的範圍，而且明顯浮腫而嬌嫩，加之舌邊有牙齒壓出來的齒印，猶如裙子的邊緣，這就是「裙邊舌」。裙邊舌是由於體內營養不良，尤其是缺乏蛋白質，引起舌的水腫。舌組織的反映較一般器官靈敏，所以可能此時身體其他部位存在水腫的表現。

(11) 芒刺舌

即舌生芒刺。中醫認為此為熱毒內伏，心肺火盛，胃有實熱所致，常見於高熱和肺炎。如果經常吃些粗渣滓等食物像甘蔗一類，舌乳頭經不住連續刺激也會有芒刺，兩者的不同可從有無其他症狀來區別。

(12) 花剝舌

指舌苔部分剝脫，露出苔下的紅色舌質。有花剝舌的小兒大多有過敏體質，容易患奶癬、哮喘等過敏性疾患，他們常有偏食習慣，以不愛吃蔬菜為主，常有營養不良、貧血、維生素缺乏、腸寄生蟲等。西醫把部分花剝舌稱為地圖樣舌，因為花剝舌的中央凹陷，呈鮮紅色，而邊緣呈灰白色的小隆起，猶如地圖模型上的蜿蜒國界。中醫認為花剝舌多屬先天不足，需常服一些補腎中藥改善體質，如河車大造丸、胎盤粉等。成年人出現花剝舌多屬於陰虛、血虧。其中舌前半剝脫為心陰不足，陰虛較輕；舌根部剝脫，為肝腎陰虛，陰虛較重；舌中有一條舌苔光剝，俗稱雞心舌，則表示傷陰很嚴重。

(13) 鏡面舌

即舌面無苔，像鏡子一樣光滑。輕者提示營養不良，或體內缺乏鐵或維生素 B2；重者則表示體內津液虧乏，病情深重。如果病久者的鏡面舌兼絳色，還要防止出現敗血症。如果老年人的舌頭像鏡子那樣光滑，舌底面兩根靜脈增粗延長，常表示有肺心病存在。

(14) 穿心舌

即舌苔中間有一小塊空白處，舌苔已剝脫。穿心舌屬於傷陰的一種表現，常表示體內營養缺乏。小兒出現剝苔，則表示營養不足，主要是偏食造成體內某些營養素的缺乏，引起部分舌苔剝脫。這種兒童一般身體抵抗力很差，很容易患感冒或發燒。

(15) 牛肉舌

即舌質暗紅，舌苔光剝像牛肉一樣。牛肉舌常見於惡性貧血患者。還有一種情況是舌本有苔，病久則無苔，或是液體乾涸，顯示胃氣衰敗或胃陰大傷。

健康小鏈接

感冒是一年四季都會發生的常見病。這種病對一般人來說是小病，但對肝病患者，特別是慢性肝病患者，情況就不同了，他們有可能因此引起嚴重併發症。肝病患者對感冒切不可掉以輕心。

肝病患者正是不注意平時的一些生活細節，如未隨天氣的冷暖增減衣服、忽略飲食衛生等，才使病情明顯加重。肝病患者在患病過程中已經是久病則虛的身體，各種病毒、細菌、真菌等病原微生物常會趁虛而入。因此肝病患者經常會感冒並伴發咽炎、皮膚癤腫、氣管炎、肺炎、胸膜炎、泌尿道感染，甚至內毒素血症等病症，使本來已靜止或趨於痊癒的疾病再度活動和惡化，因此患者在飲食起居、個人衛生等多方面都應加倍小心，應適當進行體育鍛鍊，隨氣溫變化增減衣服，預防肝病復發。

74．舌面異常意味著什麼病？

舌面的變化能較客觀地反映人體內疾病的性質、病位的深淺、病情的險惡與否，甚至可以通過觀察舌面來判斷疾病。

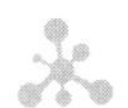

疾病信號早知道

(1) 點刺舌

是指舌上有很多紅刺群凸出舌面，好像草莓的果實一樣。點出現於舌尖或舌邊，表示熱盛，可見於各種發熱感染性疾病或大面積燒傷病人。

點刺出現於舌中，多為熱毒更盛或熱入血分，容易發生休克、神志不清。失眠、便秘或夜間工作緊張的人，以及維生素缺乏、營養不良和大腦皮質功能失調等，也可出現舌面上的紅色點刺，中醫稱為陰虛火旺。舌面點刺還有痛感，經休息、調整營養結構和使大便通暢後，點刺會較快消失。現代研究證實，點刺是舌上杯狀乳頭增生或肥大所形成。

(2) 裂紋舌

舌面上的裂紋有深裂、淺裂以及各個不同方向的裂溝和皺紋。淺裂就像一條條皺紋，深裂就像被刀割和剪碎一樣，有不規則的裂溝。正常人中約有千分之五生下來舌面就有裂縫的先天性舌裂者。

現代醫學認為舌面上的淺裂紋主要是由於舌黏膜萎縮，使舌肌原有的縱紋和橫紋透出表面而形成；舌的深裂紋則為較嚴重的舌萎縮性病變，使舌肌上皮層失去正常結構，一部分舌乳頭變得扁平而融合，一部分則萎縮斷裂而形成裂紋，舌上裂紋的圖形稀奇古怪，有縱形、橫形、樹杈形、井形、爻形，或像腦子的回溝狀，也有的像鵝卵石狀。病理性的舌裂常與萎縮舌同時存在，可見於一些慢性消耗性疾患以及營養不良性疾患和維生素 B 群缺乏症等所致的慢性舌炎病例，故常兼有舌痛、口乾等現象。此外，長期的地圖舌有部分後來可轉變為裂紋舌。中醫認為，裂紋舌而見舌面乾燥者，多為津液不足；兼有熱盛者，還可見舌質紅絳。

(3) 光滑舌

舌面光而無津，也沒有舌苔，平如鏡面，望之發光，也稱「鏡面舌」。不論何種疾病，凡見到這種舌象，都表明肌體內有陰液消亡的徵象，津液嚴重損耗。舌光而色紅絳為熱盛傷陰，舌光而色淡為氣陰兩傷。中醫認為，舌面光平如鏡是一種危重舌象，所以古人曰：「舌如鏡面者，危。」「舌如去膜腰子者，危。」

據中西醫結合臨床觀察，光滑舌是舌上無苔無點，舌絲狀乳頭和蕈狀乳頭全部萎縮，是舌炎晚期的表現。光滑舌可見於維生素 C 嚴重缺乏、惡性貧血、高熱長期不退、肝硬化和肺心病的衰竭期、慢性腎功能衰竭、尿毒症、中毒性休克、腦性昏迷等疾病。研究證實，造成舌黏膜上皮細胞壞死的各種因素都可能導致舌光如鏡。

(4) 淤積舌

常常有人發現自己的舌尖或舌邊上有零散的紫黑色淤斑或淤點，這種現象往往提示體內有「淤血停積」。有淤血的人，體內血液流動較緩慢，在某些局部甚至可出現血流完全停滯。人們在吃東西時，不小心會咬傷舌的邊緣和舌尖；人生病時血管的脆性增加，有時也會不知不覺地碰破舌上的血管。舌的反應比較靈敏，往往比人體的其他地方容易出血。上面這些原因，可使舌上容易出現淤點或淤斑。舌頭上的淤點、淤斑，在青年女性中也較為常見。她們大多有月經不調、月經色深，常有血塊、痛經等症狀，中醫認為這是淤血鬱阻的表現。運用調經活血的藥物治療，可使舌頭微循環淤塞暢通，血流恢復正常，不僅月經不調和痛經病症能治癒，淤點、淤斑也會在舌上消失。不少腫瘤病人舌上有淤點、淤斑，有時伴隨青紫舌一起出現。據統計，惡性腫瘤患者出現青紫舌的佔百分之五十％左右，有淤點、淤斑的佔百分之二十左右，常見於肝癌、胃癌、鼻咽癌和白血病。因此如果舌頭上突然出現淤點、淤斑，應該進行詳細檢查。

健康小鏈接

中、青年女性如果出現了淤積舌，是月經不調症狀的先兆。科學的飲食安排能夠使經期變得更加順暢與舒適，合理的營養補充能夠緩解情緒、補充體力。

1. 月經前一週減少充血

飲食宜清淡、易消化、富含營養。可以多吃豆類、魚類等高蛋白食物，並增加綠葉蔬菜、水果，也要多飲水，以保持大便通暢，減少骨盆充血。

2. 月經來潮時鎮定痛感

不要刻意吃甜食，如飲料、糕、紅糖、糖果，防止血糖不穩定，避免加重經期的各種不適。多吃高纖維食物，如蔬菜、水果、全穀類、全麥麵、糙米、燕麥等食物。攝入足夠的高纖維食物，可促進動情激素排出，增加血液中鎂的含量，可調整月經和鎮靜神經。

3. 補充流失的營養

兩餐之間吃一些核桃、腰果、乾豆等富含維生素 B 群的食物。攝取足夠的蛋白質，可吃白色肉類、蛋及豆腐、黃豆植物蛋白，以補充經期所流失的營養素。

75．小心舌面灼痛

舌頭灼痛是以舌部有燒灼感、刺痛感為主要表現的一組綜合症，又稱舌痛症，伴有舌感覺異常、口腔黏膜感覺異常。該病多發生於舌根部，其次為舌緣、舌背和舌尖，其他部位如頰、唇、齶、咽等亦可發病。發病時，舌痛症狀呈現晨輕晚重的時間節律性改變，並在過多說話、食乾燥性食物、空閒休息時加重，但在工作、吃飯、熟睡、飲食等注意力分散時，痛感一般不會加劇，反而減輕甚至消失。

疾病信號早知道

這到底是怎麼回事？是不是身體裏有某種疾病在作怪？

(1) 局部因素

如殘根、殘冠、不良修復體、義齒材料過敏、結石、過度飲酒、吸煙等物理化刺激，頻繁地伸舌自檢造成舌肌筋膜緊張或拉傷引起的局部疼痛等。

(2) 系統因素

最常見的是更年期綜合症，其次是糖尿病、維生素及礦物質缺乏，長期濫用抗生素引起的菌群失調，導致白色念珠菌感染，長期使用抗焦慮藥、利尿劑等。

(3) 精神因素

與人的性格如多焦慮型、抑鬱型、情緒不穩定有關，也與恐癌心理有關，有調查顯示，高於百分之七十五的舌痛症患者擔心患有癌症，百分之三十七的患者偶爾發現舌緣根部「疙疙瘩瘩」的葉狀乳頭和舌根背面的輪廓乳頭，就擔心自己得了某種可怕的病，頻繁對鏡自檢，陷入了「自檢—恐慌—再自檢—更恐慌—舌痛加重」的惡性循環中。所以我們在治療舌痛症患者時，除了對因、對症處理外，更重要的一點就是進行心理治療和暗示治療，因為這是提高和鞏固療效的關鍵所在。

健康小鏈接

舌頭潰瘍食療法：

1. 蜜汁含漱法

可用百分之十的蜜汁含漱，能消炎、止痛、促進細胞再生。

2. 蜂蜜療法

將口腔洗漱乾淨，再用消毒棉花棒將蜂蜜塗於潰瘍面上，塗擦後暫不要飲食。十五分鐘左右，可用蜂蜜連口水一起嚥下，再繼續塗擦，一天可重複塗擦數遍。

3. 硫酸鋅療法

服用硫酸鋅片或硫酸鋅糖漿，成人每次四十～八十毫克，一日三次，一般連用五～七天即可痊癒。

4. 木耳療法

取白木耳、黑木耳、山楂各十克，水煎，喝湯吃木耳，每日一～二次，可治療口腔潰瘍。

76．舌頭腫脹病來襲

舌頭是口腔內最靈活的器官，人體的很多疾病也可以通過舌頭表現出來，它就像身體健康狀況的晴雨表。如果舌頭出現腫脹，那就預示著你的身體出現了問題。

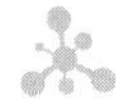

疾病信號早知道

(1) 肌體受澱粉樣病變侵蝕。

這一病變是體內產生的異常蛋白質積累在舌頭上，致使舌頭變大。這種異常物質會影響心臟、腎臟、肝臟等。

(2) 腦垂體前葉增生或長了腫瘤。

導致垂體分泌生長激素過多，結果出現舌頭腫脹症狀。同時下頜、手指、腳趾等部位會同時出現腫大現象，這也叫作肢端肥大症。白血病和其他惡性病變也會侵犯舌部，導致舌頭明顯腫脹。

(3) 甲狀腺功能衰退。

(4) 食用過敏性食物所產生的過敏反應。

健康小鏈接

要獲得食物的美感，就要注意保護舌頭味覺的功能不受損害。

不吃過冷過熱的食物，少吃過於粗糙的食物。如甘蔗一類，容易使舌面出現芒刺，損害味蕾。

過酸、過甜和辣味也容易造成味蕾的損傷，使人產生舌體麻木感。

感冒發燒時往往暫時失去味覺；患營養不良和患消化系統疾病時，則易患舌炎。

當發現味覺出現遲鈍現象時，可以多選擇含鋅元素的食物，因為鋅能提高味覺的敏感性。

含鋅最多的食物有牡蠣、豬瘦肉、牛肉、羊肉、牛乳、蛋、魚及堅果類，如核桃、榛子、花生、芝麻等。

只有保護好味蕾，才能經常享受到滋味的美感。

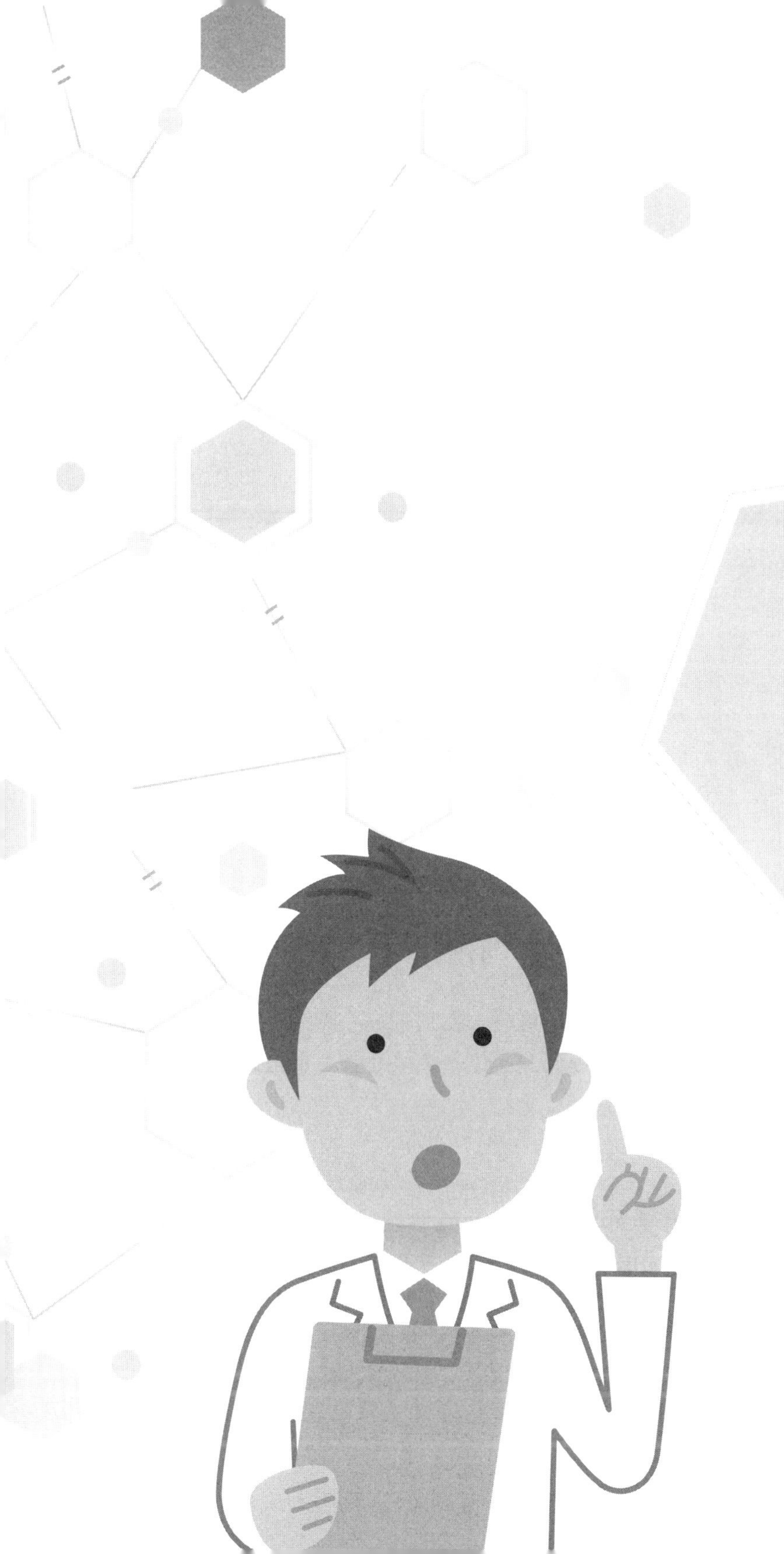

3 PART

軀體疾病自查自測

CHAPTER 12 頸部

人類的頸部可以說是一串能「出軌」的關節，如果頸部反覆受傷，頸部肌肉經常扭傷，容易加速加重頸椎間盤的退變，加速加重骨刺的形成，容易誘發頸椎病，因此平常應注意保護頸部，防止其受傷。

77．頸部疼痛，疾病「晴雨表」

有時候我們會有這樣的感覺：看書或寫字時間長了，頸部就會感覺很疼痛，一般人會以為這是頸部勞累的緣故，但是如果是長時間頸部疼痛的話，則不能排除它是疾病的預兆。

疾病信號早知道

頸部疼痛會出現哪幾種病？

(1) 頸椎綜合症

是由於頸椎的退行性變而刺激或壓迫周圍的血管、神經等，引起肩臂痛或眩暈、癱瘓等多種症狀，但以肩臂痛佔大多數，所以稱頸肩綜合症。

(2) 頸韌帶鈣化

患者頸韌帶鈣化時，一般主訴為頸椎病的常見症狀，並無特殊症狀，甚至部分病人沒有明顯的症狀。

(3) 斜方肌綜合症

指原發於斜方肌的疼痛，壓痛可侷限，並向肩部放射。

(4) 頸肩肌筋膜症

肌筋膜症可發生於任何年齡，但以中年居多，體力勞動者、女性較易發生此症，腰背部或頸肩部都是好發部位。多數病人可指出疼痛部位，痛可向遠處放射，如涉及肩臂部或上背部以及頭部，還可伴有交感神經症狀如頭痛、頭暈、耳鳴，甚至手臂發涼、血壓改變等。

(5) 頸部軟組織損傷

有明顯的外傷史，傷後頸部疼痛，有負重感，傷處有壓痛，疼痛可循頸後到枕部，或放射到一側或兩側的肩部和肩胛部。損傷較重時頸部疼痛也較甚，或呈現僵直狀態，各種活動功能受限，甚至出現頭重、頭痛、霧視、耳鳴等交感神經症狀。也可出現一側或兩側上肢麻木、無力等神經根受壓症狀。

(6) 落枕

晨起頸項、肩背部疼痛，酸困不適，多為一側，雙側者不多見。重者頭常向患側斜，頸部不能自由旋轉、回顧，頸部活動時疼痛加劇。

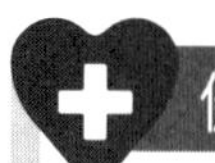

健康小鏈接

預防頸椎病可以從以下幾方面著手：

(1) 枕頭的高度應適中。枕頭的形狀以中間低，兩端高的元寶形為佳，這種形狀的枕頭優點是對頸部可起到相對的制動作用。

(2) 睡眠體位應使胸部、腰部保持自然曲度，雙髖、雙膝呈屈曲狀，使全身肌肉放鬆。

(3) 應選擇保持脊柱平衡的床鋪。

78．頸部血管異常要當心

現代醫學證實，人的頸部是肌體非常重要的組成部分。人的頸部有許多重要的管道，如食管、氣管、神經、大血管、淋巴管等，其中尤其重要的是頸部血管負責為大腦供應血液，因而通過觀察頸部血管能判斷和預測某些疾病。

疾病信號早知道

頸部血管異常會出現什麼症狀呢？下面我們通過頸部出現的兩種異常來看：

(1) 頸部血管的跳動

在沒有運動的情況下，如發現頸部血管明顯跳動，說明頸部動脈中的壓力增大，預示可能發生了高血壓、主動脈關閉不全等疾病。

(2) 頸部出現青筋現象

即頸部靜脈怒張，說明靜脈中的壓力增大，預示著有心功能衰竭、心包積液、心包炎等疾病。肝硬化比較嚴重時，也會出現頸部靜脈明顯變粗的現象。

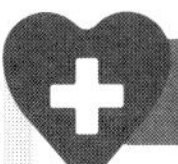
健康小鏈接

對兒童的提醒：

由於兒童學習緊張，長期伏案讀書、寫字，很容易造成頸椎疲勞，外加每天揹著沉重的書包，極易導致椎間隙嚴重水腫。由於兒童骨骼還沒有發育完全，家長要及時提醒孩子頸部不要長時間保持某一個姿勢。

79．頸部腫塊隱藏著什麼

頸部是淋巴組織的聚集地，而淋巴又是腫瘤的傳播途徑之一。全身各部位的腫瘤細胞都會隨著淋巴管傳播到頸部，因此可以說人的頸部是腫瘤的滋生地。

疾病信號早知道

從頸部腫塊可能檢查的十種疾病：

(1) 頸部毛細血管瘤和海綿狀血管瘤

在頸部皮膚上，出現一種表面發紫的團塊狀擴張塊，呈膜性囊狀物，質地較軟，用手指壓迫後可退色，這常是頸部毛細血管瘤和海綿狀血管瘤。

(2) 缺碘引起的甲狀腺腫

腫塊比較大，單個或兩個。大腫塊有以下幾種情況：頸部的中部或中部兩側出現腫塊，表面光滑，質地硬韌，鄰近沒有淋巴結腫大現象，這是由於缺碘引起的甲狀腺腫。

(3) 頸部淋巴結核

頸部腫塊數目多，位置不固定，相互連在一起，有的甚至與皮膚連在一起，有的已破口，並流出膿液，這是頸部淋巴結核的徵象。

(4) 淋巴瘤

分為何傑金病和非何傑金淋巴瘤。其中以何傑金病為多見。

(5) 甲狀腺良性腫塊

頸的中部出現單個或數個光滑的圓形腫塊，活動性較好，周圍沒有腫大的淋巴結，常預示是甲狀腺良性腫塊。

(6) 甲狀腺癌

在頸部中央一側局部發現孤立的、不規則的、境界不清楚的頸前腫塊，活動性差、質地堅硬，周圍有腫大的淋巴結，這通常是甲狀腺癌的早期表現。兒童和四十歲以上的女性是多發者。

(7) 結核性淋巴結炎

又稱慢性淋巴結炎，好發於青壯年與兒童，以男性患者為多。腫大的淋巴結多呈分散狀也可單獨存在，較為堅硬，可活動，如果病變累及周圍組織則活動性較差。可伴有發熱症狀。

(8) 傳染性單細胞增多症

該病為傳染病，急性或亞急性起病，頸部淋巴結腫大是最常見的症狀。多發生於青年與兒童，春、秋兩季較多見，全身淋巴結腫大及頸部淋巴結明顯腫大是該病的主要症狀，並伴有發熱、畏寒、咽疼等症。

(9) 鼻咽癌

鼻咽癌的主要特徵是頸部出現腫塊、涕血。有時發頸側區上部會有硬性的不活動包塊，此多為鼻咽癌的淋巴結轉移。

(10) 腮腺混合瘤

常為一側發病。腫塊多在耳垂下方，經過緩慢，表面呈結節狀隆起，沒有觸痛，摸上去軟硬不等；有的部分軟似囊腫，有的部分硬如骨骼，形狀也不規則，可以推動。如腫瘤在極短時間內生長加快，忽然增大，出現持續性疼痛；與周圍組織粘連在一起，固定而不活動，則應警惕腮腺混合瘤發生癌變。腫瘤未經外來任何刺激而破潰出血，可引起面神經癱瘓，出現嘴歪眼斜現象。

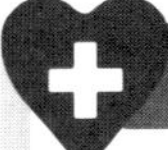

健康小鏈接

長期以來，人類為了適應生存的需要，養成了觀察四面八方的習慣，這就造成了頸部的靈活性。人的頸部肌肉非常靈活，能帶動頭部向各方向轉動—抬頭、低頭、轉頭、扭頭等。但如頸部麻木僵硬、酸脹、疼痛，不能隨意轉動，尤其是頭部後仰時，神經受壓加重，這表示患了頸椎綜合症（即頸椎病）。

患頸椎病應及時請醫生進行治療。有的時候早晨起床後感覺頸部僵直，疼痛明顯，這可能是晚間睡眠姿勢不當，或頸部受牽拉而造成的落枕，落枕並不是病症，可做熱敷改善頸部功能。此種症狀一般可自行消失，但二十四小時後還不消失，就該就醫了。

CHAPTER 13

胸部

在胸腔，心臟要將血液送到肺臟，送到全身，它就像一個善於奔跑的神行太保。

心臟一般只在過度緊張或情緒激動時才發出痛的信號，其實它是在告訴你，它得到的營養不足以承擔你給它的工作負荷。

除此之外，胸腔中還有一個呼吸的製造空間，如果它停止了工作，你就會因此憋氣，甚至斷氣，它就是肺。有一個古老的醫生格言：「一旦你認識到自己有肺，那就已經出問題了。」

80．解開心口疼的死結

「怎麼心口疼呢？」不時會聽到這樣的疑問。其實心口疼並不是無緣無故的，而且心口疼也不是獨立的一種病痛，它是某種疾病的預兆。

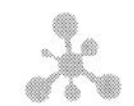

疾病信號早知道

心口疼常見疾病如下：

(1) 急性心肌梗死

典型表現為胸骨後至咽部，或是在心前區呈絞榨樣或壓迫樣疼痛，並會向左肩或左臂放射，常伴瀕死感。疼痛時間一般會持續數小時，含服硝酸甘油不能緩解症狀。

(2) 胸膜炎

疼痛多固定於胸部發生病變的部位，局部壓痛，咳嗽與深呼吸時可使疼痛加劇，減慢呼吸運動可緩解。

(3) 心絞痛

為引起胸痛最常見的疾病之一，典型表現為勞累或情緒激動時，突然感到胸骨後絞痛或壓榨性悶痛，患者面色蒼白、氣短、冒汗，並可放射至左肩、頸、左上肢及背部，一般持續時間不長，約一～五分鐘，服用硝酸甘油一～二分鐘即可迅速緩解症狀。少數患者疼痛較輕或左前胸部不適發悶，疼痛有時可在上腹部。

(4) 自發性氣胸

多見於單側胸痛，並伴有口唇紫紺、呼吸困難等症狀，患側胸廓飽滿，呼吸運動減弱。多由肺結核、肺癌及肺膿腫等病引起。

(5) 食管疾病

食管腫瘤、食管炎及食管裂孔症等疾病常引起胸骨後疼痛，且多在吞嚥時發作或加劇。近年來，中外醫學家發現，有「心口」痛的老年人多半患有食管裂孔症。據統計，五十～七十歲的中老年人患食管裂孔症的為百分之三十八，七十歲以上的中老年人患食管裂孔症的高達百分之六十九。

(6) 頸一心綜合症

由頸椎肥大性骨關節炎壓迫和刺激頸部的神經而引起心前區疼痛，常在體力勞動時誘發，持續時間較長，休息或服用硝酸甘油不能緩解症狀。

(7) 過度換氣綜合症

多見於女性，在情緒激動時發生過度換氣而誘發心前區疼痛，同時會伴有呼吸急促、頭暈、視物模糊、手足發麻、牙關及雙眼緊閉等表現。出現此現象可令患者摒住呼吸，症狀可緩解。

(8) 膽一心綜合症

由膽道疾患引起的疼痛通過神經反射至大腦，再回饋到冠狀動脈使其變窄、收縮，導致心肌缺血缺氧，從而發生心肌梗死與心絞痛等，出現心前區悶痛，多在攝入大量油膩食物後發生。

(9) 肝膿腫

疼痛多見於胸部右側，可放射到肩部，局部壓痛，並伴有全身發熱等症狀。

(10) 急性蜂窩組織炎

是由化膿性細菌所引起的皮膚及皮下組織化膿性炎症，出現紅、腫、痛、熱及壓痛症狀。應用抗生素消除炎症後，疼痛消失。

(11) 肋間神經炎

疼痛常沿肋間分佈，為針刺樣痛，局部肋間有壓痛，手臂上舉時局部常有牽拉疼痛，用普魯卡因進行肋間神經封閉後疼痛即可消失。

健康小鏈接

如何通過胸痛的時間、程度、部位來辨病？

(1) 疼痛時間

吞嚥食物時胸痛，則是食管病變的信號；咳嗽和深呼吸時發生胸痛，是患胸膜炎的表徵；在身體轉動或彎曲時引起胸痛，可能是脊神經後根刺激的結果。

(2) 疼痛程度

如疼痛非常劇烈，使人難以忍受，多是自發性氣胸、肺梗塞、急性胸膜炎的表徵。

(3) 疼痛部位

心前區或胸骨後疼痛，應考慮為心絞痛、急性心包炎、心肌梗死、主動脈瘤、肺梗塞及食管疾病等。右下胸痛，可為肝膿腫、膽道疾患或肝癌等。單側胸痛，可見於肺炎、急性胸膜炎、肋骨骨折、氣胸等。疼痛沿肋骨之間傳播，常有針刺痛和麻木感，常為肋間神經疼。胸部皮膚疼痛，一種是局部出現紅、腫、痛、熱，意味著胸部皮膚有淺表感染；一種是胸部皮膚上出現多個小水泡群，則有可能是帶狀皰疹。

(4) 其他

此外，如胸痛伴有咳嗽、發熱，常是肺部炎症的徵象，如大葉性肺炎、肺結核等。如發熱不明顯，但患者身體每況愈下，並伴有咳嗽現象，應注意是否是肺部腫瘤。

對胸痛症狀不可輕視，特別是以心絞痛和心肌梗死引起的胸痛更應及時採取措施。

81．心慌，不要慌

眾所周知，得了心臟病會有胸悶、心慌、胸痛的症狀，所以很多人一出現這樣的症狀就會想自己可能得了心臟病，真是這樣嗎？其實心慌不僅是心臟病的線索，而且還是其他病症的線索。

疾病信號早知道

心慌可能出現的疾病

(1) 甲狀腺功能亢進

在近期食量沒有減少的情況下體重卻明顯下降，又出現心悸現象，則表示可能患有甲狀腺功能亢進。

(2) 心率加快

高熱、低血糖、貧血、妊娠，均可使心搏增強，心率加快，心輸出血量增多，從而出現心悸症狀。

(3) 心臟神經官能症

由植物神經功能紊亂、交感神經張力亢進、心搏增強所致。

(4) 心律失常

健康的成人心跳每分鐘為七十～八十次，一般在六十～一百次範圍內也屬正常。由各種原因引起的心跳加快、過慢或心跳不規則，稱為心律失常。各種心臟病（如心肌炎、心力衰竭或急性心肌梗死）、大量失血、休克、甲狀腺功能亢進、急性顱腦病變以及某些藥物的毒性作用，都可引起心律失常。

(5) 過早搏動

發作較多時可有心悸、心跳感突然加重或心跳暫停感，早搏較多時，可在每正常心跳後再現一次。一般早搏不需要治療，但如反覆多次發生則應進行治療。

(6) 竇性心律不齊

多數為迷走神經張力改變的結果，在兒童與青年中較為常見。

(7) 竇性心動過緩

發作時心跳每分鐘常低於六十次，多數為迷走神經興奮的表現之一。

(8) 陣發性心動過速

心律失常的一種。其特點為反覆發作，突然停止。發作時心跳每分鐘一百六十～二百二十次，發作時間為數分鐘或數小時，有時持續一、兩天。有的幾年發作一次，有的一日發作數次。

(9) 心室顫動、心房顫動、房室傳導阻滯等。

(10) 竇性心動過速

發作時心跳每分鐘達一百～一百四十次，一般不超過每分鐘一百五十次，多數為交感神經興奮的表現之一。

此外，一些生理性原因也會引起心悸。如常人在劇烈體育活動或情緒激動之後，以及大量飲用咖啡、濃茶、可樂和大量吸煙之後。只要儘快改變外界環境，這種心悸症狀便可消失。

健康小鏈接

心慌伴有其他症狀的病症：

(1) 心悸伴胸痛

可見於冠狀動脈缺血、心肌炎、心神經官能症等。

(2) 心悸伴發熱

可見於風濕熱、甲狀腺機能亢進、心包炎、心肌炎、感染性心內膜炎及其他發熱疾病等。

(3) 心悸伴昏厥、抽搐

可見於高度房室傳導阻滯、心室顫動或陣發性室性心動過速、心室顫動引起的心原性腦缺氧綜合症。

(4) 心悸伴呼吸困難

可見於急性心肌梗死、心功能不全、重症貧血等。

82．關於胸骨壓痛的病症解說

胸骨為什麼會壓痛？壓痛是指用手壓某一處而產生疼痛，不壓時則沒有疼感，胸骨壓痛在前胸下中間一塊，不一定是劇烈疼痛。這是白血病的重要體症之一。

疾病信號早知道

據臨床觀察，多數病人胸骨壓痛最明顯的部位在胸骨體下部，即相當於第四、第五肋間的胸骨體部。

醫學家們認為，產生骨痛的原因主要是由於骨髓腔內白血病細胞大量增殖，引起骨髓腔容積壓力增高，以及白血病細胞浸潤骨膜刺激感覺神經而引起。

從解剖學上看，胸骨骨板很薄，覆蓋此部的皮膚也很薄，骨膜感覺神經也較豐富，所以對觸壓很敏感，往往產生明顯的壓痛。

胸骨壓痛除了常見於白血病外，也可見於惡性淋巴瘤、骨髓增殖性疾病，但後兩者較為少見。

如何預防白血病？

一般認為此病的發生與電離輻射、某些化學製劑、藥物、病毒等因素有關。特別是與一些家庭裝修材料有害物質的污染有關。預防白血病就要盡可能避免接觸放射線，包括頻繁的 X 光診斷和放射治療。避免接觸苯、甲醛及其衍生物，如使用含超標苯、甲醛濃度的家庭裝修材料、農藥、汽油、油漆等。儘量避免使用保泰松、氯黴素、馬法蘭、環磷醯胺、乙雙嗎等化學藥物。另外，還要注意增強體質，合理膳食，防止病毒感染，減少白血病發生。

83．怎樣以咳嗽判斷疾病

咳嗽是人體的一種保護性反射動作。呼吸道內的病理性分泌物和從外界進入呼吸道內的異物，可藉咳嗽反射的動作而排出體外。可是如為頻繁的刺激性咳嗽而致影響工作與休息，則失去其保護性意義。所以咳嗽既有一種有利於人體的防禦性反射功能，又有疾病預兆的作用。

疾病信號早知道

引起咳嗽的原因很多，如鼻腔、喉、咽峽、氣管、支氣管及肺中的迷走神經分支，及其所支配的黏膜受到刺激時，均可引起咳嗽。傷風感冒、氣管炎、肺結核等呼吸道疾病，都伴有咳嗽症狀。心臟病左心衰竭時，支氣管內膜水腫充血，肺泡內有液體滲入會引起咳嗽。胸膜炎等刺激胸膜時也可引起反射性咳嗽。

青年咳嗽日久，咳嗽聲短而無力，並伴有盜汗、午後潮熱低燒、面頰紅豔、疲乏無力等症狀，就可能是肺結核。如果嗽咳由感冒引起，只消兩三天，咳嗽就可因其他感冒症狀好轉而消失。但這種短暫的咳嗽，也常見於麻疹、猩紅熱、胸腺炎等冬春季急性傳染病，如果當時有此類疾病的流行趨勢，則應警惕。最司空見慣的纏綿日久的咳嗽莫過於慢性氣管炎。患這種病的人，常常因著涼、受風而犯病，數九隆冬的寒冷氣候會使病情復發和加重，直到天氣轉暖才能緩解。由於咳嗽時日太久，可損傷呼吸道黏膜，引起肺部感染；長期慢性咳嗽還可使肺泡擴大、肺泡壁的彈性消失，成為「桶狀胸」，這就是人們常說的「肺氣腫」體症，肺氣腫排痰無力，又使痰量大增。如果咳嗽呈乾咳無痰，而伴口口鮮血，多是患了支氣管擴張或出現了肺結核空洞。可通過X光透視，照胸片、行支氣管造影等確診。

健康小鏈接

治療咳嗽小偏方：

蘿蔔蜂蜜飲

用料：白蘿蔔五片、生薑三片、大棗三枚、蜂蜜三十克。

製法服法：將蘿蔔、生薑、大棗加水適量煮沸約三十分鐘，去渣，加蜂蜜，再煮沸即可。

溫熱服下，每日一～二次。

功效主治：蘿蔔味辛、甘，性涼，有清熱生津、涼血止血、化痰止咳等作用。其醇提取物對革蘭氏陽性細菌有較強的抗菌作用。生薑是散風寒、止嘔下氣的常用藥，大棗多做和胃養血及調和藥物使用。蜂蜜潤燥止咳，本飲可起到敬寒宣肺、祛風止咳的作用。

84．哈欠的自我檢測

打哈欠，是人類身體的一種有益的生理性反應，不要認為在公眾場合打哈欠有傷大雅，因而拼命予以抑制，也不要誤認為打哈欠是一種疾病信號，從而憂心忡忡，如果你不斷地想打哈欠，說明你疲勞了，應該適當地活動或休息一下。

除了可補充所需的氧氣外，哈欠還有其他一些作用，如可以鬆弛緊張的情緒、消除疲勞、放鬆肌肉等，飛機降落時打哈欠能幫助平衡中耳內的壓力。除此之外，打哈欠還是身體疾病的報警器。

疾病信號早知道

引起頻繁打哈欠的原因主要是大腦缺血缺氧。臨床研究發現，大約有百分之七十至八十的缺血性腦中風病的病人，在發病前一週左右，會因大腦缺血缺氧而頻頻出現打哈欠現象。其原因是中老年人特別是患高血壓、腦動脈硬化者，由於動脈粥樣硬化，管腔變窄、血管壁彈性降低，致使流向大腦的血液量減少，而大腦對氧氣十分敏感，僅佔體重百分之二左右的大腦，卻消耗了全身需氧量的百分之二十五左右，因此當大腦缺血缺氧時，即引起哈欠頻頻。

另外，打哈欠還可使胸腔內壓力下降，上下腔靜脈回流心臟的血量增多，心臟的輸出血量增多，腦細胞的供血能力得到改善。但這種改善是暫時的，因此頻頻哈欠常預示著缺血性腦中風可能在近期發生。所以中老年人尤其是有心腦血管疾病者，出現無誘因的頻繁哈欠，切不可掉以輕心，應及時去醫院檢查，在醫生指導下，對高血壓、高血脂等病症積極進行治療。

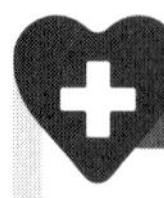

健康小鏈接

冬季如何預防腦中風？

保持良好的生活習慣，注意合理飲食和適當運動，注意精神、心理衛生，規範用藥，是預防與減少腦中風發生的最佳措施。

在寒冷的冬季，中老年人應該注重提高抵禦寒冷的能力，外出時要穿暖和些，戴上帽子、手套，避免受到寒冷的刺激。室內相對暖和，應適當減少衣服。室內外溫差不宜過大。室內應保持一定濕度，定時開窗通氣。長時間緊閉門窗容易導致室內嚴重缺氧及細菌、病毒大量繁殖。

秋冬季節氣候乾燥，人體消耗水分多，而人的口渴感不如夏季明顯，所以容易出現體內缺水。要多喝水，最好養成定時喝水的習慣。

CHAPTER 14

乳房

乳房不僅是情愛中不可或缺的角色，還是哺育生命的功臣。

除此之外，乳房還是身體疾病的感應器，人體若有不適，它會做出及時反應。比如女性來月經的時候，它就會腫脹、疼痛，有時這是一種生理現象，但是如果時間較長，或者不在月經期它也發作，那就要小心疾病的魔爪了。

85．是誰吞噬著我們的乳房

作為女性，它是妳的秘密、妳的驕傲。乳房成全了女人的曲線和美麗，成全了襁褓中寶寶嗷嗷待哺的期待，成全了大男人堅強背後對柔情的渴望，但對於女人胸前這一道風景，除了關心它的外形和大小，你是否想過它的健康？

疾病信號早知道

乳房如果出現了異常，那就要多注意你的身體了。

(1) 乳房過早發育

多見於性早熟的幼女，乳房隆起，觸摸時有算盤球大小的硬塊，略有觸痛感，但乳頭並沒有相對增大，乳暈也無色素加深，超音波顯示子宮不見增大，無月經，X 光骨片及性激素測定正常，該現象稱為良性乳房腫大，又稱假性性早熟，這種情況多因食物中所含的外源性雌激素攝入過多，或者誤服避孕藥物所致。如果乳房隆起伴有月經、白帶及陰毛，出現明顯的身高與體形的變化，超音波顯示子宮體增大，性激素測定水準明顯增高，X 光骨片顯示骨齡超前，則為真性性早熟，此種情況則多由肌體內在的原發疾病所致，如垂體疾病等。對於假性性早熟，家長不必太擔心，只要避免攝入含激素的食物，便可恢復正常；對於真性性早熟，家長應及時將患者帶至醫院診治。

(2) 乳房過小

見於少數成年女性，僅僅有乳頭發育，乳房皮下不能觸及乳房腺體。一般來說，少女在八～十四歲期間，乳房開始逐漸發育，如僅表現為胸部平坦如男孩，乳房偏小，而生殖器及其他性徵如陰毛、腋毛發育正常，月經也正常，則仍然屬於正常生理性變化，在以後的妊娠、哺乳期間，乳房可增大，如到了十六～十八歲，乳房仍然平坦，且其他性徵也未出現，則有可能是病理性異常，為性發育不全。致使乳房過小的原因很多，如卵巢功能不良，導致雌激素及孕激素分泌減少，從而影響乳腺導管及腺泡的發育所致；長期慢性營養不良的患者，乳房內脂肪組織過少，身體瘦長，多因女性過度節食，攝入脂肪過少所致；下丘腦—垂體軸的功能不全及腎上腺功能低下，導致肌體內分泌功能紊亂，從而影響乳房的發育。如果是屬於生理性變化的小乳房，可用豐乳膏自體按摩刺激乳房發育，從而使乳房逐漸豐滿隆起，早晚各一次，每次十五～二十分鐘，二～三個月即可見效。隆胸術，也叫義胸，也是改善胸部低平的好辦法，給許多小乳房的女性們帶來了自信和福音。但現在人們對於隆胸所用填充物矽膠的安全性提出了許多質疑，並且也出現了不少問題，懷疑它會導致某些乳腺疾病甚至乳腺癌，而能否找到一種替代矽膠的填充物就成為將來隆胸手術興衰成敗的關鍵。因此在決定是否行隆胸手術時應慎之又慎。若乳房過小屬於病理性改變，應及時到醫院診治，一旦原發疾病得到治療和控制，乳房的發育和生長會有所改善。

(3) 巨乳症

表現為乳房過度增長，明顯超過正常，可達女性正常乳房的幾倍甚或十幾倍，乳房可下垂至臍部或髂脊。病因不明，可能與體內雌激素過高有關，也可能是因乳房組織上的受體過於豐富而引起乳腺導管過度增生所致。對於輕度的乳房肥大者，一般是無須治療的。重度乳房肥大者，年輕女性可行乳房縮小手術，年老女性可行單純乳房切除術。藥物治療一般無效。

(4) 多乳房乳頭

正常情況下女性在前胸壁只有一對乳房，如果在腋窩、側腹、前腰及腹股溝出現多對乳房及乳頭，則屬於先天性的乳腺畸形，是因在胚胎發育期間，乳腺胚原基退化不全所致。

(5) 乳房腫塊

乳房腫塊的病因非常複雜，腫塊有良性與惡性兩種，良性腫塊可見於乳腺小葉增生症、導管內乳頭狀瘤、結核、纖維腺瘤、潴留性囊腫等疾病，腫塊發展較慢，邊界清楚，腫塊呈實性，硬度如橡皮，表面光滑，通常不痛；而惡性腫瘤多為乳腺癌，多見於四十歲以上的女性，腫塊發展迅速，疼痛難忍，不易推動，可伴有乳房局部的皮膚凹陷，呈酒窩狀，稱為「酒窩症」，或出現乳房局部皮膚粗糙，呈許多小點狀凹陷，如橘子皮樣，稱為「橘皮樣變」，一旦出現這些症狀，需馬上到醫院就診，並做病理學檢查，確診後，應行乳腺癌根治手術。

(6) 乳房脹痛

常見於急性乳腺炎，多發生於婦女產後三～四週，特別是初產婦更易患此病。此症是因金黃色葡萄球菌侵入乳腺組織而引起的急性化膿性炎症，可伴有乳房表面紅腫、壓痛、寒顫、局部變硬及高熱等症狀。

(7) 乳頭瘺

是指乳腺組織與體表相通的病理性管道，多因急性乳房炎、乳房膿腫治療不及時或不恰當所遺留，主要表現為創口經久不癒，呈乳白色膏狀，有分泌物溢出，有臭味，反覆潰破。乳頭瘺的治療比較困難，病程可長達數月或數年，中西醫結合治療療效較顯著。需注意的是千萬不要擠壓患部，以免加重感染。

(8) 乳頭內陷

體表無乳頭突起，乳頭凹陷於乳暈或乳房內，常伴有異味和疼痛，多見於先天性發育不良的患者及長期束胸的女性。此外，導管炎、乳腺腫瘤以及外傷均可引起乳頭內陷。乳頭內陷多數能自行治癒，比如可經常向外輕拉乳頭或用負壓吸引器或吸奶器吸引。內陷嚴重者可行手術矯正。

(9) 乳頭溢液

即在非哺乳期有液體自乳頭自動流出的現象，為乳腺疾病的重要表現。常見的引起乳頭溢液的疾病有閉經泌乳綜合症，垂體腺瘤溢液如脫脂的乳汁；急慢性乳腺炎、乳房膿腫，溢液為膿性；漿液性乳腺炎，溢乳呈黏稠凝塊狀，可呈多種顏色；乳腺增生病、乳腺癌，溢液稀薄透明，呈清水樣；導管內乳頭狀瘤，溢液呈淡黃色或血紅色；乳房結核，溢液如小米湯樣。在乳頭溢液中，大約百分之九十為良性疾病所致，只有百分之十為惡性腫瘤所致。因此一旦發現乳頭溢液，應立即去醫院查明病因，及時治療。

(10) 乳頭皸裂糜爛

表現為乳頭皮膚紅斑、脫屑、糜爛、滲液、結痂及皸裂，經久不癒，常伴有局部瘙癢與疼痛。常見於乳頭濕疹以及濕疹樣癌的患者。

若為濕疹，則可服用抗過敏藥物及皮質激素，局部清洗後外用皮質激素軟膏；若為濕疹樣癌，則應行乳癌根治手術。

(11) 男性乳房肥大

男性乳房增大，大者似女性乳房，小者二～三公分，常伴有乳房脹痛、硬結與糜爛等，見於原發性男性乳房發育症和繼發性男性乳房發育症。前者常見於青春期，是由於內分泌的生理性失調所致，一般半年或一年左右可自行消失；後者多見於中年以上病人，多因生殖腺、腎上腺及垂體功能異常等疾病引起的病理性失調所致，一般原發病治癒後，乳房肥大可自行好轉。

健康小鏈接

自我手法觸摸檢查乳房異常：
可取平臥位，向頭側上舉一手臂，使這側乳房變得平坦便於檢查，將另一手指併攏，用指腹自上而下，自內向外至腋下，逐次觸摸；同樣方法檢查另一側，應特別注意乳房的外側上部，此部位是腫瘤好發的部位，檢查時不要將乳房捏入手中，這樣會把正常的乳腺組織視為腫塊。正常的乳腺組織質地柔軟，可觸到散在而均勻柔軟的小結，如果自己能摸到可疑的包塊，應及時請醫生檢查，以便早日明確診斷。

86．乳房腫塊，美好生活的殺手

「糟了！摸到乳房有腫塊，而且還會痛，會不會是乳癌？」這是許多女性的困擾和擔憂，也是她們最常向專家提出的問題。乳房出現腫塊確實不容忽視，在它的身後可能存在好多種疾病。

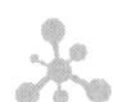

疾病信號早知道

出現乳房腫塊可能會有什麼病呢？

(1) 乳腺癌

據統計，乳腺癌病人常初潮早、絕經晚，好發於四十～五十九歲的婦女。絕大多數病人摸到乳房上有硬度很不一致的腫塊。當癌症初發還侷限於腺管上皮時，無法摸到腫塊，當發展到一定程度腫塊較大時才觸及。乳腺癌早期也是活動的，但它總紮根生長，侵入周圍組織之中，其活動度會愈來愈差，位置也逐漸固定不變。腫塊大多呈不規則圓形或長圓形，邊界不甚清晰，質地硬，腫塊多見於乳房的外上方。也有少數病人早期可完全無症狀，但當發現乳頭內陷無法拉出、乳房皮膚起皺或呈橘皮狀、乳頭破潰經久不癒、乳房持續性疼痛、腋窩有淋巴結攣症狀時，往往已到乳癌晚期。乳腺癌位於體表，早期發現比較容易，所以要對乳房進行定期的檢查。

(2) 病理性乳腺增生

這是婦女最常見的乳房疾病，據統計約佔全部乳腺腫塊的三分之二左右，多見於三十～四十歲的婦女。其又分單純性增生和囊性增生兩類。單純性增生引起的乳房腫塊摸著不明顯，主要表現為乳房脹痛，病變處略有增厚的手感。囊性增生引起的乳房腫塊比較明顯，觸診時腫塊有特殊的顆粒樣感，境界不很清晰，有月經來潮前幾天顯著增大，伴有疼痛，月經以後腫塊縮小，疼痛消失，呈週期性的變化，腫塊可為單個或多個，一側或雙側乳房均可波及。一般無須治療，疼痛甚者，可找醫生服用一些相關藥物，平時戴胸罩，托起乳房，但約有百分之二至三病人有惡變的可能，故應定期到醫院檢查，以免耽誤治療。

(3) 生理性乳腺增生

在婦女月經來潮前四～五天時感到乳房發脹、乳頭觸痛，用手觸摸比平時較硬，似有腫塊，但隨著月經的退潮，乳房脹痛、硬感就逐漸消失。這是由於乳腺受到卵巢分泌雌激素的作用，使乳房局部充血水腫的緣故，屬正常現象，一般無須特殊治療。

(4) 乳房炎症性疾病

出現乳房紅腫、自感局部發熱並伴有疼痛，如急性乳腺炎、乳腺導管擴張綜合症等。此外，還需警惕炎性乳癌的可能。

(5) 乳腺纖維瘤

這種腫瘤通常單個出現在乳房的一側，呈卵圓形，如桂圓或櫻桃般大小，表面光滑、質地硬實、邊界清楚，瘤體在乳房內可來回推動，常無疼痛感覺，偶有多個瘤體出現在雙側乳房內，纖維瘤雖然為良性腫瘤，癌變的可能性也較小，但亦應及早手術。

四種人易患乳腺癌：

(1) 乳房異常

乳房密度高，質地較堅實的婦女易患乳腺癌。此外，青春期乳房異常肥大，未成年時過多地撫摸乳房，或者是為了保持乳房豐滿和外形美，在乳房內填充一些不恰當的物質來做乳房整形等，也是發生乳腺癌的原因之一。

(2) 體形特殊

腰部以上特別肥胖，腰圍與臀部相近，或絕經期前身體十分瘦弱的婦女。

(3) 飲食偏嗜

研究表示，高脂肪低纖維飲食可使乳腺癌發病提高四倍以上。

(4) 經常飲酒

一個年輕婦女每週飲酒三～六次，每次按二百五十毫升的啤酒或一百八十五毫升的烈性酒計算，其日後患乳腺癌的危險將增加百分之三十至六十。

87．乳房疼痛不一定是乳腺癌

出現了乳房疼痛，既不要驚慌失措，也不可麻痺大意，認為乳房疼痛不是什麼大不了的事情，挺一挺就過去了；還有些女性比較害羞，覺得乳房疼痛難以啟齒等等，這些都是不正確的認識。應重視乳房的變化，哪怕是極輕微的乳房疼痛，因為乳房疼痛可能是許多乳房疾病的症狀，甚至是乳房惡性腫瘤的徵兆。

疾病信號早知道

如何從乳房疼痛檢查疾病？我們應從不同的時期進行具體分析：

(1) 青春期乳房脹痛

女孩最早的乳房疼痛，一般九～十二歲發生。這時女孩乳房開始發育，先是乳頭隆起，乳頭下的乳房組織出現約豌豆到蠶豆大的圓丘形硬結，有輕微的脹痛。初潮後，隨青春期乳房的發育成熟會自行消失。

(2) 經前期乳房脹痛

半數以上的婦女，月經來潮前有乳房脹滿、發硬、壓痛；重者乳房受輕微震動或碰撞即可脹痛難受，原有的顆粒狀或結節感更加明顯。這是由於經前體內雌激素增高，乳腺增生、乳腺間組織水腫引起的。月經來潮後，上述變化可消失。

(3) 孕期乳房脹痛

一些婦女在懷孕後四十天左右，由於胎盤、絨毛分泌大量雌激素、孕激素、催乳素，使乳腺增生，乳房增大，而產生乳房脹痛，重者可持續整個孕期，不需治療。

(4) 產後乳房脹痛

產後三～七天常可出現雙乳脹滿、硬結、疼痛。這主要是乳腺淋巴瀦留，靜脈充盈和間質水腫及乳腺導管不暢所致。防治方法：產婦儘早哺乳。有硬結時可在哺乳前熱敷並按摩硬結；也可用吸奶器吸引乳汁，促使乳腺導管通暢。

(5) 人工流產後乳房脹痛

人工流產後，有些婦女主訴乳房脹痛，並可觸及腫塊。這是由於妊娠突然中斷，體內激素水準急劇下降，使剛剛發育的乳腺突然停止生長，造成乳腺腫塊及乳房疼痛。

(6) 性生活後乳房脹痛

這與性生活時乳房生理性變化有關。性慾淡漠或者性生活不和諧者，因達不到性滿足，乳房的充血、脹大就不易消退，或消退不完全，持續性充血會使乳房脹痛。因此女性應重視良好的性生活，無性高潮或性慾淡漠者應去就醫。

健康小鏈接

青春期女孩應做好乳房保健。具體應做到以下幾點：

(1) 注意姿勢

平時走路要抬頭挺胸，收腹緊臀；坐姿也要挺胸端坐，不要含胸駝背；睡眠時要取仰臥位或側臥位，不要俯臥。

(2) 避免外傷

在勞動或體育運動時，要注意保護乳房，避免撞擊傷或擠壓傷。

(3) 做好胸部健美

主要是加強胸部的肌肉鍛鍊，如適當多做些擴胸運動或俯地挺身、擴胸健美操等。

(4) 局部按摩

堅持早晚適當地按摩乳房，促進神經反射作用，改善腦垂體的分泌。

(5) 營養要適度

青春期女性不能片面地追求曲線美而盲目地節食、偏食，保證適量蛋白質食物的攝入，能增加胸部的脂肪量，保持乳房豐滿。

88．乳房為何下垂

乳房對於女性來說有極其重要的意義，它不僅是女性美的重要組成部分，而且是女性最重要的人體符號之一。女性乳房為什麼美？這是個既簡單又複雜的問題。乳房對女人太重要了，這種重要性隨著人們性意識的覺醒而不斷加強。關於乳房美意識的基礎，恰恰是性意識的覺醒。「乳房是女人的象徵」，使那些諸如小乳房、乳房下垂、巨乳症等缺陷的女人失去了信心，並為失去女人的象徵而悲痛。乳房下垂不僅讓人悲觀，還會讓人痛苦。

疾病信號早知道

為什麼乳房會下垂呢？

(1) 長期的慢性疾病

少數乳房下垂者是由於長期慢性疾病引起的。此類患者的乳房可因支援組織的衰退而萎縮下垂。

(2) 節食減肥

有些熱衷於減肥的女孩，可能由於過分節食而導致身體虛弱，乳房局部丟失大量的脂肪及腺體組織，也可以出現乳房萎縮下垂。

(3) 哺乳因素

乳房下垂最常見於多次哺乳後的女性，多次哺乳或哺乳時間延長，特別是不規則持續性哺乳，由於其上皮崩解吸收後，結締組織增生不足，無法完全補充哺乳期被吸收的間質，造成哺乳後乳腺不似未哺乳時那樣堅挺，變得鬆軟而缺乏彈性，常呈懸垂狀。

(4) 遺傳因素

乳房的形態與先天因素有極大關係，受著遺傳因素的影響。但這不是說乳房不可「改造」，乳房下垂也是如此，只要善待乳房、呵護有方，就會減少或避免遺憾的發生。

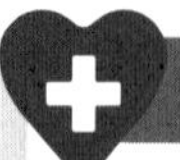

健康小鏈接

防止乳房下垂的鍛鍊方法：

(1) 合掌雙手用力

雙手合掌，並使手掌相互用力合壓。合壓時，胸部兩側的胸肌拉緊，呈緊繃狀態，約進行五秒鐘後放鬆。重複十次左右。

(2) 緊握手腕互相強拉，使胸肌緊張

在面前互相緊握手腕，注意手肘關節必須朝外，且左右手肘要相互牽引。在確定胸肌施力後進行，與(1)項同。但是若用力過猛導致疲勞，則易有反效果。

(3) 手腕朝內，肩膀打開

背肌伸直，端正姿勢。手掌握拳，手肘內側朝身體貼近。手腕最好不離開身體，肩膀打開，胸肌與背肌維持二～三秒的緊張狀態後放鬆。且在挺胸的狀態下反覆進行十次。

89．顛倒是非的男性女乳

乳房發育是女性青春期體態變化的標誌之一，但是有的男性亦會出現女性化乳房發育。造成這一現象的原因目前還不十分清楚，但總的來說可分為生理性和病理性兩種。前者不屬於疾病範疇，後者則是某種疾病的徵候。

疾病信號早知道

生理性男性乳房發育佔絕大多數，有三種情況：新生兒、青少年期、中老年男性。前者一般發生在出生後數天內，一週內即可消失；中者一般保持數月或數年即逐漸消失，極少數不能恢復，稱為特發性乳房發育，多由青春期乳房對有關激素的敏感性增強所致；後者是由於性功能的生理性衰退，導致體內促性腺激素代償性分泌增多而出現的一時性發育。

病理性男性乳房發育雖為數不多，但情況複雜：

(1) 腫瘤所致

睾丸、腎上腺或體內其他部位，如發生了能分泌雌激素或其他造成乳房發育異常的物質，病人不僅有乳房發育異常，而且會伴有睾丸萎縮、陰莖變小、性功能減退等一系列異常。

(2) 某些性腺發育異常

如兩性畸形、先天性小睾丸症、睾丸的後天損傷等。病人同時還會伴有一系列與正常男性顯著不同的特點。

(3) 慢性肝臟疾病

如慢性肝炎、肝硬化等。

(4) 藥物所致

長期使用絨毛膜促性腺激素、雌激素或一些具有類似激素作用的藥物，也可造成乳房異常發育。

健康小鏈接

現在的兒童與青少年常吃炸雞、薯條、漢堡等高油脂的食物，吃多了不但容易過胖，而且由於脂肪與女性荷爾蒙分泌密切相關，所以容易使女孩子月經提早，刺激青春期的男孩子長出女性化乳房。

青春期的男性處於荷爾蒙分泌轉型期，此時會有女性荷爾蒙分泌暫時偏高情況，但過了青春期，男性荷爾蒙就會分泌正常，如果懷疑是荷爾蒙造成男性女乳症，最好去檢查內分泌腺體的功能是否正常。

另外也曾看到家長熬燉補品，幫青春期小男生「轉大人」的，進補的結果是讓小男生長出女性化的乳房。所以家長要注意孩子的飲食。

90 ·「酒窩」長在乳房上

酒窩如果長在臉上，可能會使你更加嫵媚動人，可如果乳房上突然長了「酒窩」，那就不是什麼好事了。

疾病信號早知道

乳房上出現了凹陷，因形狀酷似酒窩，故人們形象地稱之為「酒窩症」。這是由於乳腺癌在病變早期，乳房內部出現圓形或橢圓形無痛性單發小腫塊而形成的。之後，隨著病情的發展，瘤體周圍的組織出現反應性增生。當癌瘤組織浸潤到連續腺體和皮膚的纖維韌帶時，便會引起韌帶的收縮。但是這種韌帶並不隨癌瘤一起增大。致使腫瘤表面的皮膚受到牽拉而出現凹陷，這樣所形成的淺表性的皮膚凹陷，即是「酒窩症」。

「酒窩症」雖然也是腫瘤侵犯皮膚的結果，但並非都是乳腺癌晚期的表現，如發生在末端導管和腺泡上皮的乳腺癌，與皮膚較近，較易出現這種現象，可為乳腺癌較早期的臨床表現之一。當腫瘤較小時，引起極輕度的皮膚粘連，由於十分輕微而常常被忽略，此時需在良好的光照下，用手輕輕托起整個乳房，使乳房皮膚的張力有所增加，並可輕輕移動乳房腫塊，在病灶的上方即可見到輕微的皮膚皺縮、牽拉引起的微小凹陷。這種早期乳房部出現的輕微皮膚粘連，常常是鑑別乳腺良、惡性腫塊的重要依據之一。

有的病變乳房不是出現單個的小酒窩，而是像橘子皮一樣出現許多小點狀凹陷，這是因為乳房皮下的淋巴管被癌細胞堵塞，或位於乳腺中央區的腫瘤浸潤而引起乳房淺淋巴液回流障礙時，皮膚的真皮層會出現水腫，由於皮膚在毛囊處與皮下組織緊密聯結，就會在毛囊處出現多個點狀凹陷，毛孔清晰，使皮膚出現橘皮樣外觀，即「橘皮症」。出現了乳房部皮膚淋巴水腫形成的「橘皮症」，是比較典型的乳腺癌晚期的表現，說明乳腺癌的癌組織已呈浸潤性生長。一般情況下，此時腫塊已經很大，「橘皮症」亦非常明顯，已不難憑此做出診斷。

所以在乳房上不論是出現單個的凹陷，還是多個點狀凹陷，都說明乳房已經存在著嚴重的病變，就應該儘快到醫院去診治，千萬不能再延誤。

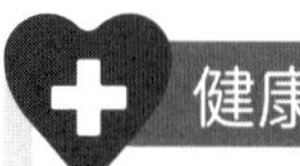

「酒窩症」更偏愛七種女性：

(1) 有癌症家族史，特別是母親或姐妹曾患過乳腺癌的人。

(2) 月經初潮早（十二歲以下）、絕經年齡晚（在五十五歲以上）的人。

(3) 患有某些乳腺良性疾病的人。

(4) 經常接受放射線胸透或拍胸片的人。

(5) 從未哺乳、從未生育或生育過晚或流產次數多的人。

(6) 乳腺密度高、質地較堅實的女性。

(7) 腰部以上特別肥胖，腰圍與臀圍相近的女性。

CHAPTER 15

腹部

腹部主要有胃和腸。胃幫你處理吃下的所有東西，然後體內的腸子把食物變成便於接受的東西，變成血液中的正常成分一幾萬億細胞的食品和肌肉的能源。

我們的腹內有時會咕嚕作響，有時又會發生痙攣性疼痛，有時活動過度，有時又不太活動，所有這些活動都不是沒有理由的，可能是某種疾病在騷擾你。

91．腹脹、腹痛不能總是「在所難免」

腹痛、腹脹、便秘這些小毛病，困擾著全球大約百分之七至十的人。其中很多人因為存在認識上的盲點，從而錯過了治療時機，影響了正常的生活和工作。腹脹、腹痛也是人體疾病的反映。

疾病信號早知道

從腹脹、腹痛中可以檢查出哪幾種疾病：

(1) 急性胃腸炎

腹痛，以上腹部及臍周為主，呈陣發性痙攣性疼痛，伴食慾減退、腹脹、噁心嘔吐、急性水樣腹瀉，或伴有發熱、頭昏、軟弱，多由酗酒、刺激性或不潔食物和藥物引起。

(2) 慢性胃炎

上腹部脹悶不適或疼痛，以進餐後尤甚，飯後飽脹、噯氣、吞酸，伴有食慾減退、噁心、舌淡無味、大便溏薄，或有貧血、消瘦。

(3) 消化性潰瘍病

上腹疼痛腫脹長期反覆發作，呈週期性，持續幾天、幾週或更長，繼以較長時間的緩解，以春秋季節發作者多見；疼痛與飲食之間有明顯的相關性和節律性，十二指腸潰瘍的疼痛多在兩餐之間發生，進食後可緩解，胃潰瘍的疼痛常在飯後一小時內發生，一～二小時後逐漸緩解；伴唾液分泌增多、反胃、噯酸、噯氣、噁心嘔吐。

(4) 細菌性痢疾

發熱，體溫多在 38℃以上，噁心嘔吐，繼以陣發性腹痛、腹瀉，腹痛以臍周及左下腹為主，每天排便十～二十次，呈膿血便、量少，裏急後重感明顯。多為夏秋季節發病，有飲食不潔的經驗。

(5) 過敏性紫癜

皮膚紫斑，下肢及臀部多見，對稱分佈、分批出現、大小不等、紫紅色、高出皮膚；百分之五十的患者伴有腹脹、腹痛，位於臍周及下腹部，可伴有噁心嘔吐、便血等；膝踝等大關節遊走性疼痛或明顯紅腫痛。多見於兒童與青年，起病前一～三週常有上呼吸道感染史。

(6) 泌尿系結石

上腹部或背、腰或肋腹部疼痛，較劇烈，疼痛向下腹部、外陰部、大腿內側等處放射，伴排尿困難、噁心嘔吐、大汗淋漓、虛脫，歷時數分鐘至數小時，可見血尿，或有尿急、尿頻、尿痛。

(7) 急性病毒性肝炎

右上腹發脹隱痛，可觸及腫塊，皮膚鞏膜發黃，小便色黃，食慾減退、噁心嘔吐、厭油，可伴有畏寒、發熱、乏力。

(8) 慢性肝炎

患肝炎日久不癒，超過半年，右上腹隱痛作脹，可觸及包塊，有壓痛，食慾不振、乏力倦怠，或有皮膚黝黑、蜘蛛痣，手掌發紅如豬肝色。

(9) 肝硬化

腹脹，右上腹隱痛，有或無腫塊，食慾減退，體重減輕，疲倦乏力，腹瀉；鼻衄，牙齦出血，皮膚淤斑、淤點，面色黝黑、蜘蛛痣，手掌發紅如豬肝色；發熱，皮膚鞏膜發黃，腹壁血管顯露，腹水。多數患者有肝炎病史數年。

(10) 慢性膽囊炎、膽結石

反覆發作上腹脹痛，呈持續性劇烈刀割樣疼痛，多因飽餐或過食油膩辛辣引起或加重，伴有噁心嘔吐、胃部灼熱、噯氣反酸，部分患者右上腹觸及囊性包塊。

(11) 慢性胰腺炎

上腹部鑽痛或鈍痛，常較劇烈，迅速加重並持續較長時間，部分病人左上腹或臍部可觸及包塊，有壓痛，伴有消化不良、食慾減退、厭食油膩、體重減輕。既往有急性胰腺炎發作病史。

(12) 闌尾炎

先有上腹或臍周疼痛，數小時後轉移至右下腹部，壓痛明顯，有時可觸及包塊，可伴有發熱、噁心嘔吐或有腹瀉。

(13) 胃下垂

常見於女性，瘦長體型者。上腹飽脹不適，常於餐後、多站立或勞累後加重，厭食、噁心、噯氣，亦可有腹瀉、便秘或交替性腹瀉及便秘，有時有深部腹隱痛，或有站立性昏厥、低血壓、心悸乏力等。

(14) 慢性非特異性結腸炎

腹痛，為輕到中度痙攣性痛，多在左下腹及左側腹部，便次增多，可為黏便、黏液便、黏液血性便等，多因飲食不當、受涼感冒、月經週期或胃腸道感染而使病情加重，病情輕重不一，起病緩慢。

(15) 小兒腸道寄生蟲病

多因小兒玩物不潔、吮指、喜用嘴含食物引起。腹痛，位於臍周或稍上方，一般不重，病無定時，反覆發作，持續時間不定，痛時喜按。個別患兒有偏食或異食癖，也易有噁心嘔吐、輕瀉或便秘；患兒常較消瘦，易有低熱，精神不振或興奮不安，睡眠不好、易磨牙等。

前面我們所解析的是所有人都可能發生的病症，下面我們具體到女性。當女性出現明顯的腹脹、腹痛時，首先要看腹脹的特點和其他伴發症狀，引起女性腹脹的疾病有：

(1) 巨大卵巢囊腫

這種囊腫引起的腹脹多為逐漸加重，但加重的速度較慢，除腹脹外，一定還伴有腹部增大，卵巢漿液性或黏液性囊腫有時會像足月妊娠或更大。

(2) 卵巢癌或子宮肉瘤、輸卵管癌

這些腫瘤引起的腹脹多為突然出現，腹脹明顯。婦科惡性腫瘤可出現大量腹水，加上腸管長期浸泡在腹水中，蠕動功能下降，腹脹尤其明顯。

(3) 月經期

盆腔充血、水鈉瀦留經常也會有下腹脹滿的感覺，但這屬於生理現象。

所以若出現原因不明的腹脹，一定要引起重視並到醫院請醫生查找原因，以便早發現癌瘤，及時治療。

健康小鏈接

對舒緩腹脹、腹痛有幫助的飲食配方：

(1) 山楂粥：鮮山楂切片，炒至棕黃色，每次取十～十五克，加溫水浸泡片刻，煎取濃汁一百五十毫升，再加水三百毫升，入粳米五十克，白糖適量，煮至稠粥即可服食。

(2) 焦麥芽三十克，焦山楂十克，焦神曲十克，焙乾，研細末，每次服三克，每日三次，連服一週。

92．腹部腫塊的痛苦「故事」

腹部（包括腹壁、腹腔和腹膜後間隙）腫塊可以是生理性的，如充盈的膀胱、妊娠的子宮、乾結的糞便等；更多的是病理性的，是一些腹部疾病的臨床表現。

疾病信號早知道

如何通過腹部腫塊測疾病：

(1) 根據腫塊的部位來識別

① 右上腹腫塊可能是肝膿腫、肝癌以及腫大的肝臟、膽囊。

② 上腹部腫塊可能為胃癌、胰腺癌及腫大的肝臟右葉。

③ 左上腹部腫塊可能脾臟腫大、胰尾癌。

④ 左腰部腫塊可能為左側遊走腎、腎癌、囊腫、腎盂積水等。

⑤ 臍部腫塊可能為腸系膜淋巴結核、囊腫、小腸癌、惡性淋巴瘤、腹主動脈瘤等。

⑥ 右腰部腫塊可能為右側多囊腎、右腎癌、右側腎盂積水、結

腸癌等。

⑦ 右髂部腫塊可能是闌尾周圍膿腫、增生性腸結核、回盲部癌、侷限性腸炎等。

⑧ 下腹部腫塊可能為子宮肌瘤、子宮癌、膀胱腫瘤。

⑨ 左髂部腫塊可能為乙狀結腸糞塊、癌腫，以及左側輸卵管炎症、結核和腫瘤等。

(2) 根據腫塊的生長過程來識別

① 在短期內，腫塊生長迅速並伴有相應症狀，可能是腹部惡性腫瘤。

② 生長緩慢且無症狀的腫塊，可以是脂肪瘤或囊腫。

③ 腹部受撞擊後短期內出現腫塊者，可能是血腫。

④ 腫塊是在發熱、腹痛後出現的，可能是膿腫。

(3) 根據腫塊的形態來識別

① 腫塊表面不光滑、質硬，可能是胰腺癌、肝癌、腎癌等惡性腫瘤。

② 腫塊質地柔軟、表面光滑，可能是腫大的肝臟、結核塊。

③ 腫塊具有一種囊性感，可能為臟器囊腫。

(4) 根據伴隨症狀來識別

① 腹部腫塊伴有發熱，多為炎症性包塊。

② 腹部腫塊伴有消瘦、食慾減退，多為惡性腫瘤。

③ 腹部腫塊伴有黃疸，可能是胰頭癌引起的阻塞性黃疸、肝腫大等。

④ 腹部腫塊伴有血尿，可能為腎癌、膀胱癌、多囊腎、腎盂積水等。

⑤ 腹部腫塊伴有腰部疼痛，可能為胰腺癌、腎盂積水等。

⑥ 腹部腫塊伴有腹水，見於結核性腹膜炎、肝癌、腹膜轉移癌

等。

⑦ 腹部腫塊伴有閉經或陰道流血，可能是卵巢癌、子宮癌。

健康小鏈接

良性腫瘤和惡性腫瘤有什麼不同？

任何腫瘤都有害於健康，但危害程度不同，醫學家據此將腫瘤區分為良性腫瘤和惡性腫瘤兩大類。

良性腫瘤的瘤細胞在形態和功能上，接近於相應組織的正常細胞。腫瘤多呈緩慢、膨脹性生長，壓迫周圍的正常組織，可以形成包膜，所以分界清楚。腫瘤在局部生長，產生壓迫和阻塞等症狀，但瘤細胞不會從原發部位脫落、轉移到其他部位而形成新的轉移瘤。因此良性腫瘤大多數可被完全切除而不復發，能完全治癒，對人體危害較小。

惡性腫瘤的瘤細胞結構和功能，與相應正常細胞有較大的差異，形態怪異，功能減弱、增強或喪失。腫瘤生長的速度快，常侵入周圍的正常組織，分界不清。瘤細胞很容易從瘤體上脫落下來，通過淋巴管、血管或其他腔道運行到他處形成新的轉移瘤。惡性腫瘤除了引起壓迫和阻塞症狀外，還可能合併出血、壞死、發熱等。不少惡性腫瘤患者，尤其在疾病晚期可極度消瘦，稱為惡病質。由於惡性腫瘤呈浸潤性生長，難以完全切除，術後容易復發，而且腫瘤常常轉移到局部淋巴結或向全身播散，難以徹底治癒，最終往往可導致患者死亡。

93．腹瀉意味著什麼

在這裏我們要聲明的一點是腹瀉對身體是沒有好處的，它可能是某種疾病的早期信號。腹瀉並不是一個簡單的症狀，要想從它身上看出其他病的徵象，還得具體來分析。

疾病信號早知道

(1) 從年齡來分析

兒童腹瀉多為輪狀病毒感染、雙糖酯酶缺乏症、先天性氯瀉、腸系膜淋巴結核和胰腺纖維囊性變；青壯年腹瀉多為功能性腹瀉與潰瘍性腸結核；中年或老年腹瀉常為結腸癌。

(2) 從性別分析

甲狀腺功能亢進症引起的功能性腹瀉多見於女性，而結腸憩室與結腸癌多見於男性。

(3) 從職業分析

農民與漁民頻繁與疫水接觸，腹瀉時應考慮有血吸蟲感染的可能。

(4) 從起病與病程分析

起病急、病程短而腹瀉次數頻繁者，應考慮各種原因引起的腹瀉，如輪狀病毒感染、沙門氏菌感染、細菌性痢疾、副溶血弧菌感染、葡萄球菌腸毒素性食物中毒、阿米巴病、腸變態反應性疾病以及藥物作用和化學中毒等。若病史超過二年者，則結腸癌引起的可能性就較小；若病史達數年至數十年之久，常見於功能性腹瀉、血吸蟲病、潰瘍性結腸炎及克隆病；若腹瀉呈間歇性發作，常見於功能性腹瀉、吸收不良綜合症及結腸憩室炎等。

(5) 從具體疾病上分析

① 胃腸炎。腹瀉並伴有嘔吐，可能是胃腸炎引起的。胃腸炎是胃腸黏膜發生的急性病變，其主要表現是腹痛、腹瀉、噁心、嘔吐等。嚴重者常伴有失水、發熱等。發病時間一般為九月份至第二年三月份，潛伏期為十八～五十四小時，常發病較急。預防此病的關鍵是注意飲食衛生。

② 細菌性痢疾。急性者多在夏、秋兩季發病，由痢疾桿菌引起，起病急，常有發熱、腹瀉、腹痛、膿血便等症狀。常由不潔淨的飲食引起。

③ 結腸癌。中年以上者如果突然出現排便習慣的改變，腹瀉或便秘，或是二者交替出現；出現持續性腹部不適、隱痛、脹氣，不明原因的便血或大便帶血，不明原因的貧血或體重減輕。

④ 痙攣性結腸炎。痙攣性結腸炎亦稱結腸激惹綜合症。情緒緊張時出現腹痛、腹瀉和便秘，排氣或排便後症狀可緩解。大便呈粥樣或水樣，有時又堅硬如羊糞，並常附有黏液。患此病可適當地進行體育鍛鍊，避免吃刺激性食物和精神緊張。

⑤ 潰瘍性結腸炎。為原因不明的直腸和結腸炎症性的疾病，可發生於任何年齡。起病緩慢，病情頑固，症狀會持續存在。腹瀉是主要症狀，嚴重者可每日達十次，應休息，避免精神緊張。

⑥ 血吸蟲病。症狀是腹瀉、腹痛、肝臟腫大，有壓痛感，潛伏期為一個月左右，發病多在夏季。

⑦ 霍亂和副霍亂。有劇烈腹瀉、嘔吐，但並無腹痛和發熱。病人消瘦。潛伏期一～三天，起病較急。發病季節多在夏季。

⑧ 痔瘡。該病引起腹瀉時，肛門處會出現疼痛感，這可能是由細菌繁殖引起的皮膚疼痛。

另外，人體其他部位的惡性腫瘤，也可因異常激素的分泌而導致腹瀉。研究人員發現，某些支氣管癌的癌細胞可能產生肽類激素，如兒茶酚胺、緩激肽、促腎上腺皮質激素等，而這些物質能直接釋放進入血液循環，可引起類癌綜合症，而腹瀉就是其中最突出的症狀之一。

⑨ 食物中毒。腹瀉伴有噁心、嘔吐、發熱，且大便頻度達每天六次以上，則有可能是發生了食物中毒。

此外，肝膽疾病、甲狀腺功能亢進等也能引起腹瀉。因此引起腹瀉的原因是多種多樣的，出現腹瀉症狀時請辨清病因，及時做相應治療。

健康小鏈接

如果你經常腹瀉，在飲食上就要注意下面五點：

(1) 少吃油炸食物：因為這類食物不容易消化，會加重消化道負擔，多吃會引起消化不良，還會使血脂增高，對健康不利。

(2) 少吃醃漬食物：這些食物中含有較多的鹽分及某些可致癌物，不宜多吃。

(3) 少吃生冷食物、刺激性食物：生冷和刺激性強的食物對消化道黏膜具有較強的刺激作用，容易引起腹瀉或消化道炎症。

(4) 規律飲食：研究表示，有規律地進餐，定時定量，可形成條件反射，有助於消化腺的分泌，更利於消化。

(5) 定時定量：要做到每餐食量適度，每日三餐定時，到了規定時間，不管肚子餓不餓，都應主動進食，避免過饑或過飽。

94．你的食慾正常嗎？

飲食正常與否，與人的身體健康息息相關。因此可從觀察飲食各方面的反應，測一測自己的身體是否健康。

疾病信號早知道

(1) 經常食慾呆鈍，見食生厭，聞到食物氣味就感到不快，大便不正常，或吃些油膩食物就腹瀉者，多為胃中不和，腹運不健，腸胃消化機能不良。

(2) 突然不知饑餓，不思飲食，口淡無味，鼻塞頭痛，畏寒怕風，舌苔白膩者，多為風寒感冒。

(3) 食慾正常，而進食油膩食物後，右上腹疼痛，並放射到右肩背部者，很可能患有膽道疾患，應去醫院做檢查。

(4) 酒宴、佳節之後，出現吞酸、噯氣、胸悶、腹脹或腹痛等症狀者，多屬傷食。

(5) 暴飲暴食後，突然上腹部劇烈疼痛，或呈束帶狀向兩側背部放射痛，服用一般解熱止痛藥不能緩解，並伴有噁心、嘔吐、發燒者，是急性胰腺炎的表現。

(6) 食後腹脹加重，平臥減輕，有噁心、噯氣、胃痛，偶有便秘和腹瀉，體型瘦長者，可能患有胃下垂。

(7) 食慾旺盛，容易饑渴，但身體反而清瘦，兼有口渴、多尿者，可能患了糖尿病。

(8) 中老年人，在無其他誘因的情況下，進食後上腹飽脹，食慾減退，身體逐漸消瘦、倦怠，是可疑的早期胃癌現象，應去醫院檢查。

(9) 若在吞嚥乾食時，於胸骨後有哽噎感，以後逐漸加重，吃軟食和流質時也梗塞，以致出現食後嘔吐，是患食道腫瘤的可疑病狀，應到醫院去檢查。

(10) 若食慾亢進，體重明顯減輕，伴倦怠、乏力、怕熱、易出汗、易激動、性情急躁，面部常潮紅，照鏡子時發現眼睛突出，可能患了甲狀腺機能亢進症。

(11) 小孩容易饑餓，但體瘦面黃，腹部臍周經常疼痛，可能是有腸道寄生蟲。

(12) 如吃了某種食物，像魚蝦之類，全身長出很多紅疹，奇癢難受，這是由於肌體對某種食物過敏所致。應弄清是哪種食物所造成的，避免今後再吃。

健康小鏈接

人體的重量，大致上是來自於骨骼、肌肉、脂肪、水分以及其他內臟器官，有意義的「增重」，應注重在肌肉、脂肪的比例增加上。那麼我們要如何進行身體的改造工程呢？答案仍然是「飲食」與「運動」。

在飲食方面，高蛋白質、高熱量飲食是增重的不二法門。濃縮的蛋白質與高熱量食物，例如重乳酪蛋糕、小西點、小蛋糕等，少量多餐，餐後適時補充幫助消化的木瓜酵素或綜合酵素，以增加食物的消化吸收率。

欲增重者的運動，以「重量訓練」為主要方式，而非減重者所強調的「有氧運動」。

95．饕餮大餐的悲劇

有人認為食慾旺盛是身體健康的表現，其實並非完全如此，食慾的突然旺盛有可能是某些疾病的早期信號。

疾病信號早知道

(1) 糖尿病

大量的葡萄糖從尿液排出，糖不能充分被人體吸收利用，回饋性地刺激大腦進食中樞，使患者時常處於饑餓狀態，因而需要多食以求代償補充。此類病人除多食外，並有煩、渴、多尿、體重下降的「三多一少」症狀，但有的中年患者病後體重並不下降，反而出現異常肥胖，應引起注意。

(2) 皮質醇增多症

患者罹病後食慾亢進，同時出現異常肥胖，面部肥得像月亮，胸腹部脂肪堆積，而四肢卻不肥胖，有時反而消瘦，與肥胖的軀幹形成極為鮮明的對比。故亦稱為「向心性肥胖」。

(3) 甲狀腺機能亢進

由於甲狀腺素的大量分泌，使體內蛋白質、糖類和脂肪的分解代謝增高，熱能消耗過多。因此一日三餐之外還饑腸轆轆，各種代謝亢進的表現相應出現，多汗心悸，體重下降。此外，各器官系統的興奮症狀也較明顯，夜不能安眠、性情暴躁，手顫、眼球突出，頭痛、血壓升高且可出現甲狀腺腫大。

此外，胰島腺細胞癌、鉤蟲病、條蟲病、肥胖性生殖無能症等疾病，亦有食慾亢進的表現。這就提示我們，凡感到自己的食慾與往常大不相同，已有較長時間特別想吃東西，就有可能是患上述疾病的早期信號，應及時去醫院檢查。

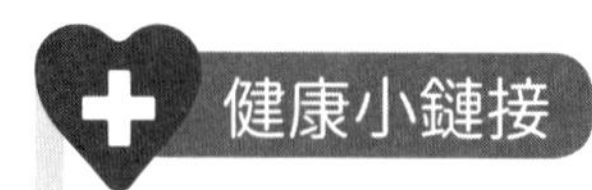

如何減少食慾？

(1) 先喝一杯水

喝水讓口腔和胃部有東西經過的感覺，水分可以撐起胃部的空間，減輕饑餓感，緩一緩進食的衝動。

(2) 勒緊腰帶，活動四肢

勒緊腰帶可以增加腹部的壓力和減少胃部的空間，如果配合注意力的移轉，可以有效減輕食慾。

(3) 增加生活壓力

壓力會促進腦內交感神經素的分泌，這類內分泌素會抑制食慾，促進脂肪的燃燒，所以經常讓自己忙碌一些，肥胖將會遠離你！

(4) 喝杯咖啡或綠茶

咖啡含有咖啡因，綠茶含有兒茶素和多酚，這些成分都可以促進新陳代謝，增加產熱作用，對減肥有幫助。

96．食慾不振是誰在「搗鬼」

所謂的「食慾」，是一種想要進食的生理需求。一旦這種需求低落，甚至消失，即稱為食慾不振。簡單地說，就是沒有想吃東西的慾望。「人是鐵，飯是鋼」，不吃飯怎麼行，食慾不振預示了你身體出現了危機。

疾病信號早知道

什麼導致了食慾不振呢？

(1) 情緒緊張，過度疲勞

在當今快節奏和競爭激烈的社會中，人們容易引起失眠、焦慮等緊張情緒，導致胃內分泌酸干擾功能失調，引起食慾下降。

(2) 過度的體力勞動或腦力勞動

會引起胃壁供血不足，胃分泌減弱，使胃消化功能減弱。

(3) 酗酒吸煙

酒精可損傷舌頭上專管味覺的味蕾，酒精也可直接損傷胃黏膜，如果患有潰瘍病、慢性胃炎，酗酒會加重病情，甚至造成胃和十二指腸穿孔；煙霧對胃黏膜的危害並不小於飲酒，吸煙也會引起慢性胃炎。

(4) 生冷食物

經常吃生冷食物，尤其是睡前吃生冷食物易導致胃寒，出現噁心、嘔吐、食慾不振。

(5) 睡前飽食

晚餐過飽，必然使胃腸負擔加重，胃液分泌紊亂，易出現食慾下降。另外還可導致肥胖、睡眠不實、結石、糖尿病等。

(6) 飽食後運動

飽食後短時間內劇烈運動會導致胃蠕動增快，繼而出現胃痙攣，出現胃部長痛不適、噁心嘔吐、食慾不振，有的甚至可能造成胃扭轉。

(7) 饑飽不均

胃經常處於饑餓狀態，久之會造成胃黏膜損傷。

(8) 暴飲暴食使胃過度擴張

食物停留時間過長，輕則造成黏膜損傷，重則造成胃穿孔。

(9) 藥物因素

有些慢性疾病需要長期服藥，某些藥物長期服用可導致藥原性味覺障礙。有時也與環境、心理狀態、食品的加工劑等有一定的關係。

健康小鏈接

提高食慾兩原則：

(1) 用餐時心情要好

保持愉快、舒暢的心情，有益於人體對食物的消化和吸收。因此用餐時應專心，保持愉快情緒，避免考慮複雜、憂心的問題，糾正用餐時爭論問題、安排工作的習慣。可適當地以音樂「佐餐」。

(2) 生活要有規律

現代人的生活、學習、工作和休息的時間難以始終如一，但不管怎樣，在進食上必須要做到定時、定量、定質，不能因為繁忙而在飲食上馬虎從事，饑一頓、飽一頓對人健康是無益的。而合理的飲食制度，可成為肌體的條件刺激。堅持定時進餐，到了進餐時間，就會產生食慾，分泌多種消化液，利於食物中各種營養素的吸收。

CHAPTER 16

肚臍

當我們還在娘胎裏的時候，肚臍便起著重要作用，它主管著一個生命的成長。

小兒容易在肚臍處得疝氣，老人容易在肚臍處發生細菌感染，要是不及時清理肚臍，保持衛生，髒物就會在這裏積聚，異味就會從此產生。

為了您的健康還是多關注肚臍吧，查查您肚臍的形狀、色澤，便可知道您身體的狀態了。

97．奇妙的肚臍形狀

肚臍又名肚臍眼，在中醫學中稱之為「神闕」。據國外醫生臨床發現，從肚臍眼的形狀可以看出身體健康與否。

疾病信號早知道

(1) 肚臍偏右

應注意肝炎、十二指腸潰瘍等疾病。

(2) 肚臍凸出

當腹部有大量積水或卵巢囊腫時，肚臍就會向外突出。

(3) 肚臍凹陷

肥胖或腹部發炎時，如粘連性結核性腹膜炎，肚臍會向內凹陷。

(4) 肚臍淺小

表示身體較為虛弱，體內激素分泌不正常，渾身無力，精神狀況不佳。

(5) 向上形

肚臍眼向上延長，幾乎成為一個頂端向上的三角形。具有這種肚臍的人，應多留意胃、膽囊、胰臟的健康狀況。

(6) 向下形

應注意預防罹患胃下垂、便秘、慢性腸胃疾病及婦科疾病。

(7) 圓形

女性肚臍若為正圓形，表示身體健康，卵巢功能良好；男性則表示精力充沛、血壓正常，五臟六腑都很健康。

(8) 海蛇形

為肝硬化等肝臟疾病的徵兆，要小心注意。

(9) 滿月形

看起來結實豐盈，下腹有彈性，對於女性來說是卵巢功能良好的表徵。

(10) 肚臍偏左

應預防腸胃功能不佳、便秘或大腸黏膜病變。

健康小鏈接

夏季邪濕之氣較盛，如不加以護衛，病邪就會由肚臍侵入體內而引發疾病。加上此時人的胃酸和消化液的分泌減少，殺滅細菌的能力減弱，穿露臍裝時由於腰腹部裸露，出入有空調的場所容易受冷熱的刺激引起胃腸功能的紊亂，導致病菌的入侵，出現嘔吐、腹痛、腹瀉等胃腸系統疾病。此外，臍部肌膚較嬌嫩，易於受損，臍眼又容易彙集污垢，如不小心也會引起感染。因此應注意對臍部的養護。

第一，不要進行紋飾。因為貼飾會妨礙皮膚的排泄功能，有可能引起濕疹、汗疹等皮膚病；紋飾的顏料往往含有一些對身體有害的化學成分，如在營業場所紋飾，共用紋針還有可能罹患傳染病。

第二，要注意臍部的衛生。夏日汗流量大，身體上的污垢很容易隨汗進入臍眼而沉積，所以平時要對臍部進行清潔。每天用溫熱的清水加中性沐浴乳擦洗臍周及臍眼，以清除污垢，防止病菌滋生。但不宜用力搓揉，以免弄傷皮膚發生感染。

98．怎樣從肚臍疼痛查出疾病

每個人的腹部中間，都有一隻肚臍眼。不少人雖然知道它，可不一定瞭解它。

胎兒要在母腹中生長發育，就必須不斷地從媽媽身上攝取營養和氧氣。然而在母腹中，胎兒有嘴不能吃食，有鼻無法呼吸，新生命在孕育過程中所需的一切，只能靠胎盤吸附在母體上攝取，然後通過臍帶輸送到胎兒體內。嬰兒呱呱墜地以後，胎盤和臍帶失去了原有的作用，完成了歷史使命，於是醫生就把它們從嬰孩身上剪下來。由於臍帶上沒有什麼痛覺神經，嬰孩也就不會感到痛苦。那剩下的一截過幾天就會自動脫落，從此就在人身上永遠留下了一個小小的肚臍眼。肚臍不僅承載著生命的延續，而且還會透漏你身體裏的疾病。

疾病信號早知道

(1) 臍周圍痛可能是患有腸梗阻等小腸疾患。

(2) 臍部壓痛，見於小腸病變、腸系膜病變或橫結腸病變。

(3) 肚臍微痛微腫，漸漸高突，或腫大如茄，皮色或紅或白，觸之疼痛加劇，此為臍癰，多因局部不衛生、感染邪毒所致。

(4) 臍癰潰後膿汁稠厚而無臭味者為順，容易收口；若潰後膿汁臭穢，甚或夾有糞汁，久不收口，內生竇管，臍孔部贅肉高突，臍孔正中下方有條索狀硬結，此為臍瘺或腸瘺形成，又稱為「瘺臍瘡」。

(5) 臍水平線與腹直肌外緣的交點處（上輸尿管壓痛點）和（或）兩髂前上棘連線通過恥骨所做垂直線的交點處（中輸尿管壓痛點）壓痛，見於輸尿管結石、輸尿管結核，或輸尿管化膿性炎症。

(6) 臍上部正中線稍外側可聽到強弱不等的吹風樣雜音，伴有血壓增高及高血壓的臨床表現，這很有可能是腎動脈狹窄。

(7) 兒童臍周圍疼痛，可能是腸蛔蟲病。

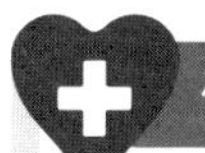

健康小鏈接

如何防止肚臍疼痛？

第一，要注意防「風」。臍周是腸胃部位，容易受涼，所以要防止臍部著涼。早、晚天氣較涼爽時或者陰雨天氣溫較低時，最好不要穿露臍裝；電扇、空調的涼風不要正對著臍部猛吹；穿露臍裝騎摩托車或自行車時車速不宜太快；晚間睡眠時不要讓臍部當風而吹，必要時可在腹部蓋上薄物或使用護臍帶。

第二，要防止臍部意外受損傷。臍周部位裸露，因缺少衣著的保護，往往容易受到意外損傷，如燙傷、擦傷、劃傷等。因而日常起居或工作中要小心，動作幅度不宜過大過猛，避免臍部意外受傷。

99．肚臍色澤自查

在中醫看來，肚臍是個防病治病的場所。

中醫學的經絡學說把肚臍命名為「神闕穴」，認為它有「溫通經絡，調和氣血」的功效，常用來灸治腹痛腹瀉，效果很好。當今的一些中醫名家，還用臍療來醫治冠心病，而且通過肚臍本身色澤的變化，還可以檢查出你的身體是否健康。

疾病信號早知道

(1) 臍周發藍色為腹內大出血的徵象，稱作卡倫症，見於急性胰腺炎、異位妊娠破裂的病人。

(2) 臍風，即臍邊青黑色，肚臍突出，腹肌緊張，角弓反張者為臍風險證，多見於嬰兒。為嬰兒出生斷臍時感染風毒所致，病情嚴重。

(3) 肚臍顏色紅赤，甚至有瘡癤，提示心火重、熱毒內蘊，或心火下移小腸、熱積腹中，或腑氣不通、陽明熱毒內蘊、毒溢於臍。

(4) 肚臍色黑為人體腎陽衰微、命火敗絕的凶訊，也為暴病將卒和久病生機將絕的徵兆，臨證險惡。

(5) 肚臍發黃，並有油性分泌物滲出，發癢，為濕熱淤積脾胃或肝膽濕熱之體象，多因感受濕熱外邪或過食肥甘酒肉，內生濕熱所致。

(6) 肚臍色發青或呈青藍色，為體內有寒積、水飲或風寒內伏中焦脾胃，或為痛證。

(7) 肚臍色紫，色澤晦枯，或見淤斑，為體內有淤積之體象，腹腔症積和盆腔腫瘤尤可反映於臍。

(8) 肚臍顏色淡白無光澤，提示人體肺氣虛、心陽不足或血虛，常與肚臍下陷、腹涼同時出現。

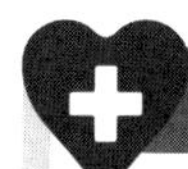

健康小鏈接

神奇的肚臍

臍，俗稱「肚臍」，又名「丹田」，位於人體大腹的中央，是人體上下左右交會之黃金分割點。臍部的陰陽處於陰平陽秘的平衡狀態，而當肌體發生病理變化、使陰陽處於失衡狀態時，即可反映於肚臍。肚臍的變化能夠反映「先天之本」腎、「後天之本」脾胃及其他臟腑的病理變化。肚臍在胚胎發育過程中，為腹壁的最後閉合處。肚臍無皮下脂肪，屏障功能最弱，外皮與筋膜和腹膜直接相連，有豐富的血管網，因此對外界的冷、熱等氣候變化很敏感，其變化也就容易反映肌體的病理變化。觀察肚臍（包括臍輪、臍壁、臍底、臍蒂等及其周圍的紅赤、黯黑等色澤）改變，肚臍的各種形態（如凸出、凹陷、圓形、三角形、倒三角形等）改變，肚臍上有無出血、分泌物及分泌物的性狀等，可以識別體質變化。

CHAPTER 17

腰背

腰背是人上半身的支撐，隨著年齡的增長，椎骨間的襯墊會不如以前那樣結實了。實際上，人在二十歲左右時，腰背的作用就開始走下坡路，愈來愈軟，而且失去彈性。一般人們背痛的毛病原因，就在於腰背那精巧的支撐結構軟弱或被拉長了。

100．腰痛病症探究

中醫學認為，腰為腎之府，所以平時我們要保護好我們的腰。如果出現腰痛，它可能預示著你身體裏出現了某種疾病。

疾病信號早知道

(1) 骨質疏鬆症

該症可引起不同程度的腰痛，嚴重者疼痛劇烈，登樓或受到震動時疼痛加劇。

(2) 風濕性關節炎和白血病

腰部疼痛不已，且痛處伴有熱感，熱天或雨天加重，但活動後有時會減輕。此種疼痛屬濕熱蘊結，多見於急性風濕性腰痛，可引起輕度細胞增多和貧血。此外，白血病也能引起腰痛。可通過血常規檢查，判斷是否有以上兩種疾病。

(3) 腰椎間盤突出

腰痛劇烈，且疼痛有固定的位置，輕者仰臥困難，重者因疼痛不能轉側，這種表現多半是因跌打損傷及腰椎間盤突出而引起。

(4) 腰肌勞損

由於長期伏案工作，平常缺乏鍛鍊，腰部肌肉逐步萎縮，韌帶伸展力減弱，易發生腰肌勞損而產生腰痛。

(5) 根性坐骨神經痛

該疾患與腰椎間盤突出密切相關，尤其以第四、五腰椎旁疼痛更為厲害，並向一側大腿放射。

(6) 尿路感染和尿路結石

對於可疑的或與泌尿系統有關的腰痛，應檢查尿常規，可診斷是否患有尿路感染和尿路結石。

(7) 膽囊疾病

腰背右側出現牽涉疼，並同時伴有肩胛牽涉疼，右上腹痛。

(8) 結核病

結核病會引起腰痛，可進行紅細胞沉降率檢查。

(9) 腎臟疾病

疼痛向尿道部位放射，甚至疼痛很劇烈，或伴有小便赤澀、混濁與尿血，主要見於腎臟疾病，如腎盂腎炎、腎積水、腎結核、腎結石、急性腎小球腎炎及婦女盆腔炎等。如果腰痛以酸軟為主，腰膝無力，遇勞更甚，臥即減輕，則為慢性腎臟疾病所致。

(10) 生殖器官腫瘤及炎症

女性生殖系統患腫瘤時，可引起不同程度、不同性質的腰痛。如子宮旁組織受盆腔腫瘤壓迫，或惡性腫瘤向骨盆內組織浸潤時，都能引起腰痛。婦女慢性子宮頸炎和盆腔炎也會引起腰痛。

(11) 感冒

許多人感冒的症狀大都有腰背痛的現象，主要是由於毒素、病毒引起的肌肉酸痛。

健康小鏈接

注意一下腰痛發作時間，對於醫生在判斷你的腰痛原因方面有很大幫助。因為不同的腰痛有著不同的原因，在發作時間的表現上就有所不同。

(1) 早上痛日間輕

組織發炎而造成的疼痛，如關節炎、肌肉筋膜炎、僵直性脊椎炎等，發作時間是早上醒來時最痛，經過活動後，疼痛的症狀減輕。

(2) 早不痛晚痛

發生在中、青年人身上的坐骨神經痛，最可能的原因是腰椎間盤突出壓迫神經根所致。

(3) 夢中痛醒

好發於夜深人靜時的疼痛，往往是人人聞之色變的癌疼痛，這種疼痛常能將一個人從睡夢中痛醒，或者是覺得越晚越痛，越睡不著；這種癌症痛有一個特徵，那就是在疼痛處輕輕敲擊的話，通常會加劇疼痛，這與一般肌肉酸痛靠輕輕敲擊反而較為舒服正好相反。

101．腰酸的原因在哪兒？

「腰酸背疼腿抽筋」，這是老年人的口頭禪。常說的話慢慢就成了司空見慣的現象，但是對於腰酸千萬不能疏忽，因為它是疾病的徵象。

疾病信號早知道

腰酸並伴有蛋白尿、血尿、水腫和高血壓等症狀，是腎炎的徵象，有時是急性腎炎的症狀。這是由於腎組織充血、水腫所致，但腎炎所導致的腰酸並不是十分嚴重。

腰酸症狀較為嚴重，常為單側性腰酸，多見於非腎炎性腎臟病，特別是泌尿系統結石、腎盂腎炎、腎臟腫瘤等。不少婦科疾病如患慢性盆腔炎等，也常感到腰酸。腰肌勞損患者的主要症狀也是腰酸。因此感到腰酸應從多方面考慮，並應進行全面檢查。

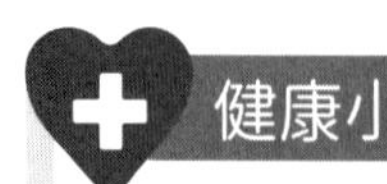

上班族如何保護好你的腰？

(1) 正確的坐姿

需要一把有椅背的椅子，把身體平貼於上，正坐垂足不要彎腰駝背，椅子的高度最好是坐時膝蓋屈曲剛好垂直九十度時的腳掌到大腿後面的高度，然後再拿一個小板凳來墊在腳下。

(2) 正確的立姿

挺直背部，收回下巴並伸直後部頸椎，雙肩往後拉，挺起胸部，收縮小腹使下背變平。

(3) 正確的睡姿

建議你先尋找到適合的床墊，軟硬適中，不會軟得睡得沉下去，也不會硬得睡不著，適當的床躺下去時，腰部大約下沉三分左右。適合的枕頭也很重要，必須要能支撐頸部的脊椎，才能讓頸椎在睡眠時充分休息。再就睡姿而言，平躺時要放鬆全身的肌肉，膝下可墊枕頭；而側躺時，兩膝稍微彎曲，兩腿中間可夾一個軟枕頭。這些方法都可以使腰背肌肉在睡眠時得到充分休息，讓你睡得更舒服。

102．背痛千萬別硬撐著

很多人感到腰背痛，都只會塗點止痛膏了事。其實腰背痛可大可小，嚴重的還需要動手術治療。專家指出，腰背痛其實並非疾病，而是一種病徵，必須找出背後潛藏的毛病，才能醫治令人痛楚難當的腰背痛。

疾病信號早知道

腰背痛背後潛藏著哪些疾病呢？

(1) 外傷病

① 急性損傷：因各種直接或間接暴力，肌肉拉力所致的腰椎骨折、脫位或腰肌軟組織損傷。

② 慢性損傷：工作時的不良體位、勞動姿勢、搬運重物等引起的慢性積累性損傷。在遇到潮濕寒冷等物理性刺激後極易發生腰背痛。

(2) 炎症

引起腰骶部疼痛的炎症性病變包括：

① 感染性：可見於結核菌、化膿菌或傷寒菌對腰部及軟組織的侵犯形成感染性炎症。

② 無菌性炎症：寒冷、潮濕、變態反應和重手法推拿可引起骨及軟組織炎症，導致骨膜、韌帶、筋膜和肌纖維的滲出、腫脹變性。

(3) 退行性變

近年來因胸腰椎的退行性改變引起的腰背痛呈上升趨勢。人體發育一旦停止，其退行性改變則隨之而來，一般認為人從二十～二十五歲則開始退變。包括纖維環及髓核組織退變。如過度活動經常處於負重狀態，則髓核易於脫出，前後縱韌帶，小關節隨椎體鬆動移位，引起韌帶骨膜下出血、微血腫機化、骨化形成骨刺。髓核突出和骨刺可壓迫或刺激神經引起疼痛。

(4) 先天性疾患

最常見於腰骶部，是引起腰痛的常見病因。常見的有隱性脊柱裂、腰椎骶化或骶椎腰化、漂浮棘突、發育性椎管狹窄和椎體畸形等。此類疾病在年輕時常無症狀。但以上骨性結構所形成的薄弱環節，為累積性損傷時出現腰背痛提供了基礎。

(5) 腫瘤性疾患

原發性或轉移性腫瘤對胸腰椎及軟組織的侵犯。

腰背部的組織，自外向內包括皮膚、皮下組織、肌肉、韌帶、脊椎、肋骨和脊髓。上述任何組織的病變均可引起腰背痛。此外腰背部的鄰近器官病變也可引起腰背痛，按引起腰背痛的原發病部位可分為：

① 脊椎疾病：如脊椎骨折、椎間盤突出、增生性脊柱炎、感染性脊柱炎、脊椎腫瘤、先天性畸形等。

② 脊柱旁軟組織疾病：如腰肌勞損、腰肌纖維組織炎、風濕性多肌炎。

③ 脊神經根病變：如脊髓壓迫症、急性脊髓炎、腰骶神經炎、頸椎炎。

④ 內臟疾病：呼吸系統疾病，如肺胸膜病變引起上背部疼痛；泌尿系統疾病，如腎輸尿管結石、炎症；盆腔、直腸、前列腺及子宮附件炎症，均可引起放射性腰背部疼痛。

(6) 消化系統疾病

消化道及臟器的傳入纖維與一定皮膚區的傳入纖維進入相同的脊髓段，故內臟傳入疼痛感覺刺激興奮了皮膚區的傳入纖維，引起感應性疼痛。胃、十二指腸潰瘍，後壁慢性穿孔時，直接累及脊柱周圍組織，引起腰背肌肉痙攣出現疼痛。有上腹部疼痛的同時，可出現下胸上腰椎區域疼痛。急性胰腺炎常有左側腰背部放射痛；四分之一的胰腺癌可出現腰背痛，取前傾坐位時疼痛緩解，仰臥位時加重。潰瘍性結腸炎和克隆病有消化道功能混亂的同時，常伴有下腰痛。

(7) 呼吸系統疾病

胸膜炎、肺結核、肺癌等可引起後胸部和側胸肩胛部疼痛。在背痛的同時伴有呼吸系統症狀及體徵，胸膜病變時常在深呼吸時加重，而脊柱本身無病變、無壓痛，運動不受限。

健康小鏈接

辦公室防背痛三絕招：

(1) 給背部以支撐

坐時將一個小枕頭或者靠墊放在背下部的拱柱部位，這樣可以為背下部提供支撐，減輕對肌肉的過多壓力。尤其當你坐在沙發上看電視或長距離行車時，記著給自己買個腰枕，並經常變換靠背的傾斜度。

(2) 經常活動

在辦公室久坐的你，需要至少一個小時站起來活動一下。如果你無法離開辦公室，試著將檔案夾等物品放在你必須站起來才能取到的位置，或者有意識地站著接聽電話，午飯後休息時散散步。

(3) 伸展背部

對伏案工作的人來說，伸展背部可以防止並減輕背痛。堅持在工作時每隔十五分鐘站直身體，將雙手置於後腰上，向後傾身。伸展時動作應該緩慢而平穩。

103．請注意肩關節疼痛

如果你的肩關節疼痛，肩關節的活動範圍明顯減少，尤其是抬臂困難，醫生常常會告訴你這可能是得了肩周炎。尤其是在五十歲以上的人群中，發病率較高。但是有的肩痛患者不是肩周炎，那就要小心你身體裏的疾病了。

疾病信號早知道

肩痛伴隨的疾病有如下四種：

(1) 肺癌

肩痛是肺癌轉移壓迫臂叢神經引起，可出現在咳嗽、咯血、胸痛等呼吸道症狀之前。

(2) 頸椎病

長期伏案工作等職業因素，頸椎易發生增生等退行性病變，增生骨刺壓迫頸部神經可引起肩痛，但這種肩痛多伴有頸部的不適及頭昏眩暈等症狀。

(3) 膽囊炎、膽石症

炎症或膽石牽涉引起右肩痛，患者常有反覆發作的病史可詢，超音波檢查可以確診，經抗感染、解痙止痛治療可緩解肩痛。

(4) 心絞痛、心肌梗塞

疼痛因心肌缺血放射至左肩引起。心絞痛常因勞累或興奮誘發，休息後疼痛可緩解，含硝酸甘油有顯效；心梗則常在睡眠或安靜狀態下發病，常伴有面色蒼白、大汗淋漓及呼吸困難的休克、心衰嚴重，含服硝酸甘油及休息均緩解不顯。這兩者常危及生命，有冠心病史者尤應小心。

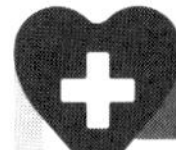

健康小鏈接

這裏要提醒女性朋友，穿著高跟鞋會造成肩膀酸痛，穿久了還可能患上慢性頸肩痛。

高跟鞋鞋跟高度在二～三公分最為適宜。鞋跟太高或是左右兩邊的鞋跟不一樣高，都將損害健康。過高則使人體重心過分前傾，身體的重量過多地移到前腳掌，使腳趾受擠壓，影響全身血液循環；行走時會改變正常體態，腰部過分挺直、臀部凸出，還會加大骨盆的前傾度。若鞋跟左右高度不一還會導致骨盆歪曲，久而久之，必定傷及脊椎。當歪曲發展到頸椎（頸部的脊椎）時，就會發生肩部、頸部酸痛等症狀。所以被肩膀酸痛所困擾的人，請留意自己穿的鞋子大小和鞋跟高度是否正好合適。

4
PART

四肢健康全方位提醒

CHAPTER 18

四肢

四肢是身體器官中最容易受傷害的部位。

四肢不僅在生活上是我們的好幫手，而且還是一個疾病的觀測站，你可以通過某一部位的異常，比如疼痛、麻木，甚至從步態上也可以發現疾病。

104．有病嗎？看四肢異常便知曉

人的四肢承擔了很大的重任，但由於我們的疏忽，四肢經常出現異常現象。四肢異常是指四肢出現不同於正常的一些症狀，這些症狀往往會預示著某些疾病的發生或是某些疾病的反映。

疾病信號早知道

(1) 小腿腫脹

可能預示腎臟或肝臟受到損害，也可能是心力衰竭的徵兆。

(2) 足關節腫大

可能是患有糖尿病、風濕病、腎損害，或者是韌帶損傷的警報信號。

(3) 腋部皮下有小硬塊

這可能是炎症的表現，但也可能是患有淋巴癌或者乳腺癌的信號。

(4) 膝蓋下脛骨腫大

可能意味著甲狀腺功能亢進。

(5) 突發性跛行和小腿肚軟弱無力

是多發性硬化的早期信號。

(6) 肩部彎曲

表示患有骨萎縮（骨質疏鬆），偶爾為內分泌障礙。

(7) 肘部有小硬塊

如果肘部有小硬塊並伴有肘關節隱隱作痛，往往是患風濕病的初步症狀。

(8) 手經常潮濕

預示可能患有甲狀腺機能亢進。手發麻或發癢，表示缺乏維生素或者患有糖尿病。

(9) 髖關節突然劇烈疼痛

這種情況說明可能患有關節炎或者髖關節炎，有時也可能意味著患有骨萎縮症。

(10) 單側腿痛

如果是沒有任何誘因而發生的單側腿痛，常被人們誤認為肌肉痛而忽略，其實它很可能預示著血栓的形成。長期懶散的生活，會引起血流緩慢，特別是有吸煙史者，血細胞更易聚集成團，導致血栓形成。若不及時治療，疼痛將更加嚴重，並引起腿腫大，行走困難。

(11) 手臂突然軟弱無力、沒有知覺或不聽使喚

可能患輕微中風。

健康小鏈接

下面是腿抽筋發作前用於預防的兩點建議：

(1) 大量飲水

如果平時活動量大（包括散步、整理花園、做家務），需要補充水分以避免脫水，但是不要過量。大量水分能稀釋血液中鈉的濃度，這樣可能導致各種問題，包括肌肉抽筋。應該飲用多少水取決於你的活動量和所食用的食物。

(2) 飲食上注意補充鈣

含鈣豐富的食物有蝦米、蝦皮、乳類及其製品、綠色蔬菜、海帶、芝麻醬、骨頭湯。

105．四肢麻木的幕後黑手

「哎呀，我的胳膊怎麼這麼麻？」我們經常會聽到人們諸如此類的疑問。很多人以為四肢麻木是身體勞累的緣故，其實四肢麻木可能是某種疾病的預兆。

疾病信號早知道

四肢麻木可能會有哪些疾病呢？

(1) 中風後遺症

四肢麻木，伴有口眼歪斜。患側肢體活動障礙，可伴有頭暈、頭

痛、言語不利等症狀。如果出現手臂到下端手指有麻木疼痛感，伴有頭暈、易倦、全身乏力等症狀，是中風的先兆。

(2) 骨質增生

四肢麻木、疼痛，多發生於四十歲以上，病側節段性感覺障礙，酸軟無力。

(3) 糖尿病

四肢酸痛、麻木、腰痛、疲乏無力、善饑多食、多尿、煩渴、多飲等症狀，表示有糖尿病病史。

(4) 末梢神經炎

這種疾病可發生四肢末端麻木的症狀。

(5) 頸椎病

是由於長期屈頸低頭工作，導致椎間盤勞損變性突出，骨質增生，壓迫頸脊髓所引起一系列症狀的疾病。頸椎病主要表現為四肢麻木，肩、上臂及雙下肢疼痛、無力、肌肉萎縮、活動受限，大小便不同程度障礙，頭暈、心悸，嚴重者完全喪失活動能力。

(6) 血栓閉塞性脈管炎

該病多以四肢麻木，主要以下肢有麻木、發涼感，四肢疼痛為主症。病變多從下肢趾端開始，以後逐漸向足部和小腿部發展。疼痛在足部抬高時加重，下垂時減輕。重者可因局部加溫、藥物刺激等發生壞疽或潰瘍。

(7) 短暫性腦缺血發作

有些人在休息或活動時，會突然出現一側肢體麻木、無力，甚至跌倒，有時還伴有眩暈、言語不清等，這種不適持續數分鐘或十幾分鐘後消失，也有人在短時間內或一段時間內再次發生。此病多發於四十歲以上的人。它雖屬於腦血管病中最輕的一種，但已是大腦告急的信號，往往是病人發生「腦中風」的先兆，千萬馬虎不得。

健康小鏈接

如何預防骨質增生：

第一，避免長期劇烈運動。

第二，體育運動是預防骨質增生症的主要舉措。

第三，注重日常飲食，平衡人體營養之需。

第四，防寒防溫。

106．四肢疼痛暗藏隱情

年齡大的人經常會感覺四肢疼痛，很多人認為是人老了運動少了的緣故。這是其中一個原因，更重要的是在身體裏已經潛藏著某種疾病。

疾病信號早知道

四肢疼痛潛藏哪幾種疾病？

(1) 缺乏維生素 D

老年人缺乏維生素 D 不僅會有骨質流失、骨質疏鬆症，容易骨折，而且也容易出現四肢疼痛、肌無力等現象，致使老人行動不便，不想外出，從而又減少了肌體在日光中合成維生素 D 的機會，進一步加重維生素 D 的缺乏。研究發現，老年人日光浴要比從飲食中獲得維生素 D 更重要。換句話說，行動自如的老年人通常不會缺乏維生素 D，年齡的增加也不足以導致維生素 D 的缺乏，但是對於無法接觸陽光導致維生素 D 減少的老人，如長期臥床的老人，常是維生素 D 嚴重缺乏的主要對象，最好是在天氣好時，用輪椅推著到戶外曬曬太陽，如實在沒有辦法，只能直接補充維生素 D。

(2) 骨質疏鬆症

此症的主要臨床表現是腰、背、四肢疼痛、乏力，嚴重者活動受限甚至臥床不起。易因輕微外傷而骨折，可發生瀰漫性骨壓痛。

(3) 類骨質骨瘤

這種疾病好發於十多歲青少年的四肢長骨或脊椎體上。如果小孩子夜間經常有四肢疼痛的情況，小心是類骨質骨瘤在作祟。

(4) 風濕性關節炎

四肢疼痛，呈遊走性。主要發生於四肢大關節，重者可有紅、腫、痛、熱和關節積液。輕者僅為關節痛，數日後轉至其他關節。同時尚有發熱、多汗等。這種情況可能是因風濕性關節炎引起的。

(5) 血栓閉塞性脈管炎

四肢疼痛，病變常從下肢趾端開始，逐漸向足部和小腿發展。下肢疼痛，在足部抬高時加重，下垂時減輕，易疲勞，可伴有下肢麻木、發涼感。重者可因局部加溫，藥物刺激等發生壞疽或潰瘍。這種情況可能是由血栓閉塞性脈管炎引起。

(6) 坐骨神經痛

腰、臀部經大腿後、小腿外側直至足部的疼痛。疼痛呈燒灼樣或刀割樣，夜間更甚。咳嗽、噴嚏、用力排便時疼痛加劇。可能是坐骨神經痛引起。

(7) 中風後遺症

患側上、下肢疼痛，伴有口眼歪斜、患肢活動障礙、頭暈、頭痛等症狀。

(8) 骨質增生

多發生於四十歲以上，四肢出現麻木感和疼痛症狀。相鄰關節活動時，可以加重患處疼痛。病側節段性感覺障礙，酸軟無力。

(9) 糖尿病

四肢酸痛、麻木，可伴有腰痛、疲乏無力、善饑多食、多尿、煩渴多飲等症狀。有糖尿病病史。

(10) 感冒

如四肢疼痛為急性起病，並有頭痛、乏力、惡寒、發熱、鼻塞流涕、咽乾咽痛等伴隨症狀，可能是感冒引起。

健康小鏈接

如何預防風濕性關節炎？

要隨時留意天氣預報，在寒流來襲和天氣變化時，加強防寒保暖，並儘量不接觸冷水。

在飲食方面要控制高脂肪膳食。脂肪在體內氧化過程中能產生一種酮體，過多的酮體對關節有較強的刺激作用。不過食物的選擇宜豐富，特別要吃富含蛋白質的食物，如雞蛋、瘦肉、大豆製品，還宜多吃富含維生素 C 的蔬菜水果。維生素 C 可抑制炎性滲出，促進炎症吸收。風濕活躍、關節紅腫、熱痛時，要忌吃辛熱燥火的薑、辣椒、蔥、羊肉之類。

107．從活力四射到四肢僵直

人體的四肢原本是柔韌性很好的，所以做起事來才比較方便，但如果四肢僵直了，那就是疾病的預兆了。

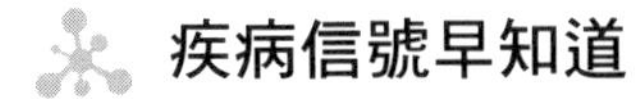

疾病信號早知道

下面的五種情況可能就是四肢僵直伴隨的疾病：

(1)「羊癲瘋」又稱癲癇

疾病發作時患者突然倒地，神志不清，一過性四肢僵直，繼而呈抽風樣四肢抽搐、面色蒼白，而後出現發紫，口吐白沫，有時小便失禁，喉內發生咩咩聲，故俗稱「羊癲瘋」。它發作時的表現非常複雜多樣，可以表現為大發作如上述四肢抽搐。病因主要有腦外傷，包括產傷；各種腦部感染如腦炎、腦膜炎；各種良性或惡性腦瘤；腦血管病如腦血管畸形、腦卒中；腦寄生蟲病如腦囊蟲病、腦血吸蟲病；全身性疾病如低血糖、低血鈣、尿毒症、水中毒等都會引起癲癇。

(2) 小兒腦癱

主要表現為中樞性功能障礙，如肌張力、姿勢和反射異常；穩定性差，靜止時姿勢異常，如緊張性頸反射姿勢、四肢僵直姿勢、角弓反張姿勢、偏癱姿勢等。

(3) 新生兒驚厥

是由多種疾病引起的中樞神經功能紊亂的一種常見症狀，大多表現為肢體的抽動或僵直性抽搐。

(4) 僵直性脊柱炎

是較為常見的疾病，病程纏綿，且易造成殘疾，故應爭取早期診斷，早期治療。對於十六～二十五歲青年，尤其是青年男性，如出現下述症狀，則應特別警惕僵直性脊柱炎的可能：腰痛、腰僵三個月以上，經休息不能緩解；脊柱疼痛、僵硬感，甚至活動受限，無明顯外傷史、扭傷史；反覆發作的膝關節或踝關節腫痛，關節積水，無明顯外傷史、感染史；突發的脊柱及四肢大關節疼痛、腫脹、功能障礙。

長期臥床的僵直性脊柱炎患者，脊柱與四肢僵直較快，除因引起全身症狀嚴重、疼痛明顯者外，均應儘量活動各關節，堅持做擴胸、深呼吸、脊柱及下肢運動等局部和全身性的功能鍛鍊，以防止和減輕關節粘連、僵直和肌肉萎縮。病情嚴重不能起床的患者，經用藥病情得到控制後，可以在床上做些適當的功能鍛鍊，爭取早日下地活動。

(5) 藥物或其他中毒

較重者多有嘔吐劇烈、大便呈黑色、血尿、發熱、神志恍惚、陣發性抽搐、兩眼球偏向一側凝視、頭向後仰、兩臂後背、兩手均呈雞爪狀、四肢僵直、牙關緊閉、出汗、流口水、意識喪失症狀。

健康小鏈接

教你如何控制羊癲瘋：

(1) 飲食

羊癲瘋患者應注意合理膳食，補充足夠營養，如維生素B6、維生素K、葉酸、鈣、鎂等元素。在合理飲食外，注意補充上述物質，並多食蔬菜水果。米糠、麥麩含有維生素B6，所以應多食粗糧。魚、蝦、蛋、奶中含有豐富的維生素D，並能促進鈣質吸收，綠色蔬菜含有豐富的葉酸、維生素K，所以病人不能偏食、挑食，必須全面均衡營養，合理飲食。

(2) 睡眠、休息

羊癲瘋患者應避免勞累，保證充足的睡眠，睡眠不足可誘發或加重羊癲瘋發作。羊癲瘋病人應保證睡眠時間，成人至少保證每天睡眠七～九小時，兒童至少八～十六小時。

108．關節疼痛非小事

很多年輕人不注重身體的保暖，在寒冷的冬天裏穿得很單薄，尤其是想秀美腿的女士們，膝蓋暴露在寒風中，長此以往關節痛也就跟著來了。關節痛可不是件小事，因為它是其他病的預兆。

疾病信號早知道

關節疼痛預示十一種疾病。

(1) 自身免疫與變態反應性關節炎

如風濕性關節炎、血清病性關節炎及過敏性紫癜等。另外，患肺結核時結核桿菌菌體或代謝產物，可導致關節組織發生免疫變態反應，引起多發性關節炎，其特點是多個關節出現疼痛、腫脹，關節不紅也不變形，並伴有肺結核症狀。

(2) 急性感染性關節炎

常見於各種細菌或病毒感染引起的關節炎，如化膿性關節炎、布氏桿菌病等。急性感染引起的多為急性關節腫痛。

(3) 月經性膝關節疼痛

有的婦女在月經來潮前五～十天會出現膝關節腫脹、疼痛，走路時加重，休息後減輕，伸膝（如下樓時）加重，屈膝（如上樓時）減輕甚至消失。常伴有腹瀉、腹脹、乳房脹痛、肢體水腫等症狀。月經結束後，上述症狀均可逐漸緩解，乃至完全消失。這類關節痛與水鹽代謝紊亂有關。女性在經前體內的激素水平會發生明顯變化，如果雌激素和醛固酮分泌不協調，就會導致水和鹽瀦留，出現上述關節疼痛等症狀。對此，可服用一些消炎止痛及利水消腫的藥物，還可採用穿高跟鞋的辦法來進行緩解。

(4) 代謝障礙性關節炎

如急性痛風性關節炎等。

(5) 慢性感染性關節炎

如結核性關節炎等。

(6) 血液病所致的關節炎

如血友病等。

(7) 外傷性關節炎

常見於外傷後遺留的關節疼痛和功能障礙等。

(8) 其他原因或原因未明的關節炎

如大骨節病、牛皮癬性關節炎、肺癌引起的肺源性關節病等。

(9) 滑膜腫瘤

關節出現腫脹，疼痛劇烈，且在短期內形成大小不等的腫塊，可移動，質硬而韌，邊界不清，腫塊較大時皮膚變色，皮膚溫度升高，靜脈充盈，如進行 X 光檢查，可見軟組織腫塊，其中有鈣化。必要時還需進行活組織檢查。

(10) 神經系統疾病

脊髓空洞症、脊髓痨、半身不遂等，可引起關節軟骨及骨質廣泛破壞，醫學上稱為神經性關節炎。

(11) 退行性關節炎（肥大性關節炎）

發病隨年齡增長而增多。受累關節多是負重較大、活動範圍大而且頻繁的關節。容易受累的關節按順序一般為：膝關節、頸椎、胸椎、腰椎、髖關節、手指關節等。臨床表現為關節腫脹疼痛、痙攣、活動時關節間發出響聲、股四頭肌可因廢用而萎縮。患上這種病，要避免劇烈活動和負重，但輕微的肌力鍛鍊，是一種良好的體育治療。可以進行一些光療、電療，如果過分肥胖，應設法減肥，以減輕關節負荷。中醫的針灸治療，亦可使疼痛緩解，推拿要避免重手法，以免加重關節損傷，一些中成藥也可以試服。如果全身情況良好而關節有畸形或跛行者，可考慮手術治療，行游離體摘除術。

健康小鏈接

巧治關節疼痛：

外用處方：大血藤、絡石藤、青風藤各三十克，木瓜、沒藥各十五克，牛膝、木防己、丹皮、乳香、田七各十二克，桃仁、桑枝各六克，白酒五百毫升。

用法：藥浸酒內一週後用棉花沾藥酒塗擦患處，每日三～五次。

療效：治療風濕性關節炎內服外擦一個療程見效，三個療程可癒。有效率達百分之九十。

109．腿疼有明確的「引爆」因素

中老年人出現下肢疼痛、麻木、酸脹時，很多人都誤認為是老寒腿、骨質疏鬆、關節炎等，自行診斷吃點止痛藥、補點鈣劑後，病情卻不見好轉。這到底是怎麼回事呢？

疾病信號早知道

其實腿疼的出現也是其他疾病的徵象。

(1) 血栓性靜脈炎

只有一條靜脈表面發紅並出現炎症反應。下肢有靜脈曲張的人，尤其多見。患病部位可突然出現跳動性疼痛，皮膚發紅，有侷限性皮膚下水腫。多伴有全身不適，脈率加快，體溫升高等。

(2) 深靜脈血栓形成

小腿部腫脹並有壓痛，髖部疼痛且有同側體部僵硬。初起時症狀並不明顯，只有小腿後方疼痛。足踝部水腫，壓迫小腿兩側肌肉，可引起小腿劇烈疼痛。

(3) 下肢靜脈曲張

腿部靜脈明顯異常，雙腿久站後感覺疼痛，自覺小腿沉重發脹，容易疲勞，但有的病人並無症狀，只是可見到明顯的靜脈血管。

(4) 生長痛

這類腿痛多數發生在生長期的少年兒童。有部分兒童上午玩耍，到下午就出現腿痛，第二天又玩鬧如常，腿也不痛了。主要表現為雙腿有間歇性短暫的疼痛，一般為幾分鐘，個別長至半天，局部按摩能緩解。兩次或兩次以上的疼痛，間歇時間少者半天，多者數月。疼痛多發生在黃昏前，也可發生在夜間，孩子常在睡眠中痛醒。如果孩子只有上述短暫腿痛而並未伴有其他症狀，一般為生長痛，不需治療，可以自癒，家長可不必擔心。

此外，在未發生損傷的情況下，咳嗽時疼痛向腿背部放射，有可能是椎間盤突出引起的坐骨神經痛。行走時出現腿疼可能是肌肉疲勞或腿部骨折。

健康小鏈接

如何判斷腿疼是否正常？

(1) 如果只是一邊腿或某一個固定的小地方，長期不間斷地較嚴重地疼痛，那就是病痛。

(2) 如果兩腿的大、小腿都存在酸痛感，那是正常的長身體現象（小孩大多屬於這種現象）。小孩如果長身體（長高）過快，由於骨頭長得過快，致使肌肉被迫拉伸過快，往往會出現大、小腿酸痛和酸脹的感覺，這是正常現象。做家長的只要幫孩子揉揉大、小腿就行了，一般沒什麼其他問題。

110．不要忘記看看你的步態

有些人從沒有在乎過自己如何走路，所以一些疾病也就肆無忌憚地開始侵蝕你的身體。所以人們應當學會從步態上測試身體狀況，儘早地發現疾病信號。

疾病信號早知道

(1) 鴨行步態

髖關節功能異常，腹部肌肉萎縮無力，步行時挺腰，腹部前挺而軀幹後仰，臀部左右搖擺，如鴨走路。這是營養不良的徵象。

(2) 東倒西歪步態

走路時重心不穩，抬腳緩慢，走路左歪右斜，搖擺不定，猶如醉漢。這是由於小腦疾病、酒精中毒、巴比妥中毒等因素導致身體平衡功能下降的結果。

(3) 前傾步態

向前走時總是向病側傾斜，此為前庭病變的步態，見於前庭神經細胞炎。

(4) X 型步態

走路時兩腳向內交叉，狀如剪刀，兩膝相碰，步幅短小，足尖常踏地而行。該步態常為腦部疾患所致，是大腦性癱瘓或脊髓疾病引起的不全癱瘓的一種表現。

(5) 震顫麻痺步態

又叫前衝步態、慌張步態。起初表現為走路時身體前傾，起步動作緩慢落地如踩腳，呈小碎步樣，後逐步加快，頭與軀幹前屈，膝關節稍屈曲，缺乏上肢的動作協調，似前衝狀態，難於立即止步，其狀如逃跑。這是震顫麻痺病、各種原因引起的以震顫麻痺綜合症以及彌漫性腦動脈硬化為特徵的疾病的表現。

(6) 偏癱步態

又稱劃圈步態。步行時病側上肢屈曲，大腿與小腿均伸直，擺動動作消失，患腳向外拋，呈畫圓弧狀，每步均不超越健肢落足點，常見於腦血栓、腦出血等中風病症。

(7) 腳步重、雙目落地步態

患者步行時雙目注視地面，步幅寬大，舉足過高，踏地有聲。自覺兩腳落地如踩在棉花上，鞋子掉了也不覺察。閉目或在黑暗中行走困難或不能行走，這多為脊髓疾病所致。

(8) 走路高抬腿步態

患者下肢無力，足尖垂下，因而走路時為使足尖離地須抬高下肢，猶如涉水狀，這是患多發性神經炎的表徵。

(9) 外八字步

是指站立時兩下肢輕度外旋，雙足不能完全併攏，呈「外八字」，行走蹣跚，尤其是在快步或跑步時，則呈跳躍狀，酷似舞臺上那怪模怪樣的「卓別林步態」，看上去滑稽、可笑。這種症狀多由長期肌肉注射導致臀肌攣縮症引起。

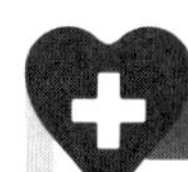

健康小鏈接

想要讓寶寶有個強壯的身體及骨骼，均衡營養、運動是最有效的方法，很多家長買了許多加強骨骼功能的營養品、補給品，效果卻不如多運動及補充充分的營養。專家特別建議家長，捨棄昂貴的營養品，回歸到最自然的方式，就可以讓孩子擁有健康的體魄。

(1) 避免跪坐

一些正在學爬或是學走路的小朋友，可能會有爬一爬就坐起來的狀況，小朋友跪坐時，他的腳大多成外翻狀，這時候家長最好儘量幫寶寶移動腳形，幫他回復到正常的狀態，不過還是儘量避免讓他跪坐比較好。

(2) 儘量避免趴睡

雖然沒有證據證實趴睡會對寶寶的腿形造成不良的影響，但是當寶寶趴睡時，會讓腳踝呈內翻或外翻狀，長時間下來，也可能影響他的腿形。

111．慢性疲勞正在消耗你的生命

可能你有這樣的體會，有時候會覺得特別疲勞，但又查不出有什麼病。遇到這種情況，不妨從以下四個方面找一找原因。

(1) 看自己喝酒是否量太多。研究證實，因飲酒過量會使身體感到疲乏。

(2) 回想一下自己最近的心境是否良好。因為受到挫折、情緒不佳，對工作和生活缺乏興趣和希望，會使身體感到疲勞。

(3) 最近工作和生活節奏是否太緊張。因為人處在有壓力的緊張狀態時，身體消耗的能量相對多一些，人會感到疲勞。

(4) 是否缺乏運動。腦力勞動者很少參加運動，會使身體感到疲乏。

但是在不屬於上述原因的情況下，週期性疲勞很大程度上預示著身體某些部位患有疾病。

疾病信號早知道

(1) 心悸、胸痛、呼吸短促，有一種莫名其妙的恐慌。可能是心臟有毛病。

(2) 莫名的哭泣和自信心的喪失或減弱。可能是由於攝入人體內的化學物質的不平衡而引起的抑鬱症。

(3) 疲乏：往往是貧血病、水和電解質代謝紊亂和內分泌紊亂，營養障礙、缺氧、惡性腫瘤、結核病、鋅、鉛、汽油中毒的先兆症狀。

(4) 止不住的口渴。可能是糖尿病。

(5) 頭痛、頭暈、愛吃甜食、心跳加快，精神不定。這是低血糖的緣故。

(6) 體重上升，臉、手、腳發腫，皮膚乾燥，忍受不了寒冷，肌肉酸痛。可能是甲狀腺機能減退。

(7) 體重下降，易激動，心跳加快、失眠，出汗過多，全身肌肉軟弱無力，這預示著甲狀腺機能亢進。

(8) 鼾聲過大，做夢時呼吸急促，醒來後感到胸悶，這是呼吸道堵塞，需防窒息。

健康小鏈接

破解疲勞症之謎：

隨著社會生活節奏的提速，競爭壓力的加重，人們的神經越繃越緊，大量的思考使得大腦常處於超負荷的運轉狀況中。大腦是個耗氧、吸收營養的大戶，只佔體重百分之二的大腦，卻需要全身百分之二十五的氧氣、百分之二十的血液和百分之二十五的養分。腦細胞最活躍，它控制著人體的各個器官、系統的活動，調節各細胞的代謝，所以腦細胞的消耗比體力消耗更耗費能量。

如果精神過度疲勞，神經就會經常處於亢奮狀態或休眠狀態。隨著現代化程度的不斷提高，人們大量用腦，又常常忽視身體鍛鍊，疲勞的腦細胞得不到充分的休息和充足全面的營養，時間一長，就會導致疲勞症。

112．身體發熱病症分析

人體內有體溫調節神經中樞系統，發熱，有時僅是體溫調節神經中樞失調而出現的單純性發熱，但發熱常常是某些疾病發生時或疾病發展過程中伴隨出現的症狀，也即是病邪與人體的免疫抵抗力（正氣）鬥爭的一個外在表現。

疾病信號早知道

下面是身體發熱可能出現的幾種疾病：

(1) 上呼吸道感染

發熱伴有咳嗽和胸痛，則可能患有普通感冒、流行性感冒、咽喉炎、氣管炎等上呼吸道感染疾病。體溫一般為 38℃～40℃不等，進行對症治療和適當休息即可恢復。

(2) 大葉性肺炎

多見於青壯年人，發熱伴有咳嗽和胸痛，表現為高熱和胸痛。有些患者會出現噁心、腹瀉、嘔吐、上腹疼痛。

(3) 腦炎

急性化膿性腦炎和流行性 B 型腦炎都有發熱症狀，且伴有頭疼。

(4) 敗血症

起病急，高熱、惡寒、反覆寒顫。

(5) 細菌性食物中毒

發熱伴嘔吐、腹瀉、腹痛。發病急，患者可能吃了變質的食物。

(6) 病毒性肺炎

發熱伴有咳嗽和胸痛，且食慾減退，全身乏力，一般症狀較輕，但缺乏免疫力的患者症狀較重。

(7) 腸結核

發熱伴嘔吐、腹瀉、腹痛。本病發病緩慢，可有低度和中度發熱，可出現消瘦、食慾不振、盜汗、全身衰弱等症狀。腹瀉一日數次，也可有腹瀉和便秘交替出現的現象。

(8) 關節炎

發熱是風濕性關節炎和類風濕性關節炎的發病信號，同時伴有關節疼痛和皮膚損害、低熱或中度發熱、全身乏力、體重減輕，多見於青少年。

(9) 水痘

是兒童常見的由病毒引起的急性傳染病，低熱或中熱，伴皮疹、頭痛、腹瀉、咳嗽、流涕、食慾不振等。

(10) 猩紅熱

發熱常是猩紅熱的信號，起病較急，中度發熱或高熱。猩紅熱是一種溶血性鏈球菌所致的急性傳染病。

(11) 急性細菌性痢疾

發熱伴腹瀉、腹痛、嘔吐。本病多發於夏秋季節，起病較急，常有不潔食史，腹瀉每天可達十多次或數十次。在流行季節出現高熱、神志不清、腹瀉者可懷疑是此病，應及時檢查治療。

(12) 風疹

是由風疹病毒引起的一種症狀較輕的急性傳染病，低熱或中度發熱，伴流涕、皮疹、咳嗽、食慾不振。

(13) 痲疹

中熱或高熱，伴皮疹、流涕、咳嗽、食慾不振。

(14) 急性粟粒性肺結核

多發生於青少年，發熱伴有咳嗽和胸痛，是肺結核病中的一種常見類型。急性發作，體溫在 38℃以上。

此外，如週期性發熱可能是瘧疾、結節性脂膜炎、回歸熱、波狀熱、鼠咬熱等疾病信號；長期高熱可能是急性細菌性心內膜炎、惡性腫瘤、阿米巴肝膿腫、急性腎盂腎炎、腎周圍膿腫等疾病信號；長期低熱可能是結核病、病毒性肝炎、慢性感染等症的信號。

人的正常體溫應該是多少？

健康人的正常體溫相對恒定，口腔溫度（舌下測溫）約為36.3℃～37.2℃。直腸內溫度一般比口腔高約0.3℃～0.5℃，腋窩溫度比口腔低約0.2℃～0.4℃。

不同個體的正常體溫略有差異，少數健康人的口腔溫度可稍低於36.3℃或稍高於37.2℃，正常晝夜體溫亦有些微偏差。

113．怕冷因何種病而起

冬天對於生性就怕冷的人來說就很「難過」。的確，穿著很厚的衣服還感覺心裏冷得直哆嗦，縮手縮腳的滋味不太好受，發生這種狀況的女性多過男性，其中不乏年紀輕輕的女性。實際上，這可能是疾病所致。

疾病信號早知道

到底是什麼疾病導致了你身體怕冷？

(1) 甲狀腺素低

甲狀腺素是由碘和酪氨酸為主要原料，經甲狀腺合成分泌的激素，具有產熱效應，能加速人體內組織細胞的氧化過程，增加熱量；甲狀腺素又能使人體的基礎代謝率提高，皮膚的血液循環加快，從而產生體熱抵禦寒冷，所以甲狀腺素分泌多的人不太怕冷。如果肌體長期缺碘，合成甲狀腺的原料就會不足，肌體的禦寒能力也會因此而降低。碘主要由含碘食鹽和食物供給。因此怕冷之人除了保證一定的食量，攝入充足的熱量外，還應多吃含碘豐富的食品，如海帶、海蜇、蝦皮及海魚等。

(2) 鐵元素缺乏

鐵是製造血和蛋白的重要原料，血和蛋白擔負著肌體氧的運輸代謝功能。若膳食中缺鐵，加之婦女月經導致鐵的流失，則易患缺鐵性貧血，致營養素得不到充分氧化，產熱不夠就易感到冷。

健康小鏈接

讓你升溫的幾種食物：

(1) 肉類

羊肉、牛肉因為含有蛋白質、碳水化合物及脂肪高，有溫中暖下、補氣活血之效。吃這些肉可使陽虛之體代謝加快，內分泌功能增強，從而達到禦寒的目的。

(2) 菜類

藕、胡蘿蔔、百合、山藥、南瓜、青菜、海帶、紫菜、海蜇、蛤蜊、大白菜、菠菜、玉米等，其中有的食物含有豐富的無機鹽，有的是含碘食物，可以促進人體甲狀腺激素分泌。

(3) 辛辣食物

辣椒、生薑、胡椒、咖喱等辛辣食物可以祛風散寒，刺激人的植物神經，促進血液循環，達到增加體溫的作用。

114．寒顫，小心潛伏的疾病

冷的時候打個寒顫，甚至冷得全身起雞皮疙瘩，這應該是每個人都出現過的情況，但是如果總是不停地打寒顫就可能是疾病的預兆了。

疾病信號早知道

「不寒而慄」可能會出現的疾病有：

(1) 大葉性肺炎

可先出現寒顫，隨之發生高熱，體溫呈稽留熱型。胸痛、咳嗽、咯鐵銹色痰等呼吸道症狀，多在寒顫和高熱之後出現。個別患者可無發熱，甚至體溫過低，此多見於休克型肺炎。

(2) 支氣管肺炎

發病急者可先出現寒顫再出現發熱，發病緩慢者可無寒顫，此時發熱多為漸升型。

(3) 亞急性細菌性心內膜炎

在高熱開始前可有寒顫，並多次反覆，在發生栓塞時此種現象更易出現。

(4) 急性細菌性感染

如膿胸、肺膿腫、丹毒、膽囊炎急性發作、門脈血栓性脈管炎、細菌性肝膿腫、骨髓炎等各種急性發熱性疾病，均先寒顫後高熱，繼而出現各種疾病特有的症狀。

(5) 手術寒顫

這種現象臨床較為常見，尤其是冬春季節，氣候越寒冷，寒顫反應發生率越高。手術後寒顫反應的發生多由於手術中體表暴露、皮膚消毒等引起散熱過多；術中失血；大量輸液輸血；手術時的緊張心理，使周圍血管痙攣收縮，影響回心血量和微循環；麻醉藥物進入肌體後，體表血管擴張，散熱增加，麻醉藥毒性反應致體溫下降。也有人認為麻醉甦醒過程中由於麻醉藥的殘餘作用，使大腦體溫調節中樞功能紊亂，導致寒顫發生。

另外，人們在生活中常常可以看到，有的患者在發熱前先出現寒顫，寒顫過後往往表現為高熱。這是因為多數患者的發熱是由致熱原所引起的。

所以在寒顫後出現的發熱一般都是高熱，多見於重症感染，應該積極做好治療和護理工作。

健康小鏈接

如何預防支氣管炎？

(1) 預防感冒

避免感冒，能有效地預防慢性支氣管炎的發生或急性發作。

(2) 飲食調攝

飲食宜清淡，忌辛辣葷腥。應戒煙及茶，因為吸煙會引起呼吸道分泌物增加，反射性支氣管痙攣，排痰困難，為病毒、細菌的生長繁殖提供了機會，使慢性支氣管炎進一步惡化。茶葉中含有茶鹼，能興奮交感神經，使支氣管擴張而減輕咳喘症狀。

(3) 適當休息

發熱、咳喘時必須臥床休息，否則會加重心臟負擔，使病情加重；發熱漸退、咳喘減輕時可下床輕微活動。平時應參加適當活動或勞動。

(4) 堅持鍛鍊

可根據自身體質選擇醫療保健操、太極拳等項目，堅持鍛鍊，能提高肌體抗病能力。活動量以無明顯氣急、心跳加速及過份疲勞為度。

115．讓不自主的震顫給你個信號

人們在生氣時常常會氣得直發抖，這是由情緒受外界刺激而引起的，屬正常現象。但是我們經常會看到一些老人不由自主地震顫，這其實是疾病的一種表現。

疾病信號早知道

哪些疾病會出現不自主的震顫？

(1) 動脈硬化症

症狀之一是手震顫，嚴重時還可發生頭部震顫。這是動脈硬化後導致的自主運動不協調。

(2) 帕金森氏症

一種椎體外系統損害性疾病，其表現是人在休息或情緒激動時抖得厲害，而伸手去拿東西時症狀反而減輕。行走起步困難，不易及時停步或轉彎，動作明顯變慢，因肢體肌肉僵硬而感到全身疼痛。病人長時間地獨自呆坐無表情，說話緩慢，吞嚥困難。

此外，糖尿病、肝病、甲狀腺機能亢進、腎臟病、多發性硬化症等均可出現震顫症狀。

健康小鏈接

帕金森氏症臨床表現起病緩慢，逐漸加重，但繼發性者症狀發展相對較快。其主要預防措施如下：

(1) 防治腦動脈硬化是預防帕金森氏症的根本措施，臨床上要認真治療高血壓、糖尿病、高脂血症。

(2) 避免或減少接觸對人體神經系統有毒的物質，如一氧化碳、二氧化碳、錳、汞等。

(3) 避免或減少使誘發震顫麻痺症的藥物。

(4) 加強體育運動及腦力活動，延緩腦神經組織衰老。

(5) 發現老年人有上肢震顫、手抖、動作遲緩等帕金森氏症先期徵兆時，應及時到醫院就診，爭取早診斷、早治療。

CHAPTER 19 手

手是身體中最複雜的部件，在身體的各個器官當中，沒有一樣部件能像手這樣在這麼小的空間裏裝下這樣多的東西。它用各種複雜的韌帶以及筋膜作為捆綁材料，幫助人們做許多事，因此手也很容易受真菌感染或受到意外傷害，引來很多疾病。

116．從指甲知疾病

指甲是人體健康的晴雨表，正常指甲紅潤含蓄，堅韌而呈現弧形，平滑而有光澤，指甲根部的甲半月呈灰白色。如果指甲形狀和顏色變異，表示人體可能罹患了某種疾病。

疾病信號早知道

(1) 杵狀膨大

指甲顯著地向上拱起，而且圍繞手指彎曲。指甲杵狀膨大可能表示患有氣腫、結核病、心臟血管病、潰瘍性結腸炎或肝硬化。

(2) 藍新月

指甲根部的新月形白痕若有一層藍暈，表示可能有下列病症中的任何一種：血液循環受阻、心臟病、雷諾氏症、手指和腳趾的血管痙攣，通常是由於曾受冷凍所致。但有時也與類風濕關節炎或自身免疫性疾病紅斑狼瘡有關。

(3) 匙狀甲

指甲中間下陷，整片指甲變成平坦或匙狀。這種指甲與缺鐵性貧血病、梅毒、甲狀腺障礙、風濕熱等有關。

(4) 琳賽氏指甲

指甲近甲尖的一半呈粉紅色或褐色，近甲狀表現的一半呈白色，這種指甲又名兩截甲，可能是慢性腎衰竭的一個跡象。

(5) 博氏線

指甲上出現橫溝，是表示營養不良或得了某種會暫時影響指甲生長的嚴重病症，如痲疹、腮腺炎、心臟病突發。

(6) 泰利氏指甲

指甲下面的皮膚大部分變成了白色，只剩下近指甲尖處的一小部分仍然呈現正常的粉紅色。這可能表示肝臟硬化。

(7) 黃甲徵候群

指甲生長速度減慢，而且變得厚和硬；呈黃色或綠色，成因包括慢性呼吸疾病、甲狀腺病或淋巴病等。

(8) 出血

指甲上如果出現一些縱向紅紋，是表示微血管出血，如果多條這種血線出現，可能預示患了慢性高血壓、牛皮癬或一種名叫亞急性細菌性心內膜炎的致命感染。

(9) 不規則凹點

很多牛皮癬病人有此現象。

(10) 成行的凹點

指甲的表面變成如打銅師傅捶成的銅器表面，有時是因為患了簇狀禿髮症所致。這是一種醫學界還不甚瞭解的身體免疫病，會造成頭髮部分或全部脫落。

(11) 褐斑或黑斑

這種色斑，特別是那種指甲擴展到周圍的手指組織的，可能是表示患了黑色瘤。它們也許是單一的一大塊，也可能是一堆小斑點，最常見的出現地方是拇指和大腳趾。

健康小鏈接

平常如何保護指甲？

(1) 儘量減少直接以指甲接觸東西，或將指甲當作工具來使用，以指腹代替指甲，減少傷及指甲的機會。

(2) 保持手部乾燥，在乾燥的情況下病菌不易生長，感染的機會就會減少。

(3) 減少接觸各種刺激物，如肥皂、有機溶劑等。如果必須要接觸刺激物，盡可能戴保護性的手套。

117．你了解手顫嗎

人們常常見到有些老年人兩手抖個不停，甚至進餐時也不能將飯菜準確地送到嘴裏。那麼老年人手顫是怎麼回事呢？是不是有某種病在搗亂？

疾病信號早知道

經試驗證實，手顫確實是疾病的表現。

(1) 動脈硬化症

老年人患動脈硬化，可導致自主運動不協調，症狀之一就是手顫，嚴重時還可發生頭部震顫。應針對動脈硬化的病因治療及對症處理。

(2) 中腦病變

老年人中腦發生病變時，可引起震顫麻痺，以手震顫最為明顯。治療上宜用抗膽鹼能藥物。

(3) 小腦病變

小腦的主要功能是維持人體活動的協調穩定，一旦發生病變，易發生「意向性震顫」，難以完成特定的動作，如舉杯進口時，手抖得厲害，還伴有走路蹣跚、說話口吃等，服用苯海拉明等藥物可改善症狀。

(4) 書寫性震顫

主要表現為握筆寫字困難，但從事其他手部精細動作時手並不顫。一般認為這種情況是由於大腦皮層功能失調所致。

健康小鏈接

手顫是動脈硬化的病徵之一，酒能活血化淤，多飲可防動脈硬化嗎？

每日飲 40 度的白酒三十毫升以下或葡萄酒一百毫升以下，的確可以活血化淤，減少冠心病的發生。但酒是高熱能飲品，每克酒精可產生七千卡的熱能，是米和麵的二倍多，是雞肉的七倍。酒精在體內產熱供能，攝入體內的其他食物就會轉化成脂肪，並促進膽固醇的合成。酒精不但增加維生素的利用和排泄，還阻止維生素的吸收。另外，酒在體內不完全氧化時，可產生有致癌作用的乙醛，促進癌症的發生。有肝病者，乙醛可與肝炎病毒的致癌作用疊加，其癌症發生率是正常人的五百倍。

118．手心發熱給你的提醒

人的手腳有一定的溫度是正常的現象，如果在體溫並沒有上升的情況下，而自覺手心發熱，甚至有手心冒火的感覺，就要警惕身體已經亮起了紅燈，此時要謹防四種疾病的出現。

疾病信號早知道

下面是手心發熱可能出現的四種疾病症狀介紹：

(1) 肝病

病毒性肝炎（B 肝等）、肝硬化、慢性膽道感染等，均可能有手心發熱現象。這些病一般還伴有食慾不振、消瘦、乏力、腹脹、肝區隱痛、失眠等。肝功能或肝炎免疫學檢查通常能查出病情。

(2) 肺結核

為最常見的手心發熱原因，特別是青年人，同時伴有盜汗、乏力、咳嗽、精神萎靡不振等。照胸片或化驗檢查一般可以發現病變的存在。

(3) 結締組織疾病

風濕熱、系統性紅斑狼瘡、類風濕性關節炎等雖可引起手心發熱，但發生率不高，而且一般伴有明顯全身發熱症狀。

(4) 慢性腎盂腎炎

大多數中青年女性，慢性活動期一般有持續性或間歇性手心發熱，或伴有全身發熱。仔細回憶在當時或以前有腰酸、乏力、尿頻、尿急、尿痛等症狀，尿液檢查能發現異常。

健康小鏈接

如果手心發熱可能是肺結核的前兆，那麼如何預防肺結核呢？

(1) 不隨地吐痰，事情雖小，對預防結核病卻關係極大。應該把痰吐在衛生紙裏，經過高溫或藥物消毒後，再倒進廁所裏，這樣就消除了痰的傳染性。

(2) 兒童時期接種卡介苗，是預防結核病的有效手段。有效的卡介苗接種對人群的保護力可達百分之七十五以上。按時進行卡介苗的復種，可以使免疫力強化。

(3) 培養良好的衛生習慣是預防結核病的有效方法。房間要經常通風換氣，保持空氣新鮮。應注意勞逸結合，要有足夠的營養和睡眠，還要有適當的戶外活動和體育鍛鍊，這樣可以增強體質，提高抵抗力。

119．手指麻痛是健康的大敵

手指的感覺神經是由頸段脊髓分出神經根，在頸腋部組成臂叢神經，再分橈神經、正中神經、尺神經等通過上臂和前臂，成為末梢神經分佈到手和手指。當手指出現麻痛時，很可能就是這些部位出現了疾病。

疾病信號早知道

手背麻痛意味著哪些疾病？

(1) 正中神經損害

前臂和上臂的正中神經因外傷、腫大或受壓後，常會引起掌面、大拇指、食指、中指麻痛。尤其是腕部最易受損傷或受壓，醫學上稱為腕管綜合症。

(2) 橈神經損害

上臂外側中下段的橈神經也較易受損傷，出現大拇指、食指的背面麻痛及手指、手腕下垂。

(3) 臂叢神經損害

在腋窩部或頸前部的病變或損傷，可引起尺、正中、橈神經全部或部分損害的混合症狀。

(4) 頸椎病

頸椎肥大增生或頸椎間盤變性突出等壓迫頸部神經根或頸髓，可以引起單側或雙側手指麻痛，並逐漸發展至上臂、前臂，甚至上肢活動障礙。右手指麻痛，可發展為整個胳膊到肩部都麻木疼痛難忍，握筆、織毛衣都困難，但當手下垂時，不用力則手指不發麻也不痛。這表示右上肢放鬆後即不受壓迫，病變還較輕。

(5) 末梢神經炎

手指末梢神經由於中毒、感染、維生素 B1 缺乏、手指供血障礙等原因，引起炎症反應，都可產生手指麻痛。大多兩手的手指同時發生，原因消除後常可恢復，口服或注射維生素 B1 或針灸等治療可促使恢復。

(6) 尺神經損害

前臂和上臂的尺神經受到外傷、壓迫、或患腫瘤時，可引起同側的小指和無名指麻痛及部分手指活動障礙。在肘後部的尺神經溝處比較容易受損傷或壓迫。多數在損傷後半年左右逐漸恢復，但如患腫瘤、完全斷裂或嚴重受壓後，常需手術治療。

健康小鏈接

如何保護好你的雙手？

手部常被人譽為女人的「第二張臉」，如果你想讓自己的玉手像臉蛋一樣容光煥發，那麼日常的保養是非常關鍵的。

(1) 洗

應用溫水或冷熱水交替使用。過熱的水使手的皮膚乾燥變粗，過涼的水又不能完全洗淨手上的污垢。

(2) 塗

塗護膚品時認真按摩雙手，可加速指甲生長，使手指變細，皮膚細嫩。

(3) 護

手部保養除了「洗」、「塗」之外，還應注意日常保護，不可將雙手置於陽光下暴曬，在夏天的時候，雙手的防曬工作一定要做到位。另外也要防止擦傷、燙傷等對手部造成的意外傷害。

CHAPTER 20

腳

從某種意義上説，腳比手更加重要，人要是沒有腳，就只能原地不動地故步自封，有一句俗語説的好：「腳一痛，渾身痛。」確實，腳能引發很多部位的症狀，如背痛、頭痛、小腿抽筋等。

120．警惕足部異常出現

足是人體的「第二心臟」，人體存在複雜的經脈系統，無論哪個器官或系統出現疾病，都會反映到足上。

疾病信號早知道

(1) 畸形足

內翻足，指足的內緣向上，外緣向下的狀態，由腓長肌麻痺時出現，見於偏癱、脊髓痨、腓神經麻痺，或脊髓灰質炎。外翻足，由於腓骨肌群攣縮而致足呈外翻位，即腓骨長肌攣縮致足外翻，而腓骨短肌的攣縮呈蹠屈外翻足，如趾長伸肌攣縮呈外翻勾足。扁平足，也叫「平底足」，由維持足弓的肌肉及其神經損害引起，也見於先天性。

大部分僅有變形而無症狀，有時步行後有疲勞感或荷重後出現疼痛，甚至於有輕度跛行，往往足部有壓痛點，主要見於肌病。

(2) 足部腐爛

指足掌部皮膚破損脹痛，傷口四周呈暗紅色，旋即迅速蔓延成片，狀似丹毒，伴有高熱頭痛、神志不清，繼之灼熱腫痛劇烈，皮膚上形成大水皰，潰破之後，流出淡棕色漿水。如果身熱逐漸消退，患處紅腫消失，腐肉與正常皮肉分界明顯，且在分界處流出稠膿的液體，為轉機之象；如果身熱不退，患處腐爛及腫熱繼續蔓延不止，為逆證，病情惡化。本病多因皮膚破損，接觸潮濕泥土，感染毒氣，毒聚肌膚；或因濕熱火毒熾盛，蘊蒸肌膚，致毒滯血凝、熱盛肉腐所致。

(3) 一側腳腫

屬於由靜脈血栓造成的靜脈回流受阻所致的疾病。

(4) 足背浮腫

久居潮濕的地方，引起足背浮腫，行走時感覺沉重。多為感受濕邪所致，可逐漸發展為腳氣腫脹。

(5) 足背腫脹

活動後加重，休息後減輕。多為脾虛水濕下注所致，也見於水腫病（腎炎）的初期。

(6) 足腫

婦女妊娠晚期出現腳部浮腫，漸及下肢，延至周身頭面，皮薄光亮，壓痕不易起，又稱為「脆腳」。多因平素脾腎陽虛，復因胎體漸長，氣機不暢，運化敷布失職，水濕氾濫，流於四肢所致。

(7) 凍瘡

足部皮膚初始為蒼白色，繼之出現紅腫，自覺灼痛或瘙癢，或有麻木的感覺。重者可出現大小不等的水皰，或起腫塊，皮膚呈灰白色、暗紅色，漸轉紫色，此時疼痛劇烈，或局部感覺消失。一旦出現紫血皰，必將腐爛，潰破後流膿流水，收口緩慢，待氣候轉暖時才能痊癒。多因遭受嚴寒空氣的侵襲、受凍時間過久，或嚴冬季節靜坐少動、氣血運行不暢，以致氣血淤滯所致。

(8) 兩足浮腫

按之凹陷，皮色光亮，為濕熱下注所致。

(9) 平板腳

指腳的跟骨橫臥，腳心突出，多提示體質衰變。

(10) 左右腳尖方向

俯臥時，左右兩腳尖向外轉時感到舒服、安穩，而向內側轉時感到難過（健康的人兩腳同時向外轉會感到難受，也放不穩），若見於左腳尖外轉型的人，提示可能左腿有病，或患有心臟病，且往往是左心有病；若見於右腳尖外轉型的人，提示右側腎臟和心臟有病，且頸部容易生淋巴結核。俯臥時左右兩腳尖長短不一，提示可能易患感冒和胃病，女性還易患痛經。

(11) 腳尖形態

仰臥時，腳尖向前伸得很長，即腳尖不向軀幹方向收，只是向前伸（健康的人腳尖可向軀幹方向收），提示肺彈性不良，容易患肺氣腫；兩腳掌不能正常合到一起的女性，提示容易患痛經、難產、子宮癌、不孕症、子宮肌瘤、子宮轉位、性功能減退等婦科疾病；一隻腳倒向外側，易患同側腋下淋巴腺腫脹；若兩腳尖向外張開，容易患盜汗。

健康小鏈接

足部護理：

(1) 鞋子的選擇

試新鞋時，必須注意下列幾點。鞋是否緊貼足跟？穿上鞋後，各足趾能否自如活動？如果不能，鞋就太緊了。穿上鞋後，有沒有夾腳的感覺？鞋能否完全承托足底弓？

(2) 每天洗腳

每天都應該洗腳，並換上乾淨的襪子。洗腳時要先用溫水洗，然後以冷水沖洗，徹底抹乾，撲上爽身粉，趾縫間尤其不可忘記。穿乾淨襪子前，也應先撒些爽身粉到襪子裏。

121．怎樣以足掌辨疾病

人體內臟與體表官竅的聯絡是以經絡為通道的。足掌與人體中的許多經脈有著密切的聯繫，觀察足掌的資訊，可瞭解全身各臟腑器官的病變情況。

疾病信號早知道

(1) 腳掌紋路十分明顯，患有抑鬱症的徵兆；五個趾甲都翹起，為精神壓力過重的徵兆。

(2) 足部濕氣

指腳丫潮濕，劇癢難忍，常常搓至皮爛疼痛，流出血水，其癢方止，但至第二天又癢，多年難癒。重者腐爛疼痛，足趾浮腫，流膿淌水，臭味難聞，行走不便，稱作「臭田螺」，又叫作「爛腳丫」，多因濕熱下注，水液浸漬所致。

(3) 足底疔

指足掌中心生疔瘡，開始無痛，麻木作癢，繼之發熱疼痛，紅腫明顯。隨著腫勢的擴大，疼痛劇烈而呈搏動性，其痛連心，繼之膿出，黃白黏稠，逐漸腫退痛止，多由臟腑火毒凝結所致；針頭、竹木等刺傷，感染毒氣，阻於皮肉之間，留於經絡之中，也是誘因。

(4) 雞眼

指足生老繭，根陷肉裏，頂起硬凸，疼痛，妨礙行走，又稱「肉刺」，多因穿窄鞋遠行，或走崎嶇道路傷及血脈所致。擦傷在足跟旁的，形似棗栗，腫起色亮、化膿，稱作「土栗」，多因擦傷後風熱邪毒外襲所致。

(5) 腳後跟部的鞋底磨損明顯減少的人

提示其輸尿管、膀胱壁有病，且左右鞋底與左右側輸尿管、膀胱壁的病變相對應，這種人不能仰臥，夜尿多，易尿床。

(6) 皸裂瘡

即足底皮膚枯燥裂開疼痛，多因摩擦、壓力、破傷和浸漬所致。

(7) 鞋底腳後跟外側明顯磨損的人

提示腎臟有病。其中，左腳後外側鞋底明顯磨損的人提示左腎有病；右腳後外側鞋底明顯磨損的人提示右腎有病。

(8) 兩足脛腫大

按之凹陷不起，下肢重著無力，見於腳氣病，多由於寒濕下阻，或由於脾陽不振，水濕之邪襲入經絡，壅遏氣血，不得疏通所致。

(9) 乾腳氣

足脛枯燥，皮膚粗糙，伴有掣痛麻木，食減便秘，小便黃赤，時作乾嘔，由風熱偏盛，損傷津血所致。

健康小鏈接

腳出汗怎麼辦？

不管暑熱冬寒，許多人雙足都會大量出汗，特別是日常工作的辦公室或工廠通風設備欠佳，就更易出腳汗。如雙足出汗過多，可以早晚用肥皂和溫水洗腳，但是太熱的水反而會刺激汗腺分泌。用溫水洗過腳後，需再在冷水中浸泡一會兒。洗淨後，要用粗毛巾把腳徹底擦乾，敷上收斂劑（粉劑或防臭噴霧劑均可）。腳部也可塗上大量火酒或甲醇酒精，也與收斂劑有同樣功效。收斂劑或酒精乾後，再輕輕在腳上撲些爽身粉或收斂腳粉。

雙足多汗的人，每天至少要換兩次襪子，下班回家後，應該換上舒適的拖鞋或軟底鞋。

雖然汗液本身並無氣味，但皮膚上總有些細菌，因此雙足出汗會散發難聞的氣味。如果所穿的鞋密不透風，尤其是塑膠或橡膠鞋面的，更使足部難以透氣，腳臭的程度就更加厲害。夏天改穿涼鞋，可以免除此弊。將浸過藥水的鞋墊放入普通鞋內，也有除臭作用。此外，含有活性炭的鞋墊，也能吸去臭味。

122．怎樣以足紋形態辨疾病

足皮紋包括各足趾及拇趾球區，如果紋出現異常，那就要警惕身體某種疾病的爆發。

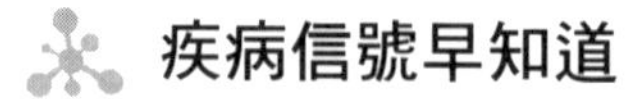

疾病信號早知道

(1) 足拇趾端花紋，男性多見腓側箕形紋，女性多見簡單弓形紋，視網膜色素變性。

(2) 足底拇趾區呈現弓形紋，為智慧發育不全者；有的女子鬥形紋在八個以上，性功能不全；有的男子弓形紋增多，為性功能不全。

(3) 足拇球區可見大的鬥形紋和大的遠側箕形紋，可能為先天性卵巢發育不全綜合症。

(4) 女性病人的足拇球區遠側箕形紋明顯高於健康的人，可能為視網膜色素變性。

(5) 足底花紋明顯減少，花紋強度也下降，甚至比三體綜合症和先天愚型還低，足拇球區各形真實花紋均低於健康的人，為愛德華綜合症。

(6) 足底花紋強度降低，足拇球區最常見的花紋為腓側弓形紋或「S」形腓側弓形紋，可能為三體綜合症。

(7) 一側上肢或雙側上肢麻木，多表現為手指麻木、神經根型的頸椎病。

(8) 女性腳拇趾腹側皮膚有網狀粗紋，且有針孔狀損害，可能患有性腺內分泌失調各種症狀（如月經不調、性慾減退等）。

如何選用合適的鞋？

(1) 選用圓頭鞋

不管你是買平底鞋還是高跟鞋，請選擇那些圓頭的，而不要選擇那些會使腳畸形的尖頭鞋。

(2) 穿後跟有搭扣的鞋

為了得到一雙足夠大的鞋，你可能不得不買一雙足跟處稍大的鞋。

(3) 買一雙有著可調的後跟搭扣的鞋

這樣鞋就能有充足的空間容納腳趾，並且只需扣緊搭扣就可以防滑。

(4) 使用後跟墊

如果你有一雙可愛的平底皮鞋，它的大小正好與腳趾相配，但只是後跟有點滑，你可以用後跟墊，以解決難題。

123．怎樣以足踝辨疾病

人體全身的重量，都靠雙足來支撐，因此雙足的負擔是頗重的。為了承托起人體的重量，足部必須健康，尤其是足踝。足踝如果出現了問題，就預示著你身體出現了疾病。

疾病信號早知道

(1) 踝部水腫，伴有局部起病的上行性紫癜，且瘙癢劇烈，瘙癢性紫癜，又稱為播散性瘙癢性血管皮炎。

(2) 脛骨和腓骨間隔過寬的一側，腳腕運動困難，該側腎臟有病。

(3) 腳腕粗大多見於腎病。右腳腕粗的人提示右腎有病，這種人面色紫暗，與靜脈受阻有關，常因右心有病所致；左腳腕粗的人提示左側腎有病，此種人面色紅潤，與動脈系統有關，是左心有病的顯示，易患動脈硬化等疾病。

健康小鏈接

休閒時的足部保健：

(1) 在戶外可以堅持走石子路，每天兩次，每次二十～三十分鐘，直到腳底板發熱為止。

(2) 晚上我們在看電視的時候，可以把腳搭在對側的膝蓋上，輕輕地揉一揉腳掌，讓腳掌有酸脹的感覺，這樣能很好地解除疲勞。

(3) 在家庭裏做足底按摩還可以通過一些簡易按摩器具進行，比如說按摩墊、步道等，這些器具一般在商店都可以買到。

(4) 洗腳不僅要「洗」，而且還要「搓」。

124．怎樣以腳趾辨疾病

腳趾紅潤飽滿、有彈性是健康的表現，那麼怎樣以腳趾辨疾病呢？

疾病信號早知道

(1) 腳趾開始腫脹，然後逐漸向膝上延伸，多半為心臟病的徵兆；腳和臉部都浮腫，是腎病的徵兆。

(2) 腳趾從側面看，第二趾、第三趾的關節曲起，提示可能會有胃腸疾病。

(3) 腳趾腹側呈現不自然的凹凸，多為藥物使用過多所導致。

(4) 小趾側鞋底磨損明顯的人心臟有病，而且多是心室有病。其中，左小趾側鞋底明顯磨損的人為左心室有病；右小趾側鞋底明顯磨損的人為右心室有病。

(5) 錘狀趾（鷲趾或爪趾）表現為足的前部出現變形，呈尖足，足趾第二趾節極度背屈，末節蹠屈，多伴有跟骨內翻變形，可見於肌肉病的蹠肌與骨間肌萎縮、脛神經麻痺、面偏側肥大症，或急性脊髓灰質炎。

(6) 足小趾細小皮薄者，腎氣多衰。

健康小鏈接

中藥泡腳是在適度的溫水中摻入某些中藥藥液，以達到疏通經脈、促進血液循環的作用，有時還能治療某些疾病。

針對專業足藥浴配方難以掌握的特點，專家們還推薦了兩種簡單的改善足部血液循環的足藥浴配方。

(1) 生理鹽水泡腳

將生理鹽水對到百分之二十的濃度，並把水溫調到你的腳能耐受的程度，將雙足浸泡於水中。如果有條件，可以早晨泡一次，晚上泡一次。

(2) 花椒或芥末泡腳

在熱水裏，放少許花椒，或者放少許芥末，雙足泡入溫水中。花椒、芥末可以多次使用。

125．怎樣以趾甲識疾病

正常的趾甲光滑、半透明、亮澤、略顯弧形是健康的象徵，如果趾甲出現異常，那就是疾病的表現。

疾病信號早知道

(1) 爪甲乾枯脫落，與十二指腸球部潰瘍有關。辨證為肝氣犯胃的十二指腸球部潰瘍病人，症狀嚴重發作時，雙足大拇指甲內側顏色發生改變，趾甲增厚乾枯，用手可剝落，但無疼痛不適，爪甲乾枯無光。每逢冬季發病時都有類似的爪甲榮枯改變。潰瘍病緩解後，爪甲亦恢復正常。故以為爪甲的榮枯變化，是潰瘍病發作的體象。

(2) 脫疽，指足趾四周的皮膚由紫變黑，逐步蔓延，漸致腐爛，流出敗水。潰處肉色不鮮，氣味劇臭，疼痛異常，晨輕夜重。腐爛蔓延至五趾，逐漸致關節壞死，自行脫落，瘡面久不收斂。多由於嚴寒涉水、寒濕交浸，以致寒凝絡痹、血行不暢、陽氣不能於足所致；或由於過食膏粱厚味、辛辣之物，致火毒內生、侵襲於足所致；或因為房事過度、邪火灼傷、水虧不能制火等，以致火毒內生蘊結、筋脈阻塞、氣血凝滯所致。

(3) 趾甲有縱行條紋，表示人體處於極度疲勞狀態，身體機能低下，容易患病。

健康小鏈接

嵌甲是指趾甲（一般是拇趾）前端的兩角或兩邊向肉內生長，插入兩側的皮膚內引起嵌入皮膚處發炎，趾甲的兩側緣疼痛等。多數是因為鞋子太緊，可能還有細菌感染。

應注意加強自我護理：在趾甲前端中央處剪一個V字形的切口，以減輕趾甲兩邊插進皮內的壓力。拿小塊紗布浸入酒精後，塞在趾甲角下，每天兩次。

若患處化膿或出血或在家護理無效，而且疼痛加劇，醫生會給患者消毒藥膏塗敷患處。可能安排患者每天換敷趾的藥。如趾甲有感染，醫生可能使用抗生素。如病情持續，可能動一次小手術。

平時剪趾甲應橫平剪，避免穿太緊的鞋，不要挖趾甲兩側、清除死皮等。

5 PART

身體私密自查新知

CHAPTER 21

女性生殖器

女性生殖器的外形像一朵含苞的花蕾。花蕾上首先是陰毛，也是花兒四周的葉子，是房子四周的草地，濃密的葉子上，是圓鼓鼓的「陰阜」。「大陰唇」是靠近大腿內側的兩片隆起的花瓣，起自陰阜，止於會陰，分開它，裏面是兩片更纖細的花瓣一小陰唇，然後是柔軟的球球一陰蒂，接著是尿道外口、陰道口和會陰。

陰道炎、瘙癢、尿道炎、痛經等，都是由於它帶來的疾病，但同時也可以通過它的異常現象發現其他疾病的存在。

126．白帶見證了女人的健康

白帶是女性陰道分泌的少量黏液狀物質，猶如白色透明的雞蛋清樣，既無味，又無刺激性。有些人把白帶視為見不得天日的淫穢之物，也有的已婚婦女把正常的白帶當成病態，感到焦慮和惶惑，其實白帶也和月經一樣，是女性的一種正常生理表現。但是如果白帶出現異常，那就要注意一些婦科疾病了。

疾病信號早知道

白帶是婦科疾病的警示器:

(1) 炎症感染

陰道滴蟲感染引起的滴蟲性陰道炎，白帶可呈淺黃色或膿性，並帶有泡沫，常伴有外陰或陰道搔癢。黴菌性陰道炎的白帶為白色、黏稠、乳酪狀，常緊貼於外陰和陰道壁的黏膜上，且合併外陰及陰道奇癢，甚至需要不斷搔抓。非特異性感染所造成的白帶增多，常見於老年陰道炎，白帶為黃色、膿性，有時還可帶少許血絲，伴有外陰灼熱感。這是由於卵巢分泌的雌激素水準低落，造成陰道上皮細胞變薄，所含糖原減少，陰道酸度減弱，因缺乏自潔作用，而易發生炎症感染。除老年婦女外，經手術切除卵巢或放射治療以後，也可發生這種疾患，稱萎縮性陰道炎。幼女因缺乏雌激素的保護，由於同樣原因，也常發生外陰炎、陰道炎，表現白帶增多。

(2) 慢性子宮頸炎或子宮頸糜爛

慢性子宮頸炎或子宮頸糜爛的患者，白帶量甚多，常呈黃色且夾雜有大量的子宮頸黏液。由於盆腔充血的結果，盆腔炎患者也可出現白帶增多，甚至呈膿性的情況。

(3) 腫瘤

屬婦科範圍的腫瘤中能表現白帶異常者，最常見的是子宮頸癌。早期僅有黏液樣白帶增多，晚期因為腫瘤組織壞死、分解，除白帶量增多外，還伴有明顯的惡臭。此外，輸卵管癌早期症狀中，最易引起人們注意的就是有大量清水樣白帶。黏膜下子宮肌瘤繼發感染壞死時，出現大量血性或膿性白帶，也可有極大臭味。子宮癌晚期常具有血性或膿性白帶，也可有極大臭味。但無明顯腹痛。這些腫瘤多發生於中、老年婦女中。

(4) 異物

幼女由於無知將異物放入陰道，而引起白帶增多者，在臨床並不少見。進行陰道或腹部的手術時，如有紗布或棉球遺忘在陰道內，亦可引起大量膿性白帶，久而有臭味。也可刺激局部，發生炎症反應，出現大量白帶。

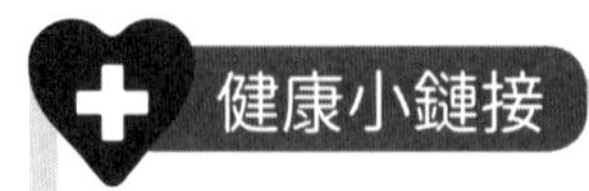

白帶異常者要注意的事項：

(1) 飲食

飲食忌生冷、刺激性、酸性食物，如筍絲、鹹菜等或高單位維生素C等。

(2) 睡眠

睡眠要充足，勿失眠、熬夜。

(3) 性生活

嚴重時須帶保險套。

(4) 局部清潔

① 嚴重時一天溫水局部沖洗三次，白天用衛生護墊（勤換），平時每天須早晚沖洗二次，並持續半年，以防復發。

② 盡可能使用淋浴，避免盆浴、公共浴室的大眾池或浴巾，以防感染。

③ 勿隨便在陰道附近敷用藥膏、噴劑或清潔液。

(5) 衣褲

① 勿穿緊身衣褲，宜穿棉質內褲，勿引起局部濕熱。

② 內褲單獨洗並曬太陽或消毒。

③ 嚴重時晚上只穿寬鬆褲子睡覺。

(6) 精神上

精神上勿焦慮、疲倦、情緒不平衡、生氣。

127．痛經掩蓋的毛病

你可能沒有想到全球有百分之八十的女人和你一樣每月被痛經困擾，而且其中超過一半和你一樣屬於找不出原因，也無法徹底根治的原發性痛經。女性朋友對痛經帶來的痛苦往往束手無策，但很多人認為痛經是正常的，忍一忍就過去了，事實上，痛經也是很多婦科疾病的表現。

疾病信號早知道

導致痛經的疾病有哪些？

(1) 婦科疾病

如子宮內膜異位症、盆腔炎、子宮腺肌症、子宮肌瘤等，子宮內放置節育器（俗稱節育環）也易引起痛經。

(2) 內分泌因素

月經期腹痛與黃體期孕酮升高有關。

(3) 子宮頸管狹窄

使月經外流通道受阻，或流通不暢，從而引起痛經。

(4) 子宮發育不良

子宮發育不好時容易合併血液供應異常，造成子宮缺血、缺氧而引起痛經。

(5) 子宮位置異常

若婦女子宮位置極度後屈或前屈，可影響月經血流通暢而引起痛經。

(6) 精神、神經因素

部分婦女對疼痛過分敏感。

(7) 遺傳因素

女兒發生痛經與母親痛經有一定的關係。

健康小鏈接

治療痛經兩秘方：

(1) 處方：當歸十五克，白芍、牛膝、黨參、桂枝、甘草各十克，川芎、丹皮各六克，吳茱萸四克。

用法：藥研細末，經前七天每服三克，每日三次，經淨後停服。一個月經週期為一療程。

療效：服藥二療程，治癒率達百分之百。

(2) 處方：益母草（包煎）、紅糖各三十克。

用法：加水三百毫升武火煎十分鐘，分二次服，每日一劑。

療效：服藥一週，有效率達百分之九十

128．小心閉經所伴隨的疾病

少女如果超過十八歲還沒有來月經，或未婚女青年有過正常月經，但已停經三個月以上，都叫閉經。前者叫原發性閉經，後者叫繼發性閉經。有些少女初潮距第二次月經間隔幾個月，或一兩年內月經都不規律，兩次月經間隔時間比較長，都不能算閉經。這是因為她們的生殖器官還沒有發育成熟，卵巢的功能還不完善，屬於正常的生理現象。但是如果閉經出現的時間不正常，那身體可能就已經出現問題了。

疾病信號早知道

閉經可能出現以下疾病：

(1) 卵巢性閉經

由於卵巢疾病引起內源性雌激素缺乏而發生的閉經，稱卵巢性閉經。包括：

① 先天性無卵巢或發育不良。

② 卵巢破壞。如手術、放療、炎症或腫瘤破壞卵巢引起的閉經。

③ 卵巢腫瘤。有些可產生雄激素的腫瘤，通過抑制卵巢功能導致閉經；產生雌激素的卵巢腫瘤通過抑制排卵而導致閉經。

④ 卵巢功能早衰。四十歲以前閉經絕經者，為卵巢功能早衰，還伴有不同程度的更年期症狀。

(2) 子宮性閉經

由於子宮出現疾病而導致的子宮內膜缺血引起的閉經。包括：

① 先天性無子宮或發育不良。子宮形如結節，陰道缺如，可致原發性閉經。

② 後天性子宮內膜損傷。由於嚴重的產後感染、嚴重的結核性子宮內膜炎或放射治療，可引起閉經；人工流產時刮宮過度，使宮腔內形成瘢痕或粘連也會引起閉經。

③ 子宮內膜反應不良。因哺乳時間過長或長期服用避孕藥，使性激素長期缺乏，引起子宮內膜過度萎縮，可致閉經。

(3) 下丘腦性閉經

下丘腦疾病引起的閉經。包括：

① 精神神經因素。突然或長期的精神壓力，如精神緊張、恐懼、憂慮及環境改變、寒冷刺激等，都可引起神經內分泌障礙而導致閉經。

② 消耗性疾病及營養不良症。如嚴重肺結核、貧血及青年婦女的神經性厭食等。

③ 藥物抑制綜合症。如少數服用長效或短效避孕藥的婦女停藥後可發生閉經。

④ 腎上腺、甲狀腺、胰腺功能紊亂，也可通過下丘腦影響垂體引起閉經。

⑤ 其他疾病。如肥胖生殖無能、營養不良症、閉經泌乳綜合症、多囊卵巢綜合症、糖尿病等均可引起閉經。

(4) 腦垂體性閉經

腦垂體功能或腦垂體疾病引發的閉經。包括：

① 垂體損傷。由於頭顱損傷或顱內手術、放射、炎症等原因，使垂體損傷引起垂體功能減退，卵巢功能低落，導致閉經。

② 垂體腫瘤。是器質性病變中引起閉經的最常見原因，有的可出現溢乳。

健康小鏈接

閉經的原因很多，祛除病因是最有效的治療。對卵巢功能已經衰竭者只能用雌激素和孕激素替代治療。常用的治療方法如下：

(1) 祛除誘因

如消除緊張因素，合理安排工作、生活，增強營養，防止體重過輕，哺乳過久者停止哺乳，治療各種全身慢性病，停用避孕藥及其他可能引起閉經的藥物。

(2) 促性腺激素

適用於垂體功能低下引起的閉經。

129．月經量過少給你的提醒

月經週期基本正常，經量明顯減少，甚或點滴即淨，或經期縮短不足兩天，經量也少者，稱為月經過少，又稱經水澀少。一般認為經量少於三十毫升，相當於西醫月經不調中的月經稀少。

疾病信號早知道

月經少常為閉經的前驅表現，不僅如此，還是其他病症的先兆。

(1) 子宮內膜結核

子宮內膜被結核桿菌破壞，形成疤痕，月經量就減少。

(2) 子宮腔積膿

炎症破壞子宮內膜癒合形成疤痕，而使月經量少。

(3) 卵巢發育不全

在子宮內膜細胞中，有一類特殊的顆粒，稱為溶酶體，與月經血量和流血時間有關。若雌、孕激素水準高，溶酶體複合物形成良好，出血就較多，流血時間相應較長；相反，若卵巢發育不良，性激素產量低，溶酶體複合物形成不好，流血就少，流血時間也縮短。

(4) 先天性子宮發育不良

子宮很小，子宮畸形，只有很少量的子宮內膜脫落，從而導致月經量少。

(5) 已婚婦女可發生於刮宮術後

尤其是多次人工流產刮宮術後，造成子宮內膜外傷以致子宮腔發生粘連，輕者月經過少，重者可發生閉經。

(6) 節食減肥影響月經

正常月經的維持需要一定比例的脂肪，過分節食會造成軀體脂肪不足。同時，部分激素在體內合成需要一定量的蛋白質，過分節食可造成營養不良，影響激素合成，如果全身處於低雌激素狀態，就可表現為月經量過少，甚至引起營養性閉經。節食年齡越輕，受累越重，且不易恢復，造成永久性損害，卵巢、子宮及其他生殖器官都會萎縮，第二性症衰退。此外過分節食，個別婦女還會引起嚴重的情緒紊亂，表現為消瘦與閉經，即神經性厭食，嚴重者甚至危及生命。

健康小鏈接

如何判斷月經量的多少？

正常情況下，一次月經出血量約為六十毫升左右，低於三十毫升為過少，超過八十毫升為過多。怎樣知道自己的月經量是否正常呢？衛生棉可以幫我們的忙。一般來說，每個週期的用量不超過兩包（十片/包），如果超過三包，且每片都是濕透的，就屬月經過多；如果每次一包都用不到，而且每片的血量很少，就屬月經過少，這兩種情況都屬異常。

130．為月經量過多分憂

有的人每次來月經量很多，一般得持續好幾天，月經量如果過多就會導致因月經過多的貧血症，不僅如此，它還是其他疾病的「報警器」。

疾病信號早知道

月經量多預示的疾病如下：

(1) 全身性疾病

如血小板減少、凝血功能不良等出血性疾病可引起月經過多；肝病、高血壓、糖尿病等可影響雌激素排泄導致血管脆性增大，使子宮內膜增生而致月經增多；凝血障礙而導致月經過多；心功能代償不全患者，因靜脈淤血致月經量過多。

(2) 婦科疾病

常見的有子宮肌瘤，特別是子宮黏膜下肌瘤，即使是體積較小的肌瘤，也會引起月經過多。其次是子宮腺肌症和盆腔子宮內膜異位症。由於子宮內膜向子宮肌壁生長、子宮增大等因素，月經量往往較多。全身性因素主要是肌體處於高雌激素狀態時，引起單純性的月經過多。

(3) 子宮損傷

這種情況多發生於產後、人工流產後、置環後、紮管術後，在青春期一般無排卵性月經過多，屬功能性月經過多。

(4) 使用藥物不當而引起月經過多

如激素、抗凝血藥物等會造成一次性月經量過多。

因此，凡月經量多的女性，都要查找原因，以免造成慢性失血性貧血而危害健康。

幫你調適月經量的秘方：

烏骨雞湯

原料：烏骨雞一隻，當歸、黃耆、茯苓各九克。

用法：將雞洗淨，去髒雜，把藥放入雞腹內用線縫合，放沙鍋內煮熟，去藥渣，加入調味品後食肉喝湯，分二～三次服完。月經前每天一劑，連服三～五次。

作用：健脾養心，益氣養血。適用於氣血不足而致月經過少，經色稀淡，頭暈眼花，心悸怔忡，面色萎黃，少腹空墜，舌質淡紅，脈細。

131．可怕的陰道出血

陰道出血是許多女性經常遇到的問題，有的屬正常的生理範疇，比如月經，但有的是病理性陰道出血，它是身體疾病的一種表現。

疾病信號早知道

檢查陰道出血測疾病應從具體的情況著手：

(1) 婦女不規則的陰道出血

這種出血有兩種情況，如果是育齡婦女出現不規則的陰道出血，則應多考慮與妊娠有關的疾病，如流產、子宮外孕、葡萄胎等；絕經後婦女出現不規則的陰道出血，則多有患惡性腫瘤的可能。

(2) 長期持續陰道出血

多為生殖器官惡性腫瘤，如子宮頸癌、子宮內膜癌等。

(3) 月經週期不規則的陰道出血

多為功能性子宮出血，但應首先排除患子宮內膜癌出血的可能性。

(4) 月經量增多，經期延長但週期正常

大多數可能是因為子宮肌瘤、子宮肌腺症、功能性子宮出血等引起。另外，使用避孕環避孕的婦女也有可能經量增多。

(5) 陰道出血伴白帶

應多考慮為晚期子宮頸癌、子宮內膜癌伴感染。

(6) 同房後出血

同房後出血是指性交後有陰道出血，出血量常常很少，有時僅僅是白帶中混有一點血絲，醫學上稱為接觸性出血。這種出血常預示著某些疾病的存在。常見的疾病有子宮頸糜爛、子宮頸息肉、子宮頸管炎、子宮黏膜下肌瘤和陰道炎。最嚴重的是子宮頸癌，特別是子宮頸癌早期接觸性出血是唯一的症狀。所以出現有同房後出血的情況要及時去醫院檢查，以便及早發現子宮頸癌。即使確診，大多也為子宮頸癌早期，尚有手術時機。

(7) 行經期間出血

是說出血發生在兩次月經之間，歷時三～四天，血量極少時，大多為排卵期出血。

(8) 陣發性陰道出血

有原發性輸卵管癌的可能。

(9) 經前經後點滴出血

月經來潮前或後數日有少量血性分泌物，一般為卵巢功能異常，亦可能是子宮內膜異位症。

不規則的子宮出血應引起足夠的重視，如果出血過多可出現貧

血，嚴重時還可併發出血性休克，危及生命，但出血量少者可能為生殖道癌腫的一個早期症狀。為此，如陰道出血一定要到醫院進行檢查，找出原因，不能盲目治療，以免延誤病情，引起不良後果。

健康小鏈接

臨床上比較常見的疾病如尿道炎、血尿、陰道炎、痔瘡、腸癌初期等，起初只有少量的分泌物。女病人由於生理特點使然，往往與月經混為一談，因而失去警覺。不過內褲可以幫助人們及早發現疾病的蛛絲馬跡。
貼身內褲只要是棉布做的，具有穿著柔軟、舒適、散熱的特點就可以了。從顏色上來講，穿淺色或白色最為理想。這是因為淺色能反映出疾病分泌物的量，還能在內褲上顯示出分泌物的顏色變化，所以我們在選擇內褲的時候最好是選棉質淺色的。

132．外陰變白有病變

外陰變白係指女陰皮膚、黏膜營養障礙而致的組織變性及色素改變的疾病。當外陰皮膚發生某些疾病後，病區表皮過度角化，皮膚裏色素細胞減少顏色導致皮膚變白。由此可見，外陰變白是疾病的表現。

疾病信號早知道

外陰變白會有哪些病變呢？

(1) 繼發性外陰過度角化

各種慢性外陰病變的長期刺激，都能引起外陰表皮過度角化、脫屑而呈現出白色。這些慢性外陰疾病包括糖尿病性外陰炎、黴菌性外陰炎、外陰擦傷、濕疣等。患者也有局部瘙癢、灼熱或疼痛等症狀，與外陰白斑不易區別。但在患處表面塗以油脂時，白色可以減退。治療原發病後，白色區域也會逐漸消失。

(2) 硬化性苔蘚

可發生於任何年齡，但多見於四十歲左右的女性。病位多位於大小陰唇、陰蒂、陰蒂包皮、陰道、會陰處及肛周。初起為扁平丘疹，蠟黃色，然後相互融合，並逐漸變白，隨之出現奇癢。病變邊緣清楚，雙側對稱，變白皮膚外形常呈「8」字型或沙漏形。病變日久，外陰明顯萎縮，表面光滑而菲薄，甚至陰蒂與包皮粘連，陰道口狹窄，影響排尿和性生活。

(3) 外陰白癜

常無自覺不適，病變也不轉化為癌，且病變區皮膚光滑、彈性正常。通常在青春期即發病，一般不必治療。

(4) 外陰白斑

多見於中年或絕經後的婦女。病位在小陰唇和大陰唇的內側、陰蒂及其包皮、會陰等處，不累及陰道和肛周。初起外陰即紅腫瘙癢，以後皮膚逐漸變白，病變皮膚呈不規則的白色斑塊，雙側多不對稱。外陰常不萎縮，但變白的皮膚增厚、粗糙而脆，撓抓後易皸裂，引起局部疼痛。外陰白色病變的確切分類取決於外陰組織病理檢查，並應與白癜風（身體其他部位也可出現）等疾病相區別。外陰白斑的病因還不清楚，中醫認為本病屬中醫「陰癢」、「陰痛」等範疇。多由肝經鬱熱、灼血傷津引起，或由肝腎陰虛、精枯血燥所致，或由氣血虧虛、失於榮養而成。過去認為是一種癌前期病變，主張手術切除，但術後仍會復發。現在發現，外陰白斑的癌變率僅為百分之二，所以目前多主張非手術治療。

(5) 外陰局部性白化病

多為遺傳性疾病，無自覺症狀，不致癌，一般不必治療。

健康小鏈接

外陰變白需注意哪些事項：

(1) 一旦患上外陰白色病變，要遵醫囑進行治療，千萬不可諱疾忌醫，以致病情越拖越重，給治療和預後帶來麻煩。

(2) 有白色病變的人，要保持外陰部位的清潔乾燥，不要用肥皂或其他刺激性藥物清洗外陰，也不要用手去搔抓。不要吃辛辣的食物。內衣褲應寬鬆、舒適、吸水性強，以棉織品為佳，忌穿緊襠不透氣的纖維衣物。月經期要勤換消毒衛生棉。

(3) 白癜風、白色海綿狀痣等皮膚病，也可引起外陰皮膚變白，需要加以鑑別診斷。

(4) 如果會陰部搔癢或者患有陰道炎、子宮頸炎、糖尿病等疾病時，應積極治療，切忌搔抓。

133．別讓外陰瘙癢騷擾你

女性朋友經常會感覺「外陰搔癢」，這時候又難以啟齒，於是就一忍再忍。其實外陰部搔癢是外陰各種不同病變所引起的一種症狀，是婦科疾病中的常見擾人難忍的症狀。

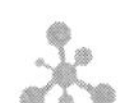

疾病信號早知道

外陰瘙癢表現的病症如下：

(1) 外陰局部病變

如外陰濕疹、神經性皮炎、慢性外陰營養不良、外陰腫瘤等均能引起外陰瘙癢。

(2) 感染性疾病

最常見的是滴蟲感染或黴菌致病。患滴蟲性陰道炎或細菌性陰道炎，或子宮頸糜爛時白帶明顯增多，炎性分泌物刺激外陰皮膚黏膜，會引起瘙癢。另外，陰虱、陰部疥瘡及有些性病也會出現外陰瘙癢。

(3) 全身性疾病

如維生素 A 及 B 缺乏，黃疸、貧血、白血病等疾病引起的外陰瘙癢是全身瘙癢的一部分。糖尿病病人的糖尿刺激外陰，也是引起瘙癢的常見因素。另外，肥胖病人因皮脂腺、汗腺分泌過多，刺激外陰，也會引起外陰瘙癢。

(4) 糞便、尿液刺激

極少數病人會因患有尿道陰道瘺，或小便失禁，或肛瘺，使糞便、尿液長期刺激外陰而出現瘙癢。

(5) 敏感物刺激

全身或外陰局部用藥過敏，引起外陰瘙癢。

(6) 月經因素

由於月經血流經陰道，干擾了正常的陰道酸鹼度，原來隱匿的致病菌可被誘發感染而引起外陰瘙癢。另外經血的直接刺激，也會引起會陰部的不適。絕經期由於體內雌激素水準下降，生殖器萎縮，降低了對寄宿在陰道的菌群的抵抗力，易繼發老年性陰道炎。

(7) 妊娠期外陰部充血

有時還有靜脈曲張，可導致外陰搔癢；妊娠期子宮頸、陰道分泌物增多也是原因之一。

(8) 頑固性外陰搔癢

因長期的撓抓，局部皮膚發紅，日久引起局部皮膚肥厚、變硬、粗糙、色素沉著或繼發其他感染。大多是由糖尿病引起，由於尿糖刺激以及局部酸鹼度的改變，直接造成外陰搔癢，或因合併陰道念珠菌感染加重癢感而致惡性循環。所以出現頑固性外陰搔癢一定要檢查空腹血糖或做葡萄糖耐量試驗，及時發現糖尿病。當血糖正常時，外陰搔癢症狀也隨之消失，真菌性陰道炎也易治癒。

(9) 精神因素

也有部分病人無法查出引起外陰搔癢的原因，可能是因為精神過度緊張所致。如情緒憂鬱緊張、焦慮等都容易發生外陰搔癢。

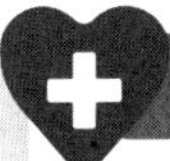

健康小鏈接

外陰部瘙癢怎麼辦？

(1) 病因治療

① 滴蟲性陰道炎：用醋酸鉛溶液或百分之三的硼酸液外洗，然後口服或陰道用藥。滅滴靈口服，每次零點二克，每日三次，連服七天，夫婦同服。陰道塞入滴維淨片或滅滴靈片，每晚一片，十天為一療程。

治療期間禁房事，經期不上藥。

② 細菌性陰道炎：用百分之四蘇打水或用二千分之一新潔爾滅液洗外陰，每晚一次。同時陰道內塞入克黴素一片，十天為一療程。

(2) 對症治療

① 外用藥：急性炎症時可用百分之一雷鎖辛加百分之一利凡諾溶液，或用潔爾陰或絡合碘洗外陰，洗後可塗百分之四十氧化鋅油膏。慢性瘙癢可用地塞米松乳劑外擦。

② 中藥外洗：蛇床子、百部、白蘚皮、木槿皮、苦參各十五克煎水，外洗或坐浴，每天一～二次。

134．小心外陰潰瘍毀了你的「性福」生活

女性經常會感覺外陰又癢又痛，這很可能是外陰潰瘍，外陰潰瘍多是全身疾病在外陰上的表現。

疾病信號早知道

下面的五種疾病可能就是外陰潰瘍背後隱藏的疾病：

(1) 惡性腫瘤

以外陰痛為主，但也有三分之一的人表現為外陰無痛性潰瘍。慢性外陰潰瘍可見於結核及癌症，潰瘍經久不癒，並向周圍擴展，結核性潰瘍與癌性潰瘍肉眼難以鑑別，需做活檢確診。

(2) 急性白血病

可在外陰發生結節狀浸潤性潰瘍。

(3) 自身免疫性疾病

如尋常型天皰瘡和播散性盤狀紅斑狼瘡，會有外陰反覆發作性潰瘍。

(4) 皮膚病

皮膚疾病累及外陰時，也會有水瘡一大皰多形紅斑發生。

(5) 性傳播性疾病

包括病毒引起的外陰皰疹，衣原體引起的腹股溝肉芽腫，螺旋體引起的 I 期梅毒硬下疳，細菌引起的軟下疳和慢性肉芽腫。由性疾病引起的外陰潰瘍可見於外陰各部，以小陰唇和大陰唇內側為多，其次為前庭黏膜及陰道口周圍。非特異性外陰炎，其潰瘍特點為潰瘍淺表，數目較少，周圍有明顯的炎症；皰疹病毒感染，其潰瘍大小不一，其底呈黃灰色，邊緣組織略高，有明顯充血水腫，多在一～三週內自行癒合，但常復發；白塞氏病，其潰瘍可與口、眼病變同時發生或先後發生，潰瘍可泛發於外陰各部，起病急，常復發，臨床分壞疽型、下疳型、粟粒型。

健康小鏈接

可以引起生殖器潰瘍的性傳播疾病包括：

(1) 淋病

淋病發生後，生殖器的尿道口、舟狀窩、尿道等部位形成微膿腫，破潰後形成潰瘍，潰瘍小而淺，疼痛，表面有紅色痂膜，化驗可查到淋病雙球菌。

(2) 梅毒

梅毒形成潰瘍的特點是：一般不痛或輕度疼痛，軟骨樣硬，潰瘍邊緣整齊。Ⅰ、Ⅱ期梅毒潰瘍分泌物可查到梅毒螺旋體；Ⅱ、Ⅲ期梅毒血清學化驗常為陽性。

(3) 生殖器皰疹

早期在外生殖器或陰道內壁出現單個或多個小水皰，基底發紅，水皰漸變混濁或膿性，破後形成糜爛面或淺潰瘍。潰瘍面充血，有時出血，刺痛，常有雙側腹股溝淋巴結腫大疼痛。

(4) 軟下疳

初發為小的疹子，一～二天後形成膿皰，三～四天後形成潰瘍，大小不等，深淺不一，邊緣不整齊，易出血，明顯疼痛。在潰瘍上有脂樣膿性分泌物，常常多發，也可引起周圍淋巴結腫大，使腫大的淋巴結破潰流膿。化驗檢查可查到杜克雷嗜血桿菌。

(5) 性病性淋巴肉芽腫

初起在生殖器部位，小陰唇、大陰唇等部位出現紅色小疙瘩或水皰，後形成潰瘍，不痛，不經治療很快結痂，數日後自癒。一～四週後腹股溝淋巴結腫大，有痛感，以後化膿形成單發或多個膿腫，有黃褐色膿性分泌物，經久不癒。各個膿腔底部連通，形成竇道，癒合後形成不規則的條形瘢痕。

(6) 腹股溝肉芽腫

早期在腹股溝或外生殖器出現單個或多個結節、膿腫，然後形成圓形或卵形潰瘍，不痛，紅色，易出血，潰瘍邊緣清楚但不規則，一側或兩側腹股溝淋巴結腫大，壓痛。

135．陰道有液體排出的神秘始作俑者

如果有大量的液體自陰道排出，表示問題已經很嚴重，要警惕身體疾病的爆發。

疾病信號早知道

陰道有液體排出可能會出現如下七種疾病：

(1) 子宮內膜癌

子宮內膜癌性滲出或組織壞死，少數患者有白帶增多，漿液性或血性或白帶中混有壞死組織。若合併感染可出現膿血性排液，惡臭明顯。

(2) 嚴重的陰道感染

如滴蟲感染、阿米巴感染、細菌感染、病毒感染等，有大量白帶自陰道排出，在這種液體中能找到相應的病原體。

(3) 子宮頸潰瘍

其他疾病的病理產物或其他疾病病毒侵犯到子宮頸，使子宮頸部位發生潰瘍壞死，其病理組織隨大量白帶排出。

(4) 子宮腔積膿

子宮腔積膿刺激子宮，可使子宮收縮，產生陣發性膿液排出。

(5) 子宮頸癌

開始時排液量少，隨癌組織潰破產生漿液性分泌。晚期大量癌組織壞死，若感染則出現大量米湯樣惡臭白帶。

(6) 輸卵管癌

有百分之五十的輸卵管癌患者有大量黃水樣液體或血性液體自陰道排出，常呈間歇性排液，其液體是輸卵管癌性滲出液及癌組織潰

爛、壞死產物，積聚於管腔內，當輸卵管收縮時，因傘端封閉而向管腔陣發性排出。

(7) 幼女出現陰道排液時，首先要考慮陰道感染性炎症、陰道異物刺激的可能性。

這是因為幼女陰道上皮薄弱，抵抗力弱，衛生不良，發生陰道炎機會相對較多，如果幼女性陰道炎經抗炎處理後沒有好轉，則要考慮有異物存在。必要時應做超音波、X 光輔助檢查。

健康小鏈接

盆腔炎是指女性內生殖器（子宮、輸卵管、卵巢等器官）及其周圍的結締組織、盆腔腹膜發生炎症。可由外生殖器炎症向上蔓延而來，也可由鄰近器官的炎症或其他部位感染傳播引起。

症狀：低燒、精神不振、周身不適、失眠、下腹部墜脹、疼痛及腰熇部酸痛、月經不調等。

盆腔炎是慢性炎症刺激感染所致，造成炎症感染的致病菌有很多種，具體是哪一種炎症感染需到醫院做詳細的婦科檢查，確定病因後對症治療，不要隨便私自用藥。日常生活中要注意衛生，不要接觸公共的生活用品、公共浴池、游泳池等。另外，平時應儘量少穿緊身衣褲，特別是夏天天氣炎熱時，多穿寬鬆透氣的內衣和裙子，可以避免炎症加重。

136．尷尬的秘密——性交疼痛

疼，無論怎樣都不是一件讓人愉快的事，更何況，妳要忍受的還是源自身體最隱私部位的痛苦。如此一來怎麼能夠享受屬於女人的真正幸福？為什麼會產生性交疼痛的現象呢？這到底是怎麼回事？

疾病信號早知道

性交疼痛可能是下面四種疾病在作怪：

(1) 陰道痙攣

陰道痙攣又稱性交恐懼綜合症，係指在想像、預感或事實上試圖向陰道內插入陰莖或一個類似物時，圍繞陰道外三分之一的肌肉發生不隨意的痙攣反射，以致性交時陰莖難以插入，從而使性交根本不能進行。這些肌肉群的痙攣收縮與性高潮中發生的節律性收縮截然不同，這是一種影響婦女性反應能力的心理、生理綜合症。

(2) 處女膜閉鎖和先天性無陰道

處女膜閉鎖是因尿生殖竇的陰道牙狀突起處未被貫通所致，在青春期後會因經血瀦留有週期性腹痛現象，檢查第二性癥發育正常，可見陰道口處無孔的處女膜，如有經血瀦留而量較多時，無孔的處女膜明顯突出且帶淡藍色，上方為擴張的陰道形成的囊性腫物。先天性無陰道常伴有子宮發育不全或未發育。

(3) 器質性原因

任何造成現在的或過去的性交疼痛的盆腔器官病理變化，都可以成為致病的基本原因，例如處女膜堅韌、致痛的處女膜痕、盆腔內膜異位症、盆腔內感染、陰道炎、陰道和會陰手術等等，由於接觸時的劇烈疼痛感，導致產生保護性的陰道痙攣反射，一旦條件反射形成，即使局部器質性病變已治癒，但陰道痙攣已成為條件反射性的消極反應，而會繼續存在。

(4) 心理性原因

比如女性過去有失戀經歷、遭受殘暴的驚恐和疼痛的創傷性經歷，造成身心深刻的創傷，雖然仍能保持正常的性反應能力，但對性交充滿驚懼和反感，於是婚後性交一開始就可出現陰道痙攣。也可能由於性知識的不足、丈夫的粗暴、新婚性生活造成肉體痛苦和心理創傷，對性交極為緊張及害怕，再嘗試即引起保護性陰道痙攣反射。

健康小鏈接

女性陰道為什麼會乾澀？

通常情況下，缺乏維生素 B2 時人體會出現口角炎、眼瞼炎、結膜炎、唇炎、舌炎、耳鼻黏膜乾燥、皮膚乾燥脫屑等症狀。其實維生素 B2 還與性生活的品質密切相關。當人體缺乏維生素 B2 時，人體腔道內的黏膜層就會出現問題，引起黏膜病變，造成黏膜細胞代謝失調。具體表現是黏膜變薄、黏膜層損傷、微血管破裂。對於女性生殖器官所造成的傷害則更為嚴重，最典型的症狀如陰道壁乾燥、陰道黏膜充血、潰破，直接影響性慾，造成性慾減退、性冷淡、性不適。由於陰道內環境的病理性改變而導致性交疼痛，畏懼同房，即使勉強過夫妻生活，也無愉快感產生，反而造成女方精神極度緊張恐慌，加劇痛感，長此下去必然影響夫妻和睦。夫妻生活中一旦出現上述情況，可能是由於女方缺乏維生素 B2 造成。治療方法首先是食療，多食些富含維生素 B2 的食物，如奶類及其製品、動物肝腎、蛋黃、鱔魚、胡蘿蔔、香菇、紫菜、芹菜、橘子、柑、橙等。如果症狀比較嚴重，可按時適量服用維生素 B2 片，每日三次，每次十毫克（二片），至症狀改善後停藥。

CHAPTER 22 男性生殖器

男性生殖器不僅反映男人的情感狀態，而且還反映著男人身體的狀況。對於許多男人來說，問題的關鍵並不僅僅在於陰莖無法勃起，更在於過早射精，或不射精，這會嚴重地影響人的性生活，不找出真正的病因並進行醫治，一個人一輩子都可能很痛苦。

137．陰莖異常勃起不是性衝動

陰莖異常勃起常見五～十歲和二十～五十歲。一般僅涉及陰莖海綿體，多數病例於夜間陰莖充血時發病。陰莖勃起是正常現象，一般會持續一百八十分鐘，但是如果出現異常可能就有問題了。

疾病信號早知道

陰莖為什麼會異常勃起？它背後是不是存在什麼病情？

(1) 血液病

在陰莖異常勃起發病中佔有重要地位，其中鐮刀狀細胞貧血是最常見的原因，據統計，約百分之二十五的陰莖異常勃起與該病有關。其發生可能是當紅細胞變成鐮刀狀後，容易在海綿體的血管竇狀隙內聚集淤滯所致。但是不必擔心，這種病在我國很少見。然而要注意的是白血病，它可以通過直接浸潤到陰莖海綿體內，而引起陰莖異常勃起，約佔發病率的百分之五。其他能引起此病的血液病包括地中海貧血、紅細胞增多症、原發性血小板增多、多發性骨髓瘤等。

(2) 神經系統疾病

如腦出血、腦幹病變、脊髓痨、癲癇病等，均可能對腦、脊髓的勃起中樞長期病理性刺激，而引起陰莖異常勃起。

(3) 局部刺激或疾病

很容易理解，像包莖、包皮手術、尿道炎、前列腺炎、尿路結石、內鏡檢查等可以刺激神經末梢，通過脊髓神經反射性勃起環路促發陰莖異常勃起。

(4) 腫瘤

當浸潤範圍廣的局部腫瘤浸潤海綿體，或引起靜脈回流受阻時，則陰莖可出現持續性勃起。

(5) 炎症和變態反應

如流行性腮腺炎、睾丸炎、破傷風抗毒素等，可引起血管周圍淋巴細胞反應，阻礙靜脈回流。

(6) 藥物

① 抗精神病藥

② 抗高血壓藥

③ 抗凝藥

④ 血管活性藥物

⑤ 激素類：腎上腺皮質類固醇、外源性睾丸酮。

(7) 如澱粉樣變、糖尿病、慢性腎衰、全身麻醉等，均有報告可引起陰莖異常勃起。

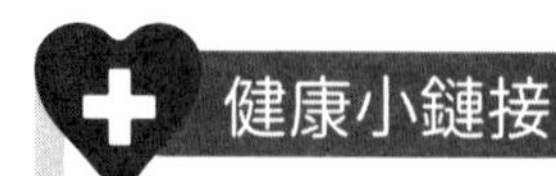

前列腺癌如能早期發現，即在癌細胞擴散之前得到治療，有效治癒率可達百分之九十，但發現太晚了就不好辦了。中老年男性應特別警惕以下危險徵兆：

(1) 排尿無力，或有受阻的感覺。

(2) 經常有排尿的慾望，特別是夜晚的次數更頻繁。

(3) 尿中帶血。

(4) 排尿時有疼痛感或燒灼感。

(5) 背後、髖部或骨盆呈持續性疼痛。

138．早洩，男人的天敵

早洩是指陰莖在接觸女性生殖器而未插入陰道前就發生射精，陰莖雖能勃起，但射精過早、過快，陰莖隨即萎軟而不能繼續性交，因此男女雙方都不能得到性滿足，所以早洩是男性性功能障礙的表現之一。

疾病信號早知道

早洩其實是身體疾病的先兆：

(1) 中樞神經紊亂

早洩者的陰莖海綿體肌的反射比非早洩者快。可能由於血中睪酮含量高，使射精中樞興奮性增高，閾值下降，射精中樞容易興奮而過早射精。

(2) 引起交感神經器質性損傷的疾病

如盆腔骨折、前列腺腫大、動脈硬化、糖尿病等。直接影響控制性中樞，對射精中樞控制能力下降而產生過早射精。

(3) 生殖器官的疾病

陰莖包皮繫帶過短，妨礙充分勃起；精阜炎症處於慢性充血水腫，稍有性刺激即有性興奮而很快射精。

健康小鏈接

預防早洩日常生活八原則：

(1) 做足同房前的愛撫、吮吻，使女方先進入興奮期，則較易滿足女方性要求。

(2) 改變同房時間。人們一般將性生活安排在晚上，但如果你將其改在睡醒時，身體疲勞已消除，精力旺盛，再嚼片口香糖調調情，相信同房品質會有提高。

(3) 戴雙層避孕套，可降低陰莖的敏感性，延長射精時間。

(4) 降低陰莖抽動的幅度和速度，減少對陰莖的性刺激，同時女方主動迎合動作，儘快達到性高潮，以求雙方滿意。

(5) 男方分散對性交的注意力，比如目光離開女方，將陰莖感覺轉移到思考其他問題，甚至數數，都將有助於延緩射精。

(6) 在接受行為治療後採取女上位性交法一段時間，以緩解丈夫的緊張度，並增加對陰道刺激的適應性。

(7) 射精後在一個小時內進行第二次性交，可明顯延緩射精時間，但男方陰莖會有脹痛感。

(8) 加強夫妻思想和感情的交流，消除隔閡與誤會，對丈夫早洩予以諒解並積極配合治療，將有助於克服男性的不良心理。

139．拒絕陽痿，我要做真男人

陽痿是指男性在性生活時，陰莖不能勃起或勃起不堅或堅而不久，不能完成正常性生活，或陰莖根本無法插入陰道進行性交。陽痿又稱「陽事不舉」等，是最常見的男子性功能障礙性疾病。偶爾一、二次性交失敗，不能認為就是患了陽痿。只有在性交失敗率超過四分之一時才能診斷為陽痿。

疾病信號早知道

如果出現陽痿，那證實疾病已經纏上了你。

(1) 泌尿生殖器畸形

先天性陰莖彎曲、雙陰莖、小陰莖、陰莖陰囊移位、膀胱後翻、尿道裂、先天性睾丸缺失或發育不良、陰莖海綿體纖維疤痕形成、精索靜脈曲張等可因畸形、彎曲、海綿體功能障礙等而不能勃起。

(2) 泌尿生殖器疾病

泌尿生殖器慢性炎症繼發陽痿者較為常見，如睾丸炎、附睾炎、尿道炎、膀胱炎、前列腺炎等，其中以慢性前列腺炎出現陽痿者最為多見。泌尿生殖系統手術及某些損傷等，如前列腺增生、前列腺切除術及尿道斷裂、陰莖、睾丸損傷等，均可引起陽痿。慢性腎功能衰竭病人因睾丸萎縮及睾酮下降，常發生陽痿。

(3) 內分泌疾病

陽痿因內分泌疾病引起者很多，主要見於糖尿病、下丘腦垂體異常及原發性性腺功能不全。據國外報導，約有百分之二十至六十的男性糖尿病患者繼發不同程度的陽痿。其發生機理主要與陰莖海綿體上的自主神經纖維病變、陰莖血管狹窄、內分泌異常及精神因素等有關。

(4) 神經精神疾病

中風後遺症、顱腦損傷、腦癱、重症肌無力、晚期梅毒、脊髓損傷、截癱、多發性硬化症、腰椎間盤突出症、慢性酒精中毒等均可導致陽痿。智力不全、精神分裂症、神經官能症、抑鬱症、癲癇等也可發生陽痿。

(5) 心血管疾病和藥物影響

如抗高血壓藥甲基多巴、利血平、酚浧嗪、甲氰咪呱、胃複安、三環類抗抑鬱藥及激素製劑（雌激素、黃體酮）均有此作用。

(6) 心理性（精神性）

心理性陽痿約佔陽痿總數的百分之八十五至九十，是最常見的性功能障礙性疾病。經檢查病人並沒有引起性功能障礙的器質性疾病，而性交時陰莖卻不能勃起，但在一些非性活動情況下，如夢中或看一些有性刺激的書刊、電影，以及膀胱尿液充滿時，甚至在手淫時陰莖卻能勃起。心理性陽痿的機制可能是由於多種精神心理因素干擾了大腦性中樞，使大腦性神經中樞得不到足夠的興奮所致。

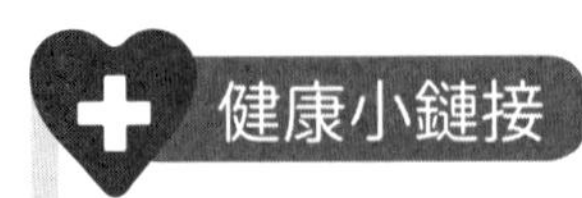

如何預防陽痿？

(1) 飲食調養

多吃壯陽食物，動物內臟因為含有大量的性激素和腎上腺皮質激素，能增強精子活力，提高性慾，也屬壯陽之品；此外含鋅食物如牡蠣、牛肉、雞肝、蛋、花生米、豬肉、雞肉等，含精氨酸食物如山藥、銀杏、凍豆腐、鱔魚、海参、墨魚、章魚等，都有助於提高性功能。

(2) 消除心理因素

要對性知識有充分的瞭解，充分認識精神因素對性功能的影響。

(3) 節房事，戒手淫

長期房事過度，沉浸於色情，頻繁手淫導致精神疲乏，是導致陽痿、早洩的重要原因，當屬禁忌之列。

(4) 增強體質

身體虛弱、過度疲勞、睡眠不足、緊張持久的腦力勞動，都是發病因素，應當積極從事體育鍛鍊，增強體質，並且注意休息，防止過度勞累，調整中樞神經系統的功能失衡。

140．不射精暗藏殺機

男子正常的性生活應包括性興奮、陰莖勃起、性交、射精和性高潮等過程。正常的射精過程是當陰莖接受足夠的性刺激，引起射精中樞興奮時，輸精管、精囊腺、前列腺、球海綿體、坐骨海綿體等出現有節律的收縮，將精液射入陰道內，這就是射精。伴隨著射精，會出現性快感，從而達到性高潮。接著，陰莖很快疲軟，性生活結束。如果不能正常射精，男性就應該對自己的身體多加關注了，一不小心疾病就會蔓延。

疾病信號早知道

不射精是指在正常性交過程中不能射精，或性交後的尿液檢查沒有精子。按其發病原因可分為功能性和器質性兩類。

(1) 器質性不射精

① 內分泌異常：主要見於垂體、性腺、甲狀腺功能低下及糖尿病引起的周圍神經損傷。

② 神經系統病變與損傷：大腦側葉的疾病或手術切除；腰交感神經節損傷或手術切除；各種原因所致的脊髓損傷；盆腔手術，如前列腺摘除或根治、直腸癌根治術等，引起了神經系統損傷，使射精功能失調而不射精。

③ 陰莖本身疾病：包皮過長、包皮口狹窄使性交時嵌頓，產生疼痛而使性交中斷。包莖由於包皮遮蓋龜頭，使摩擦產生的刺激減弱，達不到射精「閾值」。此外，陰莖龜頭炎症、過敏等不能耐受來回摩擦而不射精。

④ 藥物性因素：許多藥物可引起射精功能障礙，如鎮靜劑、安眠藥使神經的興奮性降低，性興奮亦受到抑制，腎上腺素能受體阻滯劑、抗雄性藥均可對射精產生抑制作用，此影響射精的程度多與用藥量大小和用藥時間長短有關，用藥量大且時間長，影響就越大，但多半於停藥後可逆轉。

⑤ 毒物因素：慢性酒精中毒、尼古丁中毒以及嗎啡、可卡因、可待因中毒等，均能使中毒者性能力低下而引起不射精。

(2) 功能性不射精

① 射精衰竭症：是指男子過度縱慾、頻繁性交射精，致使射精

中樞處於疲勞衰竭狀態而不能射精。

② 性知識缺乏：往往是由於缺乏婚前性教育，不懂性交過程，而在性交時體位不當或不知道陰莖在陰道內需進行頻率較快、幅度較大的持續摩擦，使陰莖的刺激強度不夠，而不能射精。或錯誤認為性生活是污穢、骯髒而抑制性慾，致使性興奮不夠而不能射精。

③ 心理因素：常見於新婚時的緊張情緒，過度擔心手淫的危害而致憂慮和緊張；對配偶缺乏感情或夫妻生活不和諧；家庭過於擁擠嘈雜，使性交時注意力不集中，或害怕弄出聲響，以致使陰莖摩擦的刺激強度不夠等而引起不能射精。男女雙方心理因素的影響，如擔心性交時疼痛而限制陰莖的摩擦，女方對男方的冷遇等惡性刺激，均可使男子的性衝動受挫而致不射精。

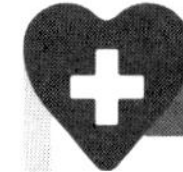

健康小鏈接

如何及早發現腎下垂？

(1) 尿頻、尿急

當腎下垂時，腎臟下方的輸尿管會扭曲，尿液排出受阻，很容易造成尿路感染，出現尿頻、尿急等症狀。

(2) 腰酸痛

腎下垂時，下垂一側的腰部往往出現莫名其妙的酸痛，並在勞累、行走、久站後加重。平臥時緩解或消失。

(3) 血尿

由於腎臟下垂，活動幅度增大，當患者行走時，腎臟上下震動，可使腎臟的血管受到牽拉，甚至扭曲，引起腎臟淤血，誘發血尿。較輕的腎下垂，其尿需經多次化驗才能夠被發現。

(4) 胃腸症狀

下垂的腎臟由於被牽拉而刺激周圍的神經，使受刺激的神經反射發生紊亂，引起消化功能紊亂，以致消化不良、上腹脹滿、噁心、嘔吐、便秘、腹瀉等。

上述「紅燈」一旦亮出，應儘快到醫院就診，以便得到及時治療。

141．怎樣以男人的精液測疾病

精液的顏色是由組成精液的成分決定的。正常人的精液是灰白色或稍帶點土黃色，如果禁慾時間較長，由於理化性質改變，顏色會黃些，這都是正常的。

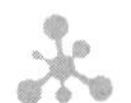

疾病信號早知道

但如果出現異常現象，就要謹防下面幾種疾病：

(1) 性傳播性疾病引起精液異常

在整個人群中，患有性傳播性疾病與未患此病者的無精子症發生率相似，但是前者精液分析異常發生率較高。性傳播性疾病似乎不影響精子密度，說明不會引起輸精管道狹窄或堵塞。性傳播性疾病者一般表現在精子活動率下降，這與附性腺功能的紊亂特別是與附睾炎有關。不可忽視的是解偬支原體、沙眼衣原體感染在臨床上也是很常見的，而且這些感染並沒有顯著的症狀，有一定的隱蔽性。

(2) 腮腺炎

青春期前後發生腮腺炎，並不會引起無精子症的發生率增加，但是伴有較高的異常精液的可能性。青春期後發病者精子密度明顯低於未發病者或青春期前發病者。腮腺炎病人中僅有百分之四合併有睾丸炎。青春期前患病者很少合併睾丸炎，但是青春期後患病則可以發生。睾丸炎顯著影響精子品質，增加無精子症的發病率，特別是雙側睾丸炎。無論是單側或雙側睾丸炎，精液分析均顯示異常者增加。總之，腮腺炎特別是合併睾丸炎時，對生育會產生不良的影響。

(3) 睾丸本身的問題

睾丸下降不良也是很常見的因素，具有這種病史的人無精子症發生率顯著升高，並且雙側睾丸下降不良者的無精子症發生率比單側的高兩倍。這類患者即使有精子，精液品質也異常，尤其是少精症顯著升高。

睾丸損傷往往影響其正常功能，雖然許多男性在生活中發生過一定程度的睾丸損傷，這類病人的無精子症或精液變異發生率顯著增加。睾丸損傷常伴有尿道症狀（百分之十七），而無損傷者則僅有百分之八出現這種症狀，兩者有顯著差異。而且前者的附性腺感染率也較高。睾丸扭轉儘管發病率不高，一旦發病常常併發無精子症和少精症。

附睾或睾丸炎也是常見的疾病，這類病人的精子密度和活動率顯著低於無這種病史的人，睾丸體積較小。尿道症狀可能有免疫因素，附性腺炎症的發生率也較高。

(4) 泌尿系統疾病

如果有排尿困難、尿頻、血尿等症狀，應該排除精囊炎、前列腺炎等可能。這些病人有較高的無精子症的傾向，更常見精液品質異常，特別是精子形態和活動率較低。有泌尿系統症狀的患者中，百分之二十七前列腺液化驗異常，或者精液細菌學、細菌學或生化學檢查異常，應該進一步檢查確診。

(5) 其他疾病

支氣管炎也可能導致精液異常，支氣管炎常常是延及全身的纖毛功能紊亂的臨床表現。這類病人中，無精子症發生率顯著增高。所有這種病人的睾丸容積正常，說明無精子症是由於輸精管道堵塞引起的。支氣管炎患者的精液分析異常率增高，精子平均密度和向前運動的精子比例較低。糖尿病也是常見的，糖尿病與射精功能障礙相關，並不引起無精子症或者精子品質異常，所以糖尿病對生育的影響是通過性功能紊亂而造成的。具有神經系統病史的患者常常表現為射精障礙，但無精子症和精液品質異常的發生率並無增加。

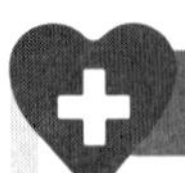

健康小鏈接

正常的陰莖是多長？

完全可以說，陰莖的長、短、粗、細在男人們中間的確存在著差異，它與人的外貌體型並不成正比。其中亦有種族關係，比如西方白種人的生殖器一般來說要比東方黃種人的大，但是陰莖的大小並不代表有無男子氣概。

統計數字表示，在黃種人的男子中，鬆弛的陰莖平均為五～十釐米，勃起後平均為十～十五釐米，略短於此數亦為正常。

142．血精的露面

大家知道，男子的生殖器官中有一對精囊，生長在膀胱後面，左右各一。由於精囊壁較薄，囊壁上又分佈著許多毛細血管，而這種毛細血管的管壁更薄，又非常脆弱。於是一旦精囊受什麼因素影響而有「風吹草動」，這些毛細血管就會破裂出血，或從毛細血管壁上滲血，從而形成血精。如果出現血精，那就是疾病的信號。

疾病信號早知道

一般來講，正常的精液應該呈半透明蛋清樣乳白色。久未射精的人的精液可呈淡黃色，且較黏稠。

男子生殖道有炎症時，精液可呈黃色，顯微鏡下可見大量膿球。有些男子在某次射精後可能發現精液變成粉紅色，或者混有血絲，這常使他們大吃一驚，以為得了絕症。其實這種情況大多數是由精囊的炎症引起的，是一種症狀輕、癒後好的疾病。精囊罹患炎症引起充血、水腫時，很容易出血，當精囊的分泌物和精液通過精囊時，就會與血液混合，產生血精。另外，前列腺炎常累及精囊，也可產生血精。對此，只要暫停房事，在醫生指導下服用抗生素和止血藥，病情多能得到控制。

當然，精囊、前列腺腫瘤也會導致血精，但一般來說，癌性血精的特點呈持續性，且逐漸加重，與炎症的一次性血精有所不同。另外，結核、血吸蟲病或全身血液系統疾患偶爾也可引起血精，出現這些情況均應治療相應疾病。臨床證實，生殖道有出血時，精液呈紅色或淡紅色，鏡下可見大量紅細胞，有的肉眼看上去呈棕紅色或醬油色，是因為精液中含有大量紅細胞之故。對於這些病理性血精也應及時尋因診治。

出現血精也有生理性的，這裏有三種情況。一是在射精的時候，精囊發生強烈的痙攣性收縮引起精囊壁毛細血管的通透性改變，使血管中的紅細胞滲透到精液中；二是性生活頻率低時，精囊內的分泌液不斷增多使壓力升高，射精後精囊壓力一下子降低，使毛細血管破裂出血；三是過敏性體質的男子的精液中溶解組織纖維原的酶類物質活性增加，使精囊管壁上的毛細血管受損而發生滲血。這類生理性血精，大多數可不治而癒，不必為此憂慮。

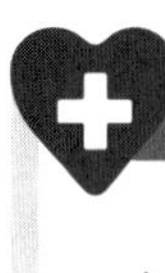

健康小鏈接

血精可以治療嗎？

血精症治療雖然並不困難，但科學而合理的調養護理，可以促進痊癒和康復。

血精發生後不要驚恐，不要揹思想包袱，但要及早治療，一般說來，病程越短治療效果越好，病程越長治療效果越差。如果不及時治療，病程過長，遷延日久則纏綿難癒。

血精症在急性期應避免做精道、前列腺、精囊按摩和檢查。因為這些檢查刺激精囊和輸精管、前列腺，可加重病情。性交和性衝動常使前列腺、精囊腺充血、水腫，加劇出血，加重病情。因此要儘量避免性衝動，特別是急性期，要禁止性生活。

慢性期出血已不太嚴重，可以用熱水坐浴，或用中藥燻洗坐浴，以促進炎症的吸收，加速康復。坐浴的水溫不宜過高，以 40℃左右為宜。每日一～二次，每次二十分鐘左右。

在飲食上，要注意不要進食辛辣助火的食品，如大蒜、大蔥、生薑、辣椒，特別是煙、酒，以免加重前列腺、精囊腺充血、出血。

143．男人的羞澀——睪丸小

臨床上經常遇到有的成年男子的睪丸比正常人小一些，於是憂心忡忡，怕影響生育。其實睪丸小也可能是疾病的信號。

疾病信號早知道

睪丸小也有生理性和病理性的區別。生理性的睪丸小，只要是能夠製造出足量的正常精子，一般不會影響生育。

引起病理性睪丸變小的原因很多，最常見的有慢性消耗性疾病、內分泌障礙（甲狀腺、腦垂體機能減退）、持續高熱、服用大量雌性激素、病毒性睪丸炎（如腮腺炎併發睪丸炎）、睪丸梅毒等。這些病症均可致使睪丸萎縮，以致體積小於正常。

病理性的睪丸萎縮變小，通常以曲細精管的精原細胞或精母細胞容易受累，當這些細胞發生萎縮，則不能生長精子，或受到損害不能產生正常的精子時，除表現為睪丸萎縮體積變小以外，往往伴有不育症，但是因為具有分泌雄性激素的間質細胞較少累及，所以一般不影響男性生殖器官和男性副特徵的發育（比如鬍鬚生長、音調變低、喉結突出、肌肉發達等）。但從臨床實際情況來看，睪丸嚴重萎縮以致發生不育症者並非多見。睪丸萎縮是否伴有生育機能障礙，可以進行精液顯微鏡檢查。如果每毫升精液內，精子數低於二～六千萬個，而且活動機能減退、形態不正常時，就應考慮患有不育症。

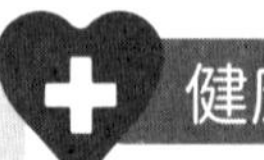

腎結核的發病信號有以下幾點：

(1) 發自泌尿系統的信號

最早出現的症狀往往是尿頻，排尿次數從正常的每日四～六次增加到十餘次，而且夜間尤為增多。這是由於含有結核桿菌的尿液經腎臟流入膀胱後，刺激膀胱引起的症狀。伴隨著尿頻，還會出現尿痛與尿急等情況。

另一個重要的信號是血尿，但往往不太嚴重，偶爾才能用肉眼看到尿液呈紅色，但多數是用尿液顯微鏡檢查時發現有紅細胞。

發自泌尿系統的第三個信號是膿尿，表現為尿液混濁，顯微鏡下可見到有大量白細胞。這三個發病信號都極為重要，但也十分容易和普通的尿道感染以及前列腺疾病相混淆。

(2) 來自全身的信號

出現疲乏、衰弱、性慾減退、體重下降、低熱、盜汗、面頰潮紅、心悸、心煩、失眠等現象。這些現象表示結核菌不僅在腎臟，而且也在全身各處「惹是生非」，細菌的毒素反應引起了這一系列症狀。

144．附睾丸增大是什麼病

附睾丸是男性生殖器官之一，它是由十幾條睾丸輸出管和一條盤曲的附睾管所組成，位於睾丸的後上方呈長扁圓形，上端為附睾頭，藉睾丸輸出管與睾丸相連，下端為附睾尾，其尾部與輸精管連接，其主要功能是將睾丸產生的精子通過附睾管、輸精管、射精管、尿道而排出體外。

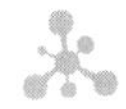

疾病信號早知道

如果附睪丸增大那是什麼疾病的信號呢？

(1) 附睪結核

此症是男性泌尿生殖系統結核的一部分，常與其他泌尿生殖部位的結核同時發生，也可單獨發病。感染的途徑主要有血行感染和繼發於後尿道感染兩種。

(2) 附睪炎

急性附睪炎，可有附睪增大的症狀信號；慢性附睪炎，也可表現出附睪增大。前者可伴有高熱、寒戰、噁心，附睪局部腫大，有紅、腫、熱、痛的現象，且疼痛可放射至同側下肢部，同時精索亦有腫脹和壓痛。慢性附睪炎可同時伴有下墜感和不定期的腫脹、疼痛，表面光滑，與睪丸之間的界限多可捫清，有時還可繼發鞘膜積液。

(3) 附睪囊腫

它既可單發也可多發，形成的腫塊較小，呈圓柱形或分葉狀，表面光滑，半透明，在附睪的任何部位均可發生，患者多無明顯的自覺症狀或微感酸脹，一般都是在體檢時發現。

(4) 附睪腫瘤

此病在臨床上少見，它可分為良性腫瘤和惡性腫瘤。良性以肌瘤或血管瘤最多見；惡性則有痛、肉瘤和畸形瘤三種，診斷較為困難，而且難與其他附睪丸腫大的疾病相鑑別。

(5) 附睪絲蟲性肉芽腫

多由於成蟲在淋巴管內死亡後形成，偶爾可發生在附睪內。在附睪上可出現附睪小硬結，無痛感，可波及精索。如果視野中出現了三個或三個以上的白細胞時，就說明精液中的白細胞過多，此時即稱為白細胞精子症。

健康小鏈接

下面提供幾種提高性慾的食物：

(1) 麥芽油

嚴重缺乏維生素 E 會導致陰莖退化和萎縮、性激素分泌減少並喪失生殖能力。而麥芽油能夠預防並改變這種情況，所以我們在日常生活中應常食小麥、玉米、小米等含麥芽油豐富的食物。

(2) 蜂蜜

蜂蜜中含有生殖腺內分泌素，具有明顯地活躍性腺的生物活性。因體弱、年高而性功能有所減退者，可堅持服用蜂蜜製品。

(3) 海藻

海藻含磺量超過其他動植物。而磺缺乏或不足會導致男性性功能衰退、性慾降低。因此要經常服用一些海藻類食物，如海帶、紫菜、裙帶菜等。

145．尿道口發紅不可忽視

在男科門診因「尿道口紅」為主訴前來就診的人已越來越多。經常遇到一些病人，自述因久治不癒，迫切要求徹底檢查，且予以根治。特別是一些有過不潔性交史或過去曾患過泌尿系感染性傳播疾病（如淋病非淋菌性尿道炎）的患者，因聽信民間的危言假說，對此更是憂心忡忡，不僅思想上揹上了沉重的包袱，而且久而久之還極易產生頭暈、煩躁、失眠，甚至陽痿、早洩、性冷淡等疾病，會嚴重地影響工作和夫妻感情。

疾病信號早知道

那麼尿道口為什麼會發紅？尿道口發紅到底是有什麼病？

(1) 包皮過長或包莖的刺激

因為包皮過長或包莖的刺激，可引起尿道口發紅，但患者往往無其他不適感，尿道口也無分泌物。有些人常患包皮龜頭炎，此時可見龜頭有大小不等的小紅點，局部較濕潤，並且發癢。對於以上情況，建議將過長的包皮或包莖切除，使陰莖頭外露也就保持了乾燥。

(2) 淋病、非淋菌性尿道炎等性傳播疾病

對於有不潔性行為的人來說，如發現有尿道口發紅現象，還是應到正規醫院的專科檢查一下，以獲得明確的診斷和正規治療。另外，我們需要注意的是觀察尿道口的顏色，不能作為疾病是否治癒的標準，還應輔以實驗室檢查等。淋病、非淋菌性尿道炎等性傳播疾病，因發生尿道感染，尿道口發紅是疾病的表現之一，當然它多伴有其他症狀。

(3) 局部和環境因素

尿道口的顏色易受血液循環、局部和環境等因素的影響，如高溫天氣、坐浴、劇烈運動等因素多能引起尿道口發紅。

在很多情況下，應該說尿道口有些發紅是一種正常生理現象。如沒有什麼不潔性生活史，大可不必驚慌，也用不著去關心它。如果有相關疾病或疾病而引起的尿道口發紅，要注意及時檢查治療。

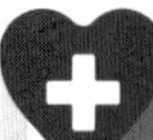

健康小鏈接

男性性器官常常被人忽略，其實它是一個重要的問題，若不注意容易引起生殖器感染，重者導致男性不育而終生遺憾，所以男性應該注意自己生殖器官的衛生保健。歸結起來應注意以下幾點：

(1) 勤洗

由於男性外生殖器較女性簡單，因而更易清洗。洗時只需注意包皮垢的清洗即可，其他部位順次洗淨。

(2) 勤換

內褲要經常換洗，特別是有過遺精、夢精、手淫的人更要勤換，否則精液粘在內褲上，會給病菌造成良好的繁殖環境。

(3) 內褲以棉織品布料為佳，不要用手抓撓陰部，尤其是有手癬、腳癬的人，以免相互傳染。

(4) 衣著要寬鬆

不穿緊身褲、牛仔褲，這些衣物臀圍小，整個陰部透氣不良，汗液不易散發而易患濕疹，如果是兒童則會影響其性器官的發育。

(5) 注意性生活衛生

性生活前，夫妻都應該洗澡，或清洗一下外陰。若妻子有陰道炎或性病最好禁止性交。若實在想進行性交，應戴陰莖套。

6

PART

健康自查 從新陳代謝著手

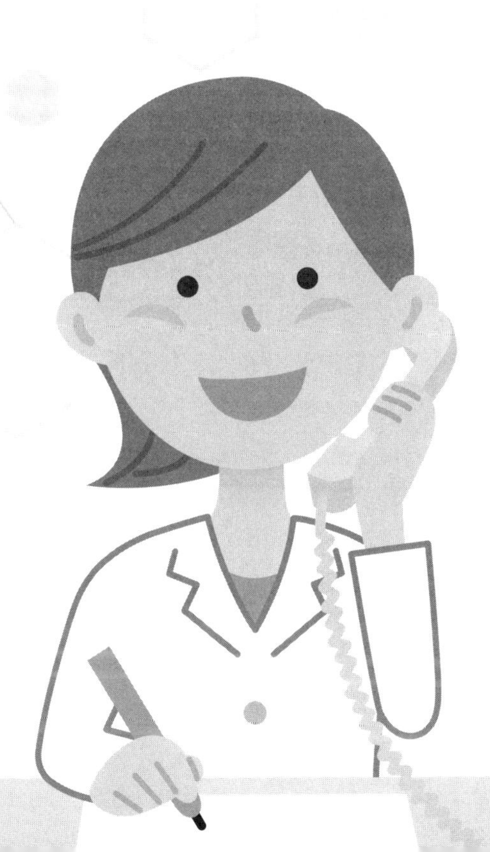

CHAPTER 23

汗液

汗液是由遍佈全身的三百餘萬汗腺滲出來的，汗中有百分之九十九的成分是水，另外含有一些氯化鈉。

除此之外，通過出汗的時間、部位、顏色、味道，還可以查出其他疾病。

146．為什麼會驚而無汗

大家常常會有同樣的感受，當遇到外界強烈的刺激過後，會發現自己被「嚇出一身汗」，其實這是正常反應，是由於精神刺激使神經衝動增加，乙醯膽鹼分泌量增多，從而產生多汗。但有些人卻「驚而無汗」，這又是為什麼呢？

疾病信號早知道

皮膚表面的少許或完全無汗，可由汗腺本身的異常或神經通路的某一水準的不正常造成，其病因主要有以下幾個方面：

(1) 先天性汗腺發育不良或汗腺缺乏，可表現為全身性或局部性無汗。

(2) 某些內臟疾患，如糖尿病、尿崩症、慢性腎炎、黏液性水腫、惡性腫瘤等，此外，維生素A缺乏等也可引起全身性無汗。

(3) 某些皮膚病，例如嚴重的魚鱗病、硬皮病、痲瘋病、放射性皮炎、皮膚萎縮等，可引起局部性無汗。

(4) 神經損傷，例如橫貫性脊髓炎、小兒麻痺、截癱，以及交感神經、延髓、腦橋的局部損傷，均可引起全身性或局部性無汗。

除去先天性汗腺發育不良的無汗症目前尚無法治療外，若為其他疾患造成的無汗，則應積極治療原發疾病。

健康小鏈接

出汗是人體的本能，是維持正常體溫的一種方法。當天氣炎熱時，或者經過劇烈的體育運動後，體內積聚了大量多餘的熱量，人體於是通過出汗將這些熱量帶出體外，使體溫維持在正常範圍內，人也就感覺涼快了。

人體的出汗分為三類：味覺性出汗、溫熱性出汗和精神性出汗。

(1) 在口腔黏膜、舌背等處分佈有豐富的神經末梢及特殊的味覺感受器，咀嚼食物的刺激，使交感神經興奮，引起口周、鼻、面、頸、上胸，甚至全身的反射性出汗，尤其是在吃了諸如「麻辣鍋」之類的辛辣熱燙刺激食物後更為明顯，這種出汗稱為味覺性出汗。

(2) 汗液經汗腺排出體外，在皮膚表面蒸發時吸收汽化熱而使體溫降低，抑制身體在高溫環境下或激烈運動時的體溫上升，此為溫熱性出汗。

(3) 人在精神緊張時手心會出汗，即屬於精神性出汗。

147．多汗謹防六種病

炎炎夏日，身體出汗是正常的現象。但有的人無論夏季還是冬季，吃頓飯、做點事或稍一緊張便汗如雨下，這可能就是某些疾病在作怪了。

疾病信號早知道

多汗謹防以下六種病：

(1) 糖尿病

糖尿病的特徵就是「三多一少」，其中出汗多就是病症之一。糖尿病如併發自主神經病變，就會出汗較多，尤其是上半身出汗多。患者由於糖代謝障礙，導致植物神經功能紊亂，交感神經興奮使汗腺分泌增加而出現皮膚潮濕多汗，血糖高導致代謝率增高，也是多汗的原因之一。

(2) 甲狀腺機能亢進

一般來說，甲狀腺機能亢進患者的代謝增高，周圍血流量增加，必然會促進肌體的散熱，出現多汗症狀。

(3) 嗜鉻細胞瘤

嗜鉻細胞瘤常見的症狀就是淋漓多汗，出汗具有陣發性，有時也可以持續出汗，但陣發性發作時面部潮紅或變白可同時發生。還會出現心慌、手顫、四肢發涼等。但本病發作時常伴有明顯的血壓升高，以及因此而引起的頭痛症狀。

(4) 更年期綜合症

更年期綜合症也有多汗現象，進入更年期的婦女，卵巢功能逐漸減退，可出現不同程度的植物神經功能紊亂，血管舒縮功能出現障礙，導致多汗。

(5) 低血糖症

可導致病人面色蒼白、出冷汗、手足震顫等。

(6) 危重病

若大汗淋漓，汗出如珠，冷汗不止，這種現象可能是氣散虛極的表現，中醫學上稱為「絕汗」，是病情危重甚至是病危的表現。出現這種情況時應提高警惕。

如果出汗過多，病程持續時間過久，常易發生精氣耗傷的症狀，病人可見到精神倦怠、臉色蒼白、四肢乏力、不思飲食、睡眠多夢等陰陽失調等症狀，損害人體和身心健康，若不及時有效地診治，還會導致其他一些不良後果。現代醫學研究表示：汗出得多，會導致體內必需的微量元素流失、電解質失衡。出汗過多的孩子，有的會出現面色無華、夜哭、大便秘結、精神不好等症狀，嚴重的還會導致記憶力下降、智力發育遲緩、容易感冒等問題，影響孩子的生長發育，所以當你或你的孩子出汗不定期多時，千萬不要掉以輕心。

健康小鏈接

不少人都知道，汗液中含有較多的氯化鈉，出汗多應當多補充食鹽，但對出汗後應當補充鈣卻不注意。

平時，一個人每天由汗液中丟失鈣僅十五毫克並不十分重要，但在高溫環境下勞作的人員，每小時從汗液中丟失的鈣在一百毫克以上，這個量幾乎佔鈣總排出量的百分之三十，很容易導致低鈣血症，患者表現為手足抽筋、肌肉抽搐，長期鈣缺乏還會導致成人患軟骨病，易骨折，及經常腰背和腿部疼痛。

148．從出汗時間找出疾病的小秘密

有時候無論白天還是晚上，總會莫名其妙地出汗，即便在寒冷的冬天亦如此，這就預示可能有某種疾病纏身了。

疾病信號早知道

在未受到外界的任何影響下，全身出汗不止，白天即自汗，夜間即盜汗，俗稱「虛汗」。

自汗是內分泌功能紊亂、汗腺功能不全的徵象，中醫認為是氣血虛弱或陽虛所致。有時伴有出汗後身體發冷，疲乏無力。

盜汗的特徵是入睡後無感覺地渾身出汗，醒後則汗止，盜汗常伴有乏力、食慾減退、月經不調、發燒、咳嗽、胸痛、咯血等。盜汗是腎陰虛所致，如癌症、風濕熱患者、肺結核、腎結核等多有盜汗症狀，特別是肺結核患者，在浸潤期的明顯信號就是盜汗。

發現自汗和盜汗現象後，應注意休息和調理生活，加強營養，並應查明病因，及時進行治療。

健康小鏈接

對於體質較弱的人，入春以後，應在醫生的指導下適時進行春季進補，在食療上多吃些滋陰補益的食物，如大棗、黑豆、核桃、黑芝麻、血糯、桂圓等；多吃新鮮水果蔬菜，少食辛辣食品；保持心情舒暢，生活有規律。當夜間出現盜汗症狀時，要注意觀察發汗原因，必要時去醫院就診，不可盲目服藥、隨意進補，以免引起不良後果。

149．疾病藏在不同的出汗部位

人的身體分佈著三百萬左右的汗腺。汗腺是由單層上皮細胞組成的細管狀結構。汗腺一端為分泌部，有分泌汗液的作用；另一端為排泄部，直接開口於皮膚表面，稱為汗孔。汗液的排出，有調節體溫的作用，同時也排出部分代謝廢物。但如果出汗僅發生於身體的某一局部，則說明身體的某一器官出了毛病。

疾病信號早知道

(1) 鼻汗

每在情緒激動、精神緊張、工作勞累、講話過多時排汗，汗液自鼻樑及鼻翼兩側滲出。多見於過敏性鼻炎及免疫力低下，易患感冒者。

(2) 額汗

出汗侷限於頭額部，甚至汗如蒸籠熱氣，多見於身體陽氣偏甚及消化功能亢進者。

(3) 半邊身汗

指半身多汗，而另半身無汗或汗出甚微。多見於青年人高血壓腦病、腎性高血壓症、中風、半身不遂、截癱等患者。

(4) 勞心汗

係指心窩部和兩乳房中間部位多汗，多因憂、思、驚、恐過分而傷及心脾所致。常見於勞心過度的知識份子。

(5) 會陰汗

出汗侷限於會陰和外生殖器部位，常見於外陰瘙癢症、陰道炎等婦科病，亦可出現有異味的會陰汗。

(6) 腋臭汗

汗臭如狐臊氣味，腋窩部的大汗腺分泌異常所致。多見於青、中年，女性多於男性。

(7) 半邊頭汗

整個頭部以鼻中分成兩半，一半頭出汗，另一半頭滴汗皆無。此係因大病後夫妻同房，陰陽雙虧並感寒所致。

(8) 手足心汗

多發生於緊張或激動時或在公開場合說話時，常在青少年時發病，多半是精神壓抑引起。

健康小鏈接

出汗多而最易丟失津液，故需適當吃酸味食物，如蕃茄、檸檬、草莓、烏梅、葡萄、山楂、鳳梨、芒果、奇異果之類，它們的酸味能斂汗止瀉袪濕，可預防流汗過多而耗氣傷陰，又能生津解渴，健胃消食。若在菜肴中加點醋，醋酸還可殺菌消毒，防止胃腸道疾病發生。將上述各種食物加以科學搭配食用，則可充分滿足心臟和脾臟對各種營養物質的需求。

150．汗色詮釋疾病

人排出的汗液正常情況下是無色無味的，當人排出的汗液顏色出現異常時，那就是疾病出現的信號。

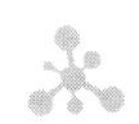

疾病信號早知道

(1) 黃汗

汗呈黃色，是因大汗後隨即沖冷水浴，使寒濕之邪入內，導致汗液疏排失常，汗中尿素含量增多而呈黃色。如汗呈黃色，並伴有特殊腥臭味，就可能是肝硬化發出的信號。

(2) 綠汗

即汗液呈青綠色，多為肝膽汁液外泄，臨床上可見「肝倒」一症，如急性化膿性膽管炎。

(3) 白汗

白屬肺，為肺色外露，與心肺虛弱有關。也可能是因劇痛引起。

(4) 紅汗

汗液呈紅色。中醫認為，凡氣血陰陽不調（偏盛或偏衰），常見於肝火旺而不能固表者，其汗液會變紅。而現代醫學則認為，這與內分泌功能紊亂有關。紅汗可能是身體的某一部位出血的徵象，應引起高度注意。此外，服用碘化鉀等化學製劑也會出現紅汗。發現汗液呈紅色，應及時進行檢查。

健康小鏈接

功不可沒的汗腺：

汗腺是分泌汗液的腺體，分為小汗腺和大汗腺兩種。小汗腺遍佈於人體全身，主要分泌汗水，起調節體溫的作用。大汗腺主要分佈在多毛的部位，如腋窩、外陰等處，其分泌活動與體溫調節無關，受激素的控制，情緒變化也會影響大汗腺的分泌。大汗腺的分泌物是黏稠的奶樣狀乳濁液，含有蛋白質、脂質、碳水化合物及鹽類等，可促進棒狀桿菌的生長。停留在腋窩皮膚表面的大汗腺分泌物，容易在細菌的作用下分解為散發明顯臭味的物質，產生體味，而小汗腺分泌物則會提供細菌生長所需的潮氣。

為了保證汗腺的正常工作，必須經常洗澡，保持皮膚清潔，否則汗腺容易被堵塞，汗水流不出來，皮膚就會發炎、生痱子。一個人如果完全不出汗，就會生病。

151．藏不住疾病的汗味

肌體可以通過出汗的形式調節體溫和體液平衡，排泄廢物，由於汗裏含有酸性物質，能使皮膚保持酸性，以防止某些病原體的侵襲。汗還可以作為某些疾病的信號，尤其是汗味。

疾病信號早知道

(1) 香味

就是汗液帶有一種芳香味，一般是糖尿病的表徵。

(2) 焦腥味

一種焦糊味或燃煤味。為男性遺精或過多手淫以及性生活過頻所致。

(3) 臭味

若為尿臭味即汗中帶有尿臭，汗乾後會在皮膚上留下結晶。這是尿毒癥的表徵。若為狐臊氣味，一般汗的顏色呈乳白色、黏稠狀，多見於中青年，女性多於男性，尤其是青春期女孩更為多見，夏天出汗多時氣味更濃，這是分佈於腋窩等處的大汗腺分泌異常所致。若為腥臭即尿液帶有特殊的腥味，常是肝硬化的表徵。

(4) 酸味

則可能患有活動性風濕病或長期服用水楊酸、阿司匹林等解熱鎮痛藥物。

但人體的一些部位因汗不易蒸發，時間久了捂出臭味屬正常現象，經常洗澡就會清除。

如發現汗液有以上異味，應引起高度注意，結合其他病症進行及時治療，只有消除引起異味的疾病，才可根除異味。另外，平常應特別注意個人衛生，勤換衣、勤洗澡，可適當減輕異味。

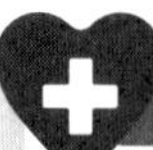

健康小鏈接

烈日炎炎的夏季，人們長時間大量出汗，會使體內水分大量流失，導致血液濃縮、黏稠度增高、血容量降低、血流速減慢，極易發生腦血栓或缺血性心臟病等心血管系統疾病。出大汗後，多犯渴。這多因氯化鉀、氯化鈉丟失所致，應及時飲用淡鹽水。白開水稀釋緩解血液濃縮的效果較好，對防範「缺血性猝中」的發生有益。但不宜過多、過快補水，可緩慢多次補水。鉀元素是人體重要的電解質，它參與心肌的收縮、神經的傳導、肌肉的興奮等生理活動。若鉀離子丟失過多，可發生心律紊亂、肌肉酸痛、乏力等症。

當血鉀過低時應及時補鉀。專家認為，許多瓜果中富含鉀，為補充鉀的理想「載體」。例如，一杯橙汁或一根香蕉含有400 毫克碳酸氫鉀，芒果、櫻桃、葡萄、草莓等水果也都富含鉀。

體質弱的人在炎夏不妨到自然通風口徐緩散熱，用乾毛巾擦乾汗漬。當暑消汗落之後，可適當進補含優質蛋白質、微量元素及維生素較豐富的大豆食品、瘦肉、禽蛋、荷葉蓮子粥、羊肝、豬肝、果蔬等。

CHAPTER 24

尿液

檢查尿液可看出人們身體其他部位發生的大量情況，尿液檢查也是醫學檢查方法中最有用的，如果你發現尿的顏色、味道、頻率等出現異常，最好是去找醫生。

152．排尿量少的擔憂

當出現少尿的情況時，切不可掉以輕心，應及時去醫院檢查，及時治療。如果不以為然，不僅會加劇病情，還會因代謝產物未能及時排出而導致尿毒症、肺氣腫、心衰等嚴重後果，給治療帶來困難。

疾病信號早知道

如果每日尿量少於四百～五百毫升，在醫學上稱之為少尿。少尿是一種嚴重疾病的徵兆。

(1) 腎臟本身可能已患了嚴重疾病，如急性腎炎、腎腫瘤、嚴重腎結核、腎功能衰竭等。由於腎臟功能的受損，使尿量減少。當這類疾病少尿時，病情往往已經很嚴重，患者常會因此而死亡。

(2) 進入腎臟的血液量減少。

當病人在外傷失血過多、休克、心力衰竭、嚴重脫水等情況下，進入腎臟的血流量明顯減少，從而使腎臟產生功能性衰竭，出現少尿。在正常情況下，腎小球毛細血管內流體靜力壓為六十毫米汞柱，當壓力低於六十毫米汞柱時，腎臟的血流量會減少百分之五十至七十。腎小球內血流量的下降，使得尿量也明顯減少。只要針對病情採取輸血、補充水分和電解質、注射強心劑等措施，使血壓、血容量恢復正常，尿量可恢復正常。

(3) 尿路梗阻。

輸尿管及腎盂結石、血塊、膿栓的阻塞，會使生成的尿液不能進入膀胱。如果不及時消除梗阻的原因，久而久之會使腎臟發生腎盂積水而影響腎功能。有時膀胱結石、尿道狹窄或膀胱收縮無力也會使尿液排解不出，但這不是真正的少尿，這在醫學上稱之為「假性少尿」。

健康小鏈接

尿量少的人如何合理補水？

(1) 早晨空腹先喝一大杯水，可右側臥十五分鐘，這將有助於調節肝膽機能及促進正常排便。

(2) 飯後不宜喝太多的水。因為飲水太多會把胃中的消化液沖淡，影響食物消化吸收。

(3) 臨睡前不宜喝得太多，以免水分停滯全身組織中，變成水腫及形成眼袋。

(4) 最好是喝溫開水。冰水會刺激腸胃，使消化分泌受阻，令消化器官加重負荷，導致消化不良。

(5) 切忌飲用生水。

(6) 牛奶、果菜汁、湯等也要記入每天的飲水量，防止飲量過多為腎臟帶來負擔。

(7) 夏季、運動等出汗多的時候，可以適當補充淡鹽水，以補充流失的體液。

153．排尿量多的煩惱

正常成人每二十四小時的排尿量為一千～二千毫升，超過二千五百毫升為多尿。多尿可能是一些疾病的信號。

疾病信號早知道

尿多會有什麼病呢？

(1) 慢性腎炎

多發生於青壯年，女性居多。起病緩慢，開始時表現為尿量減少，伴有不同程度的水腫，一般以眼瞼部及面部較為明顯。以後逐漸出現尿多、夜尿增多的情況。有些病人可伴有頭脹痛、頭暈、口唇爪甲淡白、血尿等。

(2) 糖尿病

病人表現為疲乏無力、尿多、煩渴、多飲、善饑、多食，但體重下降。隨著病情的發展出現視力減退、皮膚反覆感染、四肢麻木等，女性可出現外陰瘙癢。

(3) 神經衰弱

常見於青壯年，女性多發。病人表現為煩渴、飲水極多、多尿，但為暫時性，且病人較能耐受口渴，此時排尿量可相對減少。常伴有胸悶、心悸、疲乏、失眠等。

腎陰虛食療方

海參粥：水發海參（切碎）五十克，粳米一百克，同煮成粥，加少許蔥、薑、食鹽調味。有補腎益精、滋陰補血的作用，適用於腎虛陰虧所致的體質虛弱、腰膝酸軟、失眠盜汗等。

腎陽虛食療方

鹿角膠粥：鹿角膠六克，粳米一百克，將粳米煮成粥後，將鹿角膠打碎放入熱粥中溶解，加白糖適量。有補腎陽、益精血的作用，適用於腎陽不足、精血虛損所致的形體羸瘦、腰膝酸軟、疼痛、遺精陽痿等。

154．尿色透漏出多少疾病徵兆

正常人的尿色一般呈淡黃色，如果身體出現疾病的話就會反映在尿色上，呈現出黑色、紅色、黃褐色、白色等尿液。

疾病信號早知道

(1) 小便黃如濃茶，提示肝臟或膽囊有了病變。

因為膽汁除從腸道排出外，還可從尿裏排出。當肝臟或膽囊有疾，膽汁到腸道的路被切斷時，就只能從尿液裏排出來，尿液也因膽汁含量的增加而呈現深黃色。肝炎的早期，全身還沒有出現黃疸，就可以見到尿液的顏色如濃茶一樣，這多是肝炎的一個信號。人們在食胡蘿蔔及服用大黃、核黃素、痢特靈、滅滴靈等中西藥過程中，可出現尿液變黃的現象，一旦停止服藥或食物，症狀隨即消失，無需多慮。

(2) 小便色藍，可見於霍亂、斑疹傷寒以及原發性高血鈣症、維生素 D 中毒的病人。

但是這也與服藥有關，非疾病所致，如服用利尿劑氨苯喋啶，注射亞甲藍針劑或服用亞甲藍、靛卡紅、木餾油、水楊酸之後均可出現尿液色藍的症狀，停藥即可消失。

(3) 小便色綠，見於尿內有綠膿桿菌滋生時，或膽紅素尿放置過久，氧化成膽綠素。

(4) 小便淡綠色，見於大量服用消炎藥後。

(5) 小便色黑，往往發生於急性血管內溶血的患者。

惡性瘧疾的病人，出現尿黑色，是惡性瘧疾最嚴重的併發症之一。這種患者的血漿中有大量的游離氧、血紅蛋白與含氧血紅蛋白，隨尿排出而導致尿呈暗紅色或黑色。有少數患者服用甲酚、苯、左旋多巴等後，也會導致排黑尿，停藥後症狀即會消失。

(6) 小便無色，可能是糖尿病、尿崩症、慢性間質性腎炎的信號，也可能是飲水太多的緣故。

(7) 小便色白，常見於膿性尿、乳糜尿和鹽類尿。

(8) 小便色紅，多半是尿中有紅細胞，醫學上稱作血尿。

出血較少、只能在顯微鏡下查出紅細胞的血尿稱為「鏡下血尿」；出血較多（一般每升小便中含血量超過一毫升時）、能夠用肉眼看出來的血尿稱為「肉眼血尿」。一般來說，健康人的尿中不含或有時含有微量紅細胞（即偶爾有一、二個），尿中經常出現紅細胞，即使是極微量，也應加以警惕。血尿是泌尿系統及其鄰近器官或全身性疾病（如血液病、某些傳染病）的一種信號。泌尿系統任何部位有損傷出血均可引起血尿，如急性腎炎、泌尿系結石、泌尿系結核等；當肌肉受到嚴重的擠壓傷、血紫質病時，尿液也可呈暗紅色。

(9) 膿性尿由嚴重泌尿道化膿性感染引起，尿液呈乳白色，常見於膀胱炎、腎膿腫、尿道炎、腎盂腎炎或者嚴重的腎結核等。

(10) 乳糜尿，絲蟲病的主要症狀之一，尿色白似牛奶。

由於腸道吸收的乳糜液不能從正常的淋巴管引流到血液循環中去，只能逆流至泌尿系統的淋巴管中，導致泌尿系統中淋巴管內壓增高，曲張而破裂，使乳糜液溢入尿液中所致。

(11) 運動後排出棕黑色尿，同時伴有肌肉無力，可逐漸發展為癱瘓，如患陣發性肌紅蛋白尿的病人。

(12) 吃青蠶豆後尿液呈棕褐色，提示蠶豆病。

(13) 睡眠起床後尿呈棕褐色。陣發性睡眠性血紅蛋白尿病。

嬰兒尿液深黃，見於急性黃疸型肝炎，或膽道梗阻性疾病。

(14) 嬰兒尿液呈白色，見於絲蟲病，或嚴重的泌尿系感染。

(15) 嬰兒尿液呈紅色，見於腎結核、急性腎炎或尿道結石。

(16) 嬰兒尿液呈棕色，色似醬油，見於溶血性貧血。

(17) 中老年人出現無痛性血尿，或者說沒有任何症狀出現的血尿，這是泌尿系統腫瘤的重要信號。

健康小鏈接

新婚期泌尿系感染的治療方法大同小異，可參考以下方法：

(1) 多飲水，使每日尿量保持在一千五百毫升以上，有利於細菌毒素及炎症分泌物的排出。

(2) 抗炎治療，常用的藥物有複方新諾明、哈喃坦啶、鏈黴素、卡那黴素等。但最好是在醫生指導下選用這些藥物，以免發生嚴重的副作用。

(3) 口服小蘇打片，每次二片（0.6 克），一日二～四次，使尿液鹼化。因鹼性環境不利於細菌的生長，而且鹼性液也可以緩解尿道的疼痛和尿急迫的感覺。

(4) 用一比五千的高錳酸鉀水溶液局部清洗，對減輕尿道炎有效，但不要用此藥沖洗陰道內部。

155．從尿流異常透視隱疾

正常尿流呈圓柱狀，當膀胱充盈，在人體大腦下達指令後，尿流便呈弧形噴射而出。通常成人尿流的粗細、形狀、射程等大致相同，如果出現異常，那可能是某種疾病的徵象。

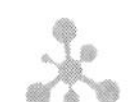

疾病信號早知道

(1) 尿流分叉

正常尿流呈圓柱狀不分叉，如果在排尿時，出現尿流分叉，多見於前列腺炎、前列腺腫大、精阜炎症等。

(2) 尿流中斷

有人排尿到一半，尿流會突然中斷，原因有三。一是患尿道炎或膀胱炎，因尿液刺激，膀胱收縮，阻止繼續解尿；二是患膀胱結石，腫瘤或血塊存在，也會使尿流中斷；三是患前列腺增生或尿道有不完全性梗阻，膀胱肌肉因用力過度，解到一半，便力不從心，只有中斷。

(3) 尿流重複

在排尿完畢後，剛想結束，突然又來尿意，又解下不少的尿液。這往往是膀胱憩室症，膀胱上長了一個多餘的囊袋，解尿時先排出膀胱內的尿液，接著又解出「囤積」在囊袋中的尿液。

(4) 尿流無力

膀胱充滿尿液後，膀胱內壓力增高，加上解尿時膀胱肌肉的收縮，產生的力量足以使尿流噴射而出，尿流射程竟可超過一公尺。如膀胱排尿神經支配有問題，或膀胱肌肉本身出故障，尿流便噴射無力，射程很近。另外，當前列腺增生或尿道狹窄時，尿流解出受到一定的阻礙，尿流也無法射遠，甚至呈直線狀滴下。

(5) 尿流變細

成人的尿道直徑一般為七～八毫米，尿流的粗細也大致如此。女性尿道比男略大，尿流也粗些。當尿道有病變時，如尿道狹窄、尿道結石、尿道腫瘤，或患有前列腺腫大時，尿流會變細。

因此如果發現尿流異常，應及時儘快找出病因，儘早採取措施。

健康小鏈接

保護你的前列腺：

(1) 避免受寒、受潮和過度勞累，預防感冒

受涼後，可引起交感神經興奮，使尿道內壓增高，前列腺管也因收縮而排泄障礙，產生充血，使症狀往往反覆或加重。

(2) 注意飲食

平常飲食不要吃太多的油膩、辛辣、煎炸的食物。不要抽煙、飲酒，以免加重前列腺的充血，使症狀加重。多飲水，增加尿量，可以緩解症狀。

(3) 生活起居要規律，勞逸結合

前列腺充血不利於炎症的消退。坐的時間不宜太長，以免影響會陰部的血液循環；騎馬、騎自行車或駕駛車輛的時間也不能過長；性生活要有規律、節制，不要過於頻繁；性交時不要中斷或強忍不射精。還需要鍛鍊身體，增強體質。

156．尿味自我診斷

尿是人體的排泄物，當然味道不會好聞，但是我們不能因為它的難聞而忽視它的存在，尿味往往是身體疾病的表現。

疾病信號早知道

(1) 惡臭味

尿液惡臭難聞，多見於惡性腫瘤潰爛、壞死性膀胱炎等。

(2) 腐敗腥臭味

常見於膀胱炎及化膿性腎盂腎炎。

(3) 芳香味

多見於糖尿病酸中毒或在饑餓時所排出的尿。

(4) 氨味

說明尿在體內已被分解，是膀胱炎或尿瀦留的表現。

(5) 糞臭味

患有膀胱結腸瘺的病人的尿液，常帶有糞臭味。

如發現尿液有以上異味，應連續觀察，並到醫院進行尿液檢驗，請醫生確診治療。

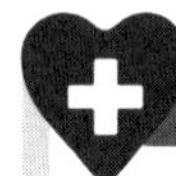

健康小鏈接

前列腺是男性生殖系統的附屬器官，前列腺分泌的液體，能夠滋養精子，使精子保證正常的活力。然而這種前列腺液體與前列腺脫落的上皮細胞是形成結石的主要物質。當人患前列腺炎、淋病、前列腺憩室時，可以使腺體阻塞，分泌物不能排出。而這種阻塞又加重了無機鹽逐漸形成結石。

前列腺結石患者大多數無症狀，結石可以在前列腺內多年而無不適，若結石較大時，會有尿頻、血尿、排尿困難、疼痛等，有時還有性慾低下、血精或陽痿等等。

157．排尿困難，難言之隱

老年男性出現排尿尿流細，射程不遠，又分叉，雖然無尿疼，化驗也未發現異常，但卻是男性老年人常見的病狀。

疾病信號早知道

這些病狀是幾種病共有的表現，其中最常見的就是老年性前列腺增生症，其他如膀胱頸部纖維化、前列腺腫瘤等，均可產生排尿困難症狀。

(1) 前列腺腫瘤

其主要特點是在肛門指診時會發現前列腺有硬結，表面不平，兩側不對稱，界限不清楚，甚至與周圍組織粘連，如發現這種情況，應儘早手術解決。

藥物造成的膀胱收縮力弱、排尿困難、尿瀦留的病，在停用有關藥物後，病情則會自然緩解。

(2) 前列腺增生症

多見於五十歲以上的患者。尿頻，尤其是夜間排尿次數增多，每次尿量少，有尿不盡的感覺，逐漸嚴重可產生尿瀦留。直腸指診可摸到增大的前列腺，超音波可以明確前列腺的確切大小，關於治療，無症狀者不需治療，輕度排尿困難可保守治療，如有嚴重的排尿困難，應及早手術治療。

(3) 膀胱頸纖維化

發病年齡低，直腸指診前列腺不大，但膀胱鏡檢查膀胱頸插入受阻，下唇升高，膀胱壁有細小的小梁形成。此病服藥治療已無明顯效果，應進行手術治療。

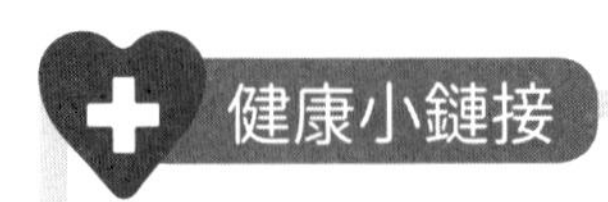

什麼是前列腺增生症？

人出生後前列腺生長很慢，進入青春期後生長加快，至中年體積保持恒定，大約四釐米×三釐米×二釐米大小。以後表現出兩種趨向：一部分人趨於萎縮，腺體逐漸減小；另一部分人趨於增生，腺體逐漸增大。當增生的前列腺達到一定程度，壓迫了尿道，引起排尿困難等一系列症狀時，在醫學上就稱為前列腺增生症。

前列腺增生曾叫作前列腺肥大，多發生於五十歲以上的老年人。據歐美等國統計，在老年男性中其發病率高達八成以上；國內報導較低，但也達五成以上。由於前列腺恰好位於膀胱出口處，圍繞著尿道的特殊位置，一旦發生增生，便會從四面八方壓迫尿道，使膀胱內的尿液排出受阻，引起泌尿系統的一系列病變。

158．尿後滴白，疾病現身

有時候小便時會發現尿道口流出乳白色的分泌物，這是為什麼呢？是什麼病在作怪？

疾病信號早知道

有的男性青壯年患者解了小便後，自己會發現尿道流出乳白色的分泌物。由於這種症狀多同時伴有尿頻、尿道刺激症狀以及腰酸痛、頭昏、失眠、性功能減退、陽痿等症狀，故大多數患者常將這種尿後滴白的現象誤認為是遺漏了精液，把它稱為「體虧」的病根，以致揹上思想包袱。

事實上，尿後滴白並不是什麼精液遺漏，而是患了慢性前列腺炎所致。流出來的白色分泌物為前列腺液，並非精液。過度飲酒、受涼、會陰受傷、不正常的性生活、頻繁的性衝動以及長途騎自行車、騎馬，均可導致前列腺充血、淤血，它是促使前列腺產生炎症的重要因素。遵醫囑或服用抗菌素、配合內服中藥可治癒此病。

健康小鏈接

慢性前列腺炎的徵兆：

慢性前列腺炎是男性泌尿生殖系統常見的疾病之一，以青年男子最為常見，佔所有發病人數的百分之八十左右。其病因複雜，症狀繁多，因此很容易誤診，且病情頑固，影響患者的正常工作和學習。

慢性前列腺炎的症狀有三類：第一類是前列腺疼痛症狀，主要表現為腰酸痛，會陰、小腹部、雙側腹股溝區、睾丸、肛門等處有輕微疼痛，墜脹不適。第二類是泌尿系症狀，主要表現為排尿困難。第三類是性功能障礙症狀，主要有陽痿、早洩、遺精、不育症等。從以上所述症狀中可以看出，慢性前列腺炎的主要症狀多在病變部位以外，因此初患此病者，最容易耽誤病情，延誤最佳治療時機。所以我們要及早發現慢性前列腺炎的徵兆。

159．尿不淨小心前列腺

有的人小便的時候排尿不通暢，點滴而下，有時還會尿痛，這是明顯的尿不淨，尿不淨是身體疾病的先兆。

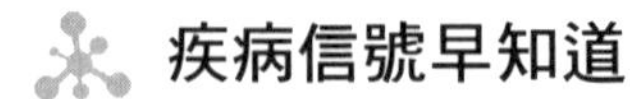

疾病信號早知道

尿不淨預示的疾病如下：

(1) 外陰炎

病人訴說外陰不適、腫脹、瘙癢、分泌物增多，呈膿性；排尿灼熱感或疼痛。往往與內生殖器炎症併發，重症時伴體溫升高等。

(2) 前列腺炎

有乳白色分泌物、乳糜狀尿液，伴有尿道灼熱感、尿頻、尿急、尿痛、尿淋漓不盡、排尿困難等，嚴重者會導致早洩、陽痿甚至不育等。

(3) 前列腺增生（肥大）

排尿費力、尿線變細、尿動力不足、尿程短、尿淋漓不盡，嚴重者造成尿瀦留，甚至引發腎盂積水，最終導致腎功能衰竭或尿毒症。非淋菌性尿道炎：表現為尿頻、尿急、尿痛。有黃白色膿性分泌物或乳白色、蛋清樣漿液黏液性分泌物。皰疹／支原體、衣原體感染／各種病毒疣：皮膚黏膜表淺糜爛或潰瘍，有丘疹、硬結以及毛刺物，常伴有疼痛、瘙癢或其他不適。

(4) 尿道炎症

由於尿道口及尿道旁腺易受淋菌侵襲而引起炎症，甚至上行感染，導致膀胱炎。主要症狀是排尿困難，病人排尿時有燒灼樣疼痛。可見大量膿性分泌物，如有膿腫形成，可見尿道口一側或兩側，有疼痛性包塊，伴有疼痛性尿淋漓或血尿，急性期常有體溫升高。

(5) 前庭大腺炎

病人常訴說陰道口腫脹、疼痛或腫塊。在大陰唇一側或兩側可見腫塊，觸痛、壓痛，有時可有膿汁外流，潰破後腫塊消失，但可以反覆發作，每當腫塊增大時伴高熱、疼痛且坐立不安。

健康小鏈接

女性為什麼易患尿路感染？

據統計，女性一生中發生過尿道感染者約百分之二十，成年婦女一年內發生有症狀的尿道感染約百分之六。女性為什麼易患尿道感染呢？

(1) 女性尿道短、直而寬，尿道括約肌作用較弱，細菌易沿尿道口上行至膀胱，女性尿道口與有大量細菌寄居的陰道和肛門接近，為細菌侵入尿道提供了條件。

(2) 少女月經來潮，會陰部衛生與肌體生理變化，抵抗力低，細菌可上行引起感染。

(3) 新婚、婚後性生活使尿道黏膜損傷，易引起尿路感染。

(4) 妊娠期子宮增大壓迫尿道使尿流不暢，易發生尿路感染。

160．從尿頻中揭示疾病玄機

夜裏睡覺，經常起來上廁所，不僅影響睡眠品質，而且這也是疾病的一種表現。

疾病信號早知道

尿頻謹防五種疾病：

(1) 糖尿病

夜間多尿、乏力、消瘦者應儘早進行血糖含量的測試。因為這些症狀是糖尿病早期的臨床表現。

(2) 尿道感染

如尿道炎症、前列腺炎、膀胱炎等都會引起夜尿增多。

(3) 腎虛

中醫認為夜尿增多與「腎」有密切關係，如果腎虛時會出現許許多多和「腎」有關的症狀，如精神萎靡、腰膝酸軟、神疲乏力、失眠、多夢、嗜睡、性功能減退、遺精、夜尿頻繁或頭暈耳鳴、口乾、盜汗、低熱、手足心熱等。

(4) 老年前列腺結石症

前列腺腫大，是不少老年男性的常見病，每每夜間尿頻密或尿不暢，一檢查才知道有前列腺腫大，但前列腺還會有結石，這點不少人是疏忽的。結石可以在前列腺內多年而無不適，往往是在檢查其他疾病時被發現。若結石較大時，會有尿頻、尿急、血尿、排尿困難、疼痛等。有時還有性慾低下、血精或陽痿等，有些病人若出現前列腺膿腫，如任其發展可破壞尿道或直腸形成瘺道，後果不堪設想。

(5) 前列腺增生、肥大

前列腺是男性特有的腺體，男性只要活到一定的年紀，前列腺就會肥大、增生。前列腺增生是一種退行性病變，據有關資料統計，六十歲以後男性九成左右患有不同程度的前列腺增生。該病的主要症狀是尿等待和夜尿頻繁，夜尿頻繁的人有時夜裏要起床一、二十次，嚴重影響睡眠，很是痛苦。前列腺肥大主要表現在排尿問題上，如小便射程縮短、排尿乏力、尿後點滴不盡、夜尿頻繁、尿躊躇等症狀。由於尿液的殘留，前列腺肥大的患者常會出現尿道感染，甚至導致腎炎。更令男性羞於啟齒的是患者常伴有性功能的下降。

健康小鏈接

有的人尿多、尿頻，有的是疾病造成的，有的是隨著年齡的增長腎功能減退的原因，因此如果你有尿頻的現象，在排除疾病的情況下，不妨試試下面的食療。

(1) 香菇燉紅棗

陳香菇、紅棗、冰糖各十克，雞蛋二個打碎去殼，置於容器內蒸熟，每日早餐吃一次，連續一週可消除多尿症狀。

(2) 紅棗薑湯

取紅棗三十個洗淨，乾薑三片，加適量水放入鍋內用文火把棗煮爛，加入紅糖十五克，一次服完。每日或隔日服一次，連服十次，對尿頻有較好的療效。

161．尿血有多嚴重

尿中有血確實很嚇人。女人一般經期會出現血，這是正常的，有時候上火出現血絲也是正常的，但如果平時都出現血絲、血紅就要注意了，可能會是某種疾病在作怪。

疾病信號早知道

尿血到底會出現什麼疾病呢？

(1) 全身性疾病

感染性疾病如感染性心內膜炎、敗血症、流行性出血熱、猩紅熱、鉤端螺旋體病、絲蟲病；血液疾病如血小板減少性紫癜、過敏性紫癜、白血病、血友病；結締組織病如系統性紅斑狼瘡、結節性多動脈炎；心血管病如急進型高血壓病；腎疾病如腎淤血、腎動脈栓塞、腎梗塞等。

(2) 泌尿系統疾病

如泌尿器官的炎症、結石、腫瘤、憩室、息肉、畸形或血管異常、寄生蟲病、外傷等，這是最常見的血尿原因。

(3) 尿路鄰近器官疾病

如前列腺炎、急性闌尾炎、急性盆腔炎、直腸結腸癌等。

(4) 劇烈運動

劇烈的運動後也可出現血尿症狀。

(5) 藥物與化學因素

有些藥物如磺胺類、抗凝劑、環磷醯胺、汞劑、甘露醇、斑蝥等的副作用或毒性作用，也可引起血尿的發生。

從血尿伴隨的症狀來看，伴腎絞痛者起源於結石、乾酪性物質、血凝塊等的尿路梗阻；伴膀胱刺激症狀（尿頻、尿急、尿痛）者，提示病變位於膀胱或後尿道；伴高血壓者可見於急、慢性腎小球腎炎，急進型高血壓病、先天性多囊腎、腎動脈栓塞、結節性多動脈炎等；伴腰部包塊者可見於腎腫瘤、先天性多囊腎；伴皮膚黏膜出血者，可見於敗血症、感染性心內膜炎、流行性出血熱、鉤端螺旋體病、血液病等。

尿血的人要多吃下面的食物：芹菜、薺菜、金針菜、鮮藕、藕節、荷葉、白茅根、海參、花生、柿餅、韭菜、阿膠、槐花。

尿血之人還宜分別實火與虛火，吃些西瓜、柿子、荸薺、冬瓜、枸杞頭、瓠子、地瓜、絲瓜、菊花腦、水芹菜和龜肉、豬脊髓、鴨肉、黑木耳等。

此外，還應忌喝白酒，不食辣椒、花椒、大蒜、生薑、洋蔥、茴香、鵝肉、公雞、羊肉、各種海魚、蝦子、蟹、芫荽、香椿頭、芥末、荔枝、龍眼肉、川芎等。

162．解析尿中奇怪的氣泡

正常人的尿是不會產生氣體的，只是在排尿時可有少量空氣從尿道外口混入尿中，使排出的尿中含有少量氣泡，或者在尿液撞擊便池壁時空氣混入尿中產生氣泡，這些都是正常現象。如果出現反常，就要對身體多加關注了。

疾病信號早知道

尿中有氣泡會出現以下五種疾病：

(1) 因腎臟、膀胱、前列腺等疾病進行膀胱鏡檢查、逆行性腎盂造影、上導尿管時，氣體進入膀胱、輸尿管乃至腎臟，後隨尿排出而產生氣尿。這種氣尿無需治療，一般也不會帶來危險。

(2) 尿路與腸道或陰道等含氣器官或組織相通，因外傷、腫瘤、炎症、分娩、先天畸形、手術等原因使得氣體與尿路之間相通，即瘺道形成，引起氣尿。

(3) 尿路有產氣菌感染。如大腸桿菌、產氣桿菌、奇異變形桿菌、肺炎桿菌、酵母菌等都可以產生氣體，當這些產氣菌引起泌尿系統感染時，可使尿中葡萄糖等物質發酵產生氣體。這些伴有氣體產生的泌尿系統感染的部位主要是膀胱和腎臟。醫學上分別稱為氣腫性膀胱炎和氣腫性腎盂腎炎。

(4) 尿路梗阻如結石引起輸尿管阻塞。

(5) 糖尿病未被控制，這可能是由於產氣菌使組織中和尿中的葡萄糖發酵生成二氧化碳和氫氣。

健康小鏈接

如何保護生殖器？

男女雙方保持泌尿生殖器的清潔衛生，對預防外生殖器感染和性病的發生起著非常重要的作用。一般情況下，堅持做到以下幾個方面就能達到預防的目的。

(1) 每晚堅持用溫開水清洗外陰，水溫不易過高，不要用鹼性強的肥皂，以免刺激陰部。保證外陰清潔乾燥。
(2) 不與他人混用毛巾、盆和內褲。
(3) 女性在大便後用衛生紙時，要由前向後擦肛門，以免把細菌等帶到陰道內，如有條件，最好立即清洗肛門。
(4) 最好穿較寬鬆棉製短褲。

CHAPTER 25

大便

一個人每天體內產生約九公升大便水，經由小腸，一直流進負責吸收水分及貯存大便的大腸。在大腸內，大便水中 98%的水分會被吸收，餘下的 2%便會化成大便，所以每天應有一百八十克（約半磅）的大便排出體外。

正常的大便通常會成形，有一定長度及粗度、軟綿綿。如大便硬，或呈粒狀、爛如糊狀都屬不正常情況。

至於大便的顏色方面，既與所吃的食物有關，也與疾病有關，吃的紅蘿蔔多，大便會呈現橙色。如果出現異常就要小心疾病了。

163．你在意過你的大便顏色嗎

大便在我們的眼裏一直是很髒的東西，很少去談，更別說去看了，殊不知，大便是告訴我們腸內環境的「書信」，我們的健康程度，受到腸內環境極大的影響。怎樣從大便顏色來檢測疾病呢？

疾病信號早知道

(1) 大便帶鮮紅血滴

在大便後滴血或血附在形成大便表面，與大便不混雜，常見於內痔和肛裂。無痔瘡和肛裂而年齡較大的人，若發現血液附在大便的表面且大便呈扁平帶子形狀，應高度警惕直腸癌的可能。

(2) 大便暗紅似果醬

大便顏色暗紅像果醬樣，並有較多的黏液和惡臭味，常為阿米巴疾病的表現。便中的阿米巴是一種寄生蟲，它常在腸道中橫衝直撞，很容易竄進肝、肺等器官，並容易傳染給新的「主人」。

(3) 大便紅白帶膿

大便似鼻涕膿樣並帶血，這是急性細菌性痢疾的特點。它是一種膿、血、黏液的混合物，患者常有腹痛、發熱、裡急厚重等表現。血吸蟲病、慢性結腸炎也可出現此便樣。

(4) 大便鮮紅帶糊狀

大便鮮紅或暗紅，帶糊狀，並伴有腹瀉、腹痛，多為急性壞死性小腸炎，這是一種很危險的疾病，常由大吃大喝及進食不潔食物引起，需要急診搶救。

(5) 大便白色泡沫狀

大便顏色很淡，有一層白色油脂狀物質飄浮於上，常為消化不良綜合症的表現，常見於幼兒及胰腺功能低下的患者。

(6) 大便灰白似陶土

同時皮膚、鞏膜又發黃（黃疸），則表示膽汁進入腸道的通道被阻塞，膽汁只好反其道而通過血液循環至皮膚。膽結石、膽管癌、胰頭癌等多見此種大便。

(7) 大便漆黑似柏油

常為胃十二指腸潰瘍出血的「險情」。柏油樣便還可見於其他消化道出血的疾病，一般出血量六十毫升以上才呈現黑便。但須區別進食大量豬血、豬肝者。

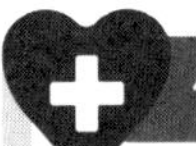
健康小鏈接

正常人的糞便：

(1) 含水量

健康人的糞便，含水量大概七到八成，在馬桶內應浮在水面上。如果水分超過九成，就會呈水狀，可能由細菌感染造成。如果糞便沉底，就要小心便秘，警惕痔瘡了。

(2) 顏色

健康糞便的顏色應該是金黃色或褐色，如果呈紅色，可能由大腸出血或痔瘡等下消化道疾病引起；如果呈暗紅或黑色，可能由十二指腸、胃出血等上消化道疾病導致，以上兩種情況不排除因吃了西瓜、豬血等食物造成，但一般只會持續一、兩天；如果呈墨綠色，表示食物沒有完全消化或者拉肚子；如果呈灰白色，通常顯示肝功能異常，或脂肪攝取過多、消化不良等。

(3) 形狀

正常糞便應該是圓柱形、大小適中，且有光澤感。如果太粗或呈粒狀，通常由於其在大腸內停留太久，平時應多吃些通便的食物；如果呈黏液狀，表示胃腸道有發炎的情況，最常見的是沙門氏桿菌或阿米巴原蟲造成的大腸炎；如果糞便中有油質，可能是小腸吸收不良或胰臟疾病造成脂肪缺乏所致。

(4) 正常的排便量應該是兩、三條左右，且不會有惡臭。

164．大便氣味隱藏健康危機

日本《女性自身》雜誌刊登文章指出，科學最新研究發現，大便的臭味其實和人體腸道裏的細菌有關。人體中寄居著以乳酸菌、分支菌為代表的有益菌，和以大腸菌等為代表的有害菌。而體內有害菌增加，就會導致大便有臭味。這些有害菌會製造致癌物質及腐敗物質，降低身體免疫力。由此可見，從大便氣味可以檢查出你是否有病。

疾病信號早知道

大便有時還會發出奇怪的氣味，尤其需要注意由腹瀉便所產生的特殊氣味。

比如大便發出一股刺鼻的酸味，可能是腸內異常發酵（即所謂發酵性消化不良）引起的，此時的腹瀉物便呈黃色。所以顏色和氣味都必須仔細地觀察。

此外，如果拉出的腹瀉便有一股燒焦味，有可能是小腸機能降低所引起的消化不良；帶有腥味的焦油狀大便，表示消化系統有出血的情況，而且出血量相當多。

如果從水狀、泥狀的腹瀉便中，產生肉或魚的腐臭味，可能是大量的血液或黏液被分解而排出腸外的緣故。

健康小鏈接

大便不正常怎麼辦？下面介紹三種幫你緩解大便不正常的粥方：

(1) 紅薯粥

將紅薯半斤洗淨連皮切成小塊，與粳米二～三兩，加水適量煮粥，待粥成時，加白糖適量再沸即可。

(2) 紫蘇麻仁粥

取紫蘇子、麻子仁各十～十五克，搗爛如泥，加水慢研，濾汁去渣，再用粳米二兩煮為稀粥食用。老年或產後服用較為適宜。

(3) 柏子仁粥

柏子仁十～十五克，去皮搗爛，加粳米一～二兩，水適量，煮粥。待粥成後，對入蜂蜜適量，再稍煮沸即可。

165．形形色色大便形態報疾病

大便有著它獨特的功能，前面我們已經講了從大便顏色、氣味來自查疾病，下面我們從大便形態來測疾病。

疾病信號早知道

(1) 羊屎便

即大便乾結，呈粒狀。西醫認為主要是因氣候乾燥、飲食中缺乏蔬菜或纖維素所致。中醫認為，此種大便是體虛內熱所致。如腸道出現腫瘤、腸痙攣、腸套疊、腸息肉的患者，也會出現這種大便。

(2) 食糜樣或稀汁樣便

出現這種大便多因腸道蠕動過快或分泌增多所引起，可見於各種感染性或非感染性腹瀉，尤其是急性胃腸炎時。若出現大量的黃綠色稀水樣便（在三千毫升以上），並含有膜狀物時，則應想到是否有偽膜性腸炎。

(3) 柏油樣便

呈暗褐色或黑色，質軟，有光澤，宛如瀝青油。這種黑色是因上消化道出血、紅細胞被胃酸消化破壞所形成的硫化鐵，其光澤乃因硫化鐵刺激小腸分泌過多黏液所致。上消化道出血五十～七十五毫升，糞便即可呈暗褐色甚至柏油樣。如柏油樣大便持續出現二～三天，可說明出血量至少為一千毫升。另外，服用活性炭、鉍、鐵劑等之後，也可排黑色便，但無光澤。

(4) 黏液便

正常的大便有極少量的黏液。如黏液大量出現，常見於痢疾、腸炎和血吸蟲病等。不同的部位發病，大便中黏液存在的形式也不同。若黏液均勻地混在糞便中，可見於小腸發炎。若黏液多附著於糞便的表面，則見於大腸病變。

(5) 白陶土樣便

各種原因引起的阻塞性黃疸，可使膽汁排出減少，致使糞膽素相應減少，大便失去其原來的顏色而變為灰白色，可見於膽結石、肝內結石、胰頭癌等。但是行鋇餐造影術後，可因排出造影劑—硫酸鋇而呈淡黃白色，不可與之相混淆。

(6) 細條狀便

呈細條或扁條狀，或一側有壓跡形成溝狀，說明直腸狹窄，多為直腸癌的重要證據。

(7) 黏液膿血便

常由腸道下段的病變所引起，如阿米巴痢疾、細菌性痢疾、致病性大腸桿菌腸炎、潰瘍性結腸炎、結腸癌、直腸癌等，其中，黏液和膿血的多少，取決於疾病的種類和程度。患阿米巴痢疾時，血液較多，呈暗紅色，並有膿性物，如同果醬樣；細菌性痢疾則以黏液和膿血為主，有時混有新鮮血液；結腸癌或直腸癌亦可有膿血便。

健康小鏈接

不排便對人的影響：

(1) 糞便裡的水分會被吸走，使糞便變得很硬而造成便秘。很硬的糞便甚至會磨傷腸壁。

(2) 在結腸裏的細菌會附著在宿便裏，產生毒素。這些毒素會被人體吸收，是影響健康的因素。

(3) 雖然有排便，但還是會有糞便不能被排出。因為這些不好的糞便不能很好地刺激腸胃，有些還會留在直腸內，給人一種沒有排完便的感覺，細菌就會附著在這些糞便內形成毒素。

166．如何擺脫便秘的折磨

便秘是最常見的消化道症狀，它不是一種病。據報導，美國每年有二百萬～三百萬便秘者服藥助便，其發生率約為百分之二。一組統計數字表示，每年約九百人死於與便秘有關的疾病，可見便秘不可小視。

疾病信號早知道

便秘背後隱藏九種疾病：

(1) 膽結石

正常人每天要從大便中排泄相當數量的膽固醇，而便秘者膽固醇的排泄受阻，易在膽囊中沉積形成膽結石。故臨床中便秘者患膽結石人數較多。

(2) 腸癌

據調查，大多數腸癌患者在發病前有較長一段時間的便秘史。嗜好肉食兼有便秘的人，腸癌的發病率是常人的一倍。糞便中有多種致癌物，如膽汁酸的分解物就有很強的滲透性和致癌力，便秘使腸道黏膜與致癌物的接觸時間增加，故腸癌發病率增高。因此欲長壽，腸中清。

(3) 乳癌

過去認為乳癌的發病與乳罩有關，也有人認為與遺傳有關。近年有資料表示：每週排便次數在兩次以下者，乳癌的發病率要比每日排便者高出五倍。肥胖婦女兼有便秘者，乳癌的發病率明顯增加，乳癌患者手術後仍有便秘者，其癌症復發率也比無便秘者高。此外調查發現，婚後缺少性生活的女子患乳癌的機率增加。健康的性生活能消除緊張的情緒，乳頭可充血勃起，乳房柔軟，身體得到舒緩鬆弛。故每週有規律性生活的婦女，患乳癌的機率極少。

(4) 高血壓

由於便秘使膽固醇排泄受阻，血液中膽固醇含量上升，血管易受膽固醇侵襲而發生硬化，血管硬化管徑變細，外周阻力增加便引發高血壓。老年高血壓患者還會因便秘，在排便時用力過猛而誘發中風。

(5) 痔瘡

有痔瘡者患便秘人數多，便秘者在排便時要使勁摒氣，日長時久，肛門周圍血管壓力增加，肛周血循環不良，容易發生靜脈曲張，引起痔瘡和痔瘡出血。

(6) 痤瘡

青年中患痤瘡（青春痘）的男女均有，臨床發現患痤瘡有便秘者佔多數。這是因為便秘者糞便中的有害物質吸收過多，就易患痤瘡。

(7) 頭痛

有人發現患偏頭痛的女性和血管性頭痛患者，患便秘者很多。這是因為便秘者體內毒素吸收增加，血液因此混濁，血黏度增加，腦血管供血不良易引發血管頭痛和失眠、易怒、煩躁不安等症狀。

(8) 心律不整

便秘者常擅自服用瀉藥，尤以大黃、元明粉、番瀉葉為多。特別是番瀉葉用之不當可急瀉，引起脫水、虛脫。殊不知，瀉藥易造成體內電解質紊亂，血鎂、血鉀下降會誘發早搏、心動過速等心律不整。便秘者若兼有心臟病，濫用瀉藥會有潛在的生命危險。

(9) 糖尿病

臨床中患糖尿病者便秘約佔多數，糖尿病患者食肉者很多，多吃肉易引起便秘，患糖尿病者運動量不足也容易引起便秘。糖尿病是一種病因不明的內分泌一代謝病，而以高血糖為其主要標誌。

健康小鏈接

如何治療便秘？

(1) 高食物纖維飲食

多供給含食物纖維多的食物，刺激腸並促進胃腸蠕動，增強排便能力，如粗糧、帶皮水果、新鮮蔬菜等。

(2) 多飲水

多飲水及飲料，使腸保持有足夠的水分，有利糞便排出。

(3) 供給 B 群維生素

多食用含 B 群維生素豐富的食物，可促進消化液分泌，維持和促進腸蠕動，有利於排便，如粗糧、酵母、豆類及其製品等。

(4) 多食產氣食物

多選食易於產氣的食物，以促進腸蠕動，有利於排便，可選用洋蔥、蘿蔔、蒜苗等。

167．恐懼便血只會雪上加霜

便血是一種很常見的消化道疾病症狀，有的人不以為然。殊不知，便血的最大隱患可能是大腸癌的一種信號。尤其是上了年紀的人，千萬不能對便血掉以輕心。

疾病信號早知道

什麼病症會出現便血呢？

(1) 痔的便血

常見鮮紅色，不與糞便相混而附於糞塊表面；也可表現為大便前後的滴血，嚴重的是噴射狀，多在大便秘結時發生。

(2) 肛裂的便血

便血量較少，多數在便紙上發現；大便時可伴有肛門劇痛，以至於患者不敢大便。

(3) 息肉的便血

大便時無不適感，糞質正常，血常附於糞塊表面。

(4) 大腸癌的便血

表現為持續性、慢性帶黏液血便，與糞便混在一起，便意頻頻，有時只解出一些血或黏液而無糞便。癌腫離肛門越遠，便血發生率就越低。直腸癌約百分之八十有便血。

大腸癌早期缺乏特異性表現，有的病人只表現為大便習慣性改變和程度不同的便血，因而常常被誤診為痔瘡等。所以如果有持續的便血或大便潛血試驗陽性者，要做進一步的檢查，以排除是否大腸癌引起。

健康小鏈接

如何治療便血？

(1) 養成定時大便的習慣，大便以稀糊狀為佳。

(2) 減少增加腹壓的姿態，如下蹲、摒氣。忌久坐、久立、久行和勞累過度。

(3) 多食具有清腸熱、滋潤營養黏膜、通便止血作用的食品，如生梨汁、藕汁、荸薺汁、蘆根汁、芹菜汁、胡蘿蔔、白蘿蔔（熟食）、苦瓜、茄子、黃瓜、菠菜、金針菜、捲心菜、蛋黃、蘋果、無花果、香蕉、黑芝麻、胡桃肉、白木耳等。

(4) 忌食辛熱、油膩、粗糙、多渣的食品，忌煙酒、咖啡。

(5) 要心情開朗，勿鬱怒動火。心境不寬、煩躁憂鬱會使腸黏膜收縮，血行不暢。

(6) 減少房事，房事過頻會使腸黏膜充血，加重出血。

CHAPTER 26

其他廢泄物

嘔吐、放屁、吐痰是人體新陳代謝產生的廢泄物，在它們的變化中也可以發現疾病的蹤跡。

168．怎樣從嘔吐辨病

「嘔吐真難受」，這是很多人的同感。確實，嘔吐的時候痛得連腸子都快吐出來了，但大部分人以為是吃壞了肚子。吃壞了肚子是會嘔吐，但你有沒有想到其他疾病的影響呢？

疾病信號早知道

嘔吐究竟會預示什麼病呢？根據什麼才能看出來呢？

(1) 看嘔吐時間

如果食物尚未到達胃內就發生嘔吐，多為食道有疾，如食道癌、食管賁門失弛緩症。

食後即有噁心、嘔吐，伴腹痛、腹脹者，常見於急性胃腸炎、阿米巴痢疾等。

嘔吐發生於飯後二～三小時，可見於胃炎、胃潰瘍和胃癌。

嘔吐發生於飯後四～六小時，可見於十二指腸潰瘍。

嘔吐發生在夜間，且量多，有發酵味者，常見於幽門梗阻、胃及十二指腸潰瘍、胃癌。

妊娠嘔吐常於清晨發生。

(2) 看嘔吐前是否噁心

噁心和嘔吐可單獨或同時發生。嘔出物一般為胃內容物，如持續不止，可嘔出膽汁和腸液。

從噁心與嘔吐的關係上，大致可判斷引起嘔吐的疾病的性質。例如嘔吐突然發生，沒有噁心的先兆，而且常伴有明顯頭痛，且嘔吐往往於頭痛劇烈時出現，常見於血管神經性頭痛、腦震盪、腦溢血、腦炎、腦膜炎及腦腫瘤等。

嘔吐伴有噁心，嘔吐後噁心能得到暫時緩解，常見於胃炎、潰瘍病、胃穿孔、胃癌、腸梗阻、腹膜炎等。

(3) 看嘔吐狀態

嘔吐而不費力，進食即吐，吐出量不多，常因嗅到不愉快的氣味或看到厭惡的食物而引起，屬於神經官能症範疇。

嘔吐呈噴射狀，常見於腦炎、腦膜炎等顱內壓增高的病人。嘔吐時呈滿口而出狀態，常見於腸梗阻。

(4) 看嘔吐伴隨症狀

嘔吐（進食甚至飲水後即吐），伴有發燒咳嗽，常見於傷風感冒。

劇烈嘔吐（呈噴射狀），伴高熱、頭痛、頸僵直，常見於腦炎、腦膜炎。

嘔吐伴有高血壓的老人，沒有頭部外傷史的人，如發生劇烈頭痛且進行性加重，應考慮顱內出血或感染。

經常頭痛，頭痛劇烈時突然發生噴射性嘔吐，並有視力減退或短時間內視物不清，當疑為腦瘤。

嘔吐伴眩暈、眼顫、平衡失調，常見於前庭器官疾病，如內耳眩暈症、腦供血不足。

噁心、嘔吐，伴有劇烈的眼痛、頭痛，眼部顯著充血發紅、瞳孔開大，應警惕青光眼。

食後即噁心、嘔吐，且多伴腹痛、腹瀉，常見於急性胃腸炎、急性闌尾炎、急性菌痢及阿米巴痢疾等。

突然持續性腹痛，嘔吐早期吐出物有膽汁，後有腸內容物，臭並發熱，為急性彌漫性腹膜炎。

嘔吐伴有上腹劇烈疼痛與發熱，且在發病前有暴飲暴食，應疑為急、慢性胰腺炎。

嘔吐伴發熱、黃疸、陣發性腹部絞痛或持續性劇痛，疼痛多飽餐或進食油膩食物後急驟發作，且向右肩背放射，應考慮急性膽囊炎或結石症。

嘔吐伴陣發性劇烈腹痛，大便秘結，應考慮腸梗阻。

嘔吐伴黃疸，全身無力、食慾不振、腹脹、肝區痛，應考慮傳染性肝炎。

嘔吐伴昏迷，應考慮尿毒症、糖尿病酮中毒、肝昏迷等。

嘔吐伴皮膚蒼白、出汗、血壓下降等植物神經失調症狀，多見於休克。

已婚婦女月經突然停止將近二個月後嘔吐，應考慮妊娠嘔吐。

(5) 看嘔吐物性狀

嘔吐物有酸臭味及隔日的食物，見於幽門梗阻。

食後即吐而無酸味，多數為食管梗阻。

嘔吐物為黃綠色的膽汁，可能是十二指腸梗阻。

嘔吐物含有烘便，見於腸梗阻晚期，帶有糞臭味，見於小腸梗阻。

嘔吐物為棗黑色液體，見於急性胃擴張。

健康小鏈接

嘔吐急救：

(1) 禁食、禁飲水四～六小時，以防誤入氣管。嘔吐停止後逐漸進食。

(2) 昏迷病人頭側位，及時擦淨口腔內嘔吐物，禁止用毛巾堵住鼻、口腔。警惕嘔吐物嗆入氣管。

(3) 一般嘔吐可給予鎮靜藥、止吐藥治療。

(4) 如果患者嘔吐頻繁，會導致脫水和電解質紊亂，對老年人危害更大，應及時送醫院診治。如出現噴射性嘔吐、嘔吐伴高熱、劇烈頭痛等情況時，常提示中樞神經系統疾病，應及時送醫院診治。

169．怎樣從放屁辨病

人為什麼會放屁？因為腸子總是在不斷地蠕動著，只要腸蠕動存在，就會有氣體從肛門排出，就會放屁。屁雖然是人體的廢氣，但是從放屁還可以檢查出你的身體是否出了問題。

疾病信號早知道

(1) 沒有屁放

如果長時間不放屁，說明問題嚴重。新生兒不放屁，要檢查是否為無肛症或肛門發育不全。大人沒有屁放，腹部發脹如鼓，說明腹部脹氣，這就要考慮肛門直腸是否有毛病，如炎症、腫瘤、便秘、痔瘡等，必要時需肛門插管排氣。患有腸套疊、腸扭轉、腸梗阻無屁，是因為屁被腸子堵住。

如果無屁放出並伴有劇烈的腸絞痛者，必須緊急到醫院求治，進行急診搶救處理。此外，胃穿孔、闌尾炎穿孔形成的腹膜炎，腹部發硬，觸之劇痛，也可無屁。

(2) 放屁增多

這可能是消化系統出了問題。有時放屁過多，與吃了過多的澱粉類食物有關，如市場上出售的甜食、紅薯、馬鈴薯等。多吃麵食的人放屁也多，這類食物使腸腔產氣過多，導致放屁增多，糞便量加大。此時應當減少澱粉類食物，增加蛋白質、蔬菜類食物，使飲食達到平衡。

(3) 放屁很臭

一種是因常吃一些產氣的食物，例如地瓜、洋蔥、高麗菜、豆類及其他豆製品，所以會有放屁的情形，另外則有可能罹患「激惹性大腸症候群」。

健康小鏈接

屁的成分：

大多數的屁是由大腸桿菌和你腸內的其他細菌創造的。這些細菌吃著你體內發酵的食物，然後一起微觀地放屁；你嚥下的空氣和腹中的鹼性分泌物同樣對你的屁有一定影響。平均算來，一個屁大約由59%的氮、21%的氫、9%的二氧化碳、7%的甲烷以及4%的氧氣組成—所有這些氣體都是無味的。但其中還有不足1%是由微量的其他化學物組成。比如氨和糞臭素，這些化學物會散發出令人難以忍受的刺激性氣味，一億份空氣中只要有一份此類氣體，人們就能聞出。

170．怎樣從吐痰辨病

吐痰者中主要是呼吸道疾病的患者，而且以老年人和吸煙者為多。如果我們能仔細觀察，僅憑肉眼就可從痰的顏色、濃度上分辨出吐痰者患的是什麼病。痰，其實是我們發現疾病的一個很好的線索。

疾病信號早知道

(1) 乳白色痰。常見於因大量長期使用抗生素後，一般細菌被抑制，而白色念珠菌卻大量繁殖並引起支氣管炎或肺炎，此時患者可咳出乳白色痰液。

(2) 巧克力色痰。常見於阿米巴肺膿腫。

(3) 爛魚肝樣痰。常見於肺吸蟲病。

(4) 漿液膿性痰。若痰靜置後可以看到其形狀分為三層，上層是黏液樣，中層是水樣漿液，下層是膿層，則多是得了肺化膿症。

(5) 白色黏液性痰。一般呈無色或淺白色透明黏液狀。常見於急、慢性支氣管炎。前者痰量稀薄較少，後者痰黏稠度大，不易咳出。

(6) 黏液膿性痰。外觀多呈淡黃色塊狀。常見於支氣管炎、支氣管肺炎或肺部混合感染、肺結核等疾病，亦常見於急、慢性咽炎或化膿性扁桃體炎。

(7) 黃膿性痰。外觀多為黃綠色黏稠的塊狀或不透明的膿汁狀。常見於肺膿腫、慢性支氣管炎、支氣管擴張、空洞型肺結核合併嚴重感染等病症。膿痰若伴有明顯腐臭味，則是厭氧菌感染特有之徵象。

(8) 血性痰。痰中帶血，鮮紅色痰常見於肺結核、支氣管擴張、肺癌；鐵銹痰則是大葉性肺炎的特徵；當黑紅色痰伴有劇烈胸部疼痛時應想到肺梗塞；紅色泡沫見於急性肺水腫。

(9) 黑色痰。可見於長期接觸黑色粉塵的正常人。

(10) 黃綠色痰。多見於綠膿桿菌引起的肺部感染。

(11) 腥臭痰。痰液一般無特殊味道，若痰鹹色黑而呈塊狀，多提示呼吸道某局部有慢性炎症；痰量多味腥而臭，常見於肺膿腫；痰呈黃綠色而臭，提示有厭氧菌混合感染；如痰液惡臭色紅，多是肺癌晚期。

健康小鏈接

巧用藥茶治療慢性咽炎：

大海生地茶

膨大海五枚，生地十二克，冰糖三十克，茶適量。上藥共置熱水瓶中，沸水沖泡半瓶，蓋燜十五分鐘左右，不拘次數，頻頻代茶飲。根據患者的飲量，每日二～三劑。功能清肺利咽，滋陰生津。用於慢性咽喉炎屬肺陰虧虛者，如聲音嘶啞，多語則喉中燥癢或乾咳，喉部暗紅，聲帶肥厚，甚則聲門閉合不全，聲帶有小結，舌紅苔少等。對於肺陰不足、虛火夾實之慢性喉炎而兼大便燥結者，用之最宜。

7

PART

常見心理疾病自查

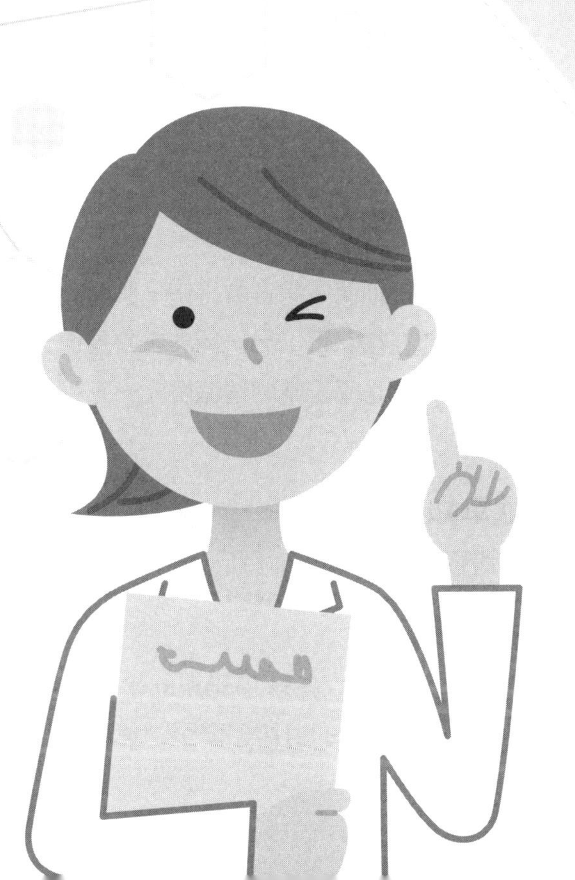

CHAPTER 27

情緒與疾病

人的情緒是一種心理現象。情緒分為積極情緒和消極情緒兩大類。當人們的情緒變化時，往往伴隨著生理變化。情緒消極、低落或過於緊張的人，往往容易患各種疾病。因此只有保持樂觀的情緒，才有利於身體健康。

171．情緒化的疾病

我們知道，人感染了細菌、病毒會得病，肌體受了創傷會發病，飲食不當也會發病，卻往往忽視了另一種非常常見卻又不足以引起人們注意的致病因素，這就是不正常的情緒變化，它可能導致很多疾病的發生。

疾病信號早知道

下面這些疾病皆可由不良的情緒所致。

(1) 情緒性頭痛

日常生活中，人們愛把一些棘手難辦的事說成是「令人頭痛的事」。從醫學角度來看，不良的情緒如緊張、焦慮等，確實可以引起頭痛。經常的緊張性頭痛和偏頭痛與不良情緒密切相關。著名研究頭痛的專家馬丁博士說：「緊張性頭痛的起因與人們相互間的矛盾、不如意、羞怯和內心恐懼心情有關。」臨床實踐也表示，病人常伴有焦慮不安的症狀，發病大多由心理因素引起。研究證實，緊張、激動的情緒可使頭部某些動脈（包括腦實質動脈）發生痙攣，但這些發生痙攣的血管平滑肌不可能長時間收縮，當它發生疲勞時便放鬆擴張，於是就引起頭痛。此外，肌肉收縮本身也會引起頭痛，這是因為肌肉收縮可使供應肌肉的血流減少，局部發生缺血，從而導致頭痛。偏頭痛是一種反覆發作的頭痛，常一側或兩側交替發生。典型的偏頭痛首次發病多在青春期和青年期，也有兒童期就發病的，多數患者有家庭史。目前認為，本病可由多種因素引起，其中精神因素起重要作用。倫敦偏頭痛協會的一位專家指出：偏頭痛患者的發病，大多發生在週末，那些事業心重、雄心勃勃的人和性情急躁的婦女，比一般人發病的機會更多。

(2) 情緒性胃病

古今中外很多學者曾做過大量的實驗和統計資料分析，結果都說明了情志不暢是導致胃病發生的重要原因。如有人採用纖維胃鏡、X光、腦電圖對胃病的病理機制進行研究，發現胃病的發生與大腦皮層的過度興奮或抑制、植物神經功能紊亂密切相關。在平時，我們經常發現這樣一種情況，由於情志不暢，如憂思、惱怒、意外精神刺激，往往會明顯影響食慾而出現不思飲食，這在中醫學中稱為「思慮傷脾」和「肝脾不調」。

(3) 情緒性腹痛

腹痛在臨床上極為常見，多為感受外邪、飲食不潔、情志失調及陽虛等導致氣機鬱滯、脈絡痺阻及經脈失養所致，故有「不通則痛」之說。但腹痛一症牽涉疾病範圍較廣，與大便的異常有密切關係，而且其病情變化與情緒變化密切相關。慢性非特異性潰瘍性結腸炎是一種原因不明的直腸、乙狀結腸非特異性潰瘍性炎症，主要症狀為腹痛、腹瀉、黏液血便，常經久不癒。其起病緩慢，病程較長，現代醫學認為與長期緊張、免疫功能異常有關。結腸易激惹綜合症，又稱為結腸過敏、結腸功能紊亂、結腸神經官能症，常表現為腹痛、腹瀉，或腹瀉與便秘交替出現，往往伴有心悸、乏力、胸悶、失眠、尿頻等神經官能症狀。各種檢查無明顯器質性改變，常因情緒改變而誘發。由於其發作與情志不暢有關，故應避免精神緊張和惱怒，節制飲食，適當使用一些鎮靜藥物如安定等，具有一定作用。

(4) 情緒性哮喘

人們都知道，花粉、粉塵、呼吸系統感染及某些藥物等可引起哮喘，而精神受刺激也能引起哮喘。研究證實，心理因素可誘發或加重哮喘，患者在焦慮、困擾或憤怒時，哮喘會頻繁發作。有人對四百八十名不同年齡哮喘病人的統計分析表示，由心理因素引起哮喘發作者佔百分之三十。焦慮、抑鬱和憤怒等消極情緒，可引起或加劇支氣管哮喘的發作。反之，因疾病的發作又會造成情緒更加緊張、抑鬱、悲觀、沮喪，從而又進一步加重病情，如此惡性循環，會使疾病長久不癒。在炎夏，人們好動活躍，然而，冬季人便顯得意志消沉，醫生提醒這可能是患上了「季節性情緒病」。有關醫生指出，「季節性情緒病」是精神抑鬱症的一種，病人每每在陽光減少的冬季意興驟減，對身邊事物提不起興趣，還有嗜睡、多吃、易怒、過敏等病症。與一般抑鬱症明顯不同的是「季節性情緒病」病人只在冬季發作。若連續兩個冬季都發作，就有可能是此類病者。

(5) 情緒性疲勞

很久以來，人們普遍認為，人的疲勞一般是由於超負荷的體力勞動或腦力勞動引起的，但後來心理學家們經過長期研究，揭示出事實並非如此。心理學家認為，疲勞與人的心理狀態有關，人的不健康的情緒，尤其是憂慮、緊張、煩惱等才是導致疲勞的真正原因。

(6) 情緒性癌症

近年發現，克制自己、壓抑憤怒、有不安全感及不滿情緒的人易患癌症。不良情緒影響免疫系統識別和消滅癌細胞的「免疫監視」作用。動物實驗證實，心理緊張可使皮質激素增多，免疫細胞減少，促使腫瘤的發展，當然，並非所有受到強烈刺激和承受巨大精神壓力的人都會患癌，但患癌者往往是那些性格孤獨、沉默內斂的人。

健康小鏈接

如果你的情緒不好，最好能在你的餐桌上增加以下食物，它們會幫助你趕走壞情緒：

傷心時吃慰藉食物，如湯、麵、粥。

憤怒時吃堅硬、清脆的食物，如爆米花、芹菜。

信心不足時吃辛辣食物。

窘迫時吃乳液狀食物，如牛奶、冰淇淋。

興奮、激動時多吃甜食，如糖果、餅乾。

緊張時吃碳水化合物食物，如馬鈴薯、麵包。

疲倦時吃含蛋白質多的食物，如花生醬、瘦肉。

全麥麵包可以幫助氨基酸中的色氨酸形成，可以使人心情放鬆。

牛排可以提高對鐵的吸收能力，而鐵質是人體細胞吸收氧氣的燃料，使人充滿活力。

巧克力之類碳水化合物有減輕痛苦的功能，純粹的味覺快感也可以提神。

辣椒中的「內啡肽」，可以導致情緒高漲。

172．性格決定健康

人們常常以一句「脾氣不好」來概括愛發火、急躁、好爭吵、嫉妒心強，甚至軟弱、羞怯、愛哭等這些情緒的表現。然而，「脾氣不好」的不同表現，往往與身體可能會得的某些疾病有著密切聯繫，比如好激動、易發火可能就會引發高血壓；強烈遏止內心情感可能會引發癌症。

疾病信號早知道

醫學專家在研究中發現，爭強好勝、好與人競爭的人，比與世無爭、安然自在的人更易患冠心病；而那些往往為了使別人高興而不惜犧牲自己的需要和願望，對自己的挫折和憤怒採取忍受態度，而且做出避讓，以免自己的朋友、家人或其他人不愉快，強烈遏止內心情感的人，患癌症的危險比較大。

專家在研究中已經發現一些性格特徵與易致疾病之間的聯繫，如：

競爭意識強、好勝、脾氣急躁、易衝動、發火、人際關係緊張的人易患心臟病和糖尿病。

好激動、易發火、好高騖遠、心情壓抑的人易患高血壓。

心態孤獨、有自卑感、家庭氣氛不夠和睦的人易患關節炎。

有事業心、工作有魄力，但依賴性強、對周圍有敵意感、感情遭受挫折的人易患潰瘍病。

追求完美、做事死板、固執、好爭吵、嫉妒心強的人易患偏頭痛。

較聰明、羞怯、軟弱、女性多好哭的人易患結腸炎。

幼稚、依賴性強、盼望得到別人照顧的人易患哮喘。

性格內向、冷淡，經常克制自己情感的人易患濕疹。

自尊心強、做事責任心重、條理性強、效率高、追求完美、固執刻板的人易患抑鬱症。

每一個人的性格不可能是完美的，或多或少的總會存在這樣那樣的缺陷，這不是我們的刻意安排，這是生性由來。但為了我們每個人的健康，我們必須重新審視自己的性格，儘量讓自己變得平和。只有這樣，我們才能享受完美的人生。

173．長了脾氣，丟了健康

有很多人一直把脾氣當成個性修養問題。因此對於那些脾氣突然變壞或發生異常的人，不少人認為這是其個性修養差的表現，很少與疾病相聯繫。其實在大多數「原因不明」的脾氣變壞或異常之後，常隱藏著嚴重的疾病。

疾病信號早知道

脾氣突然變壞透露哪些疾病呢？

(1) 老年性癡呆與老年神經症

如果七十歲以上的老年人，記憶力突然明顯減退，繼而發現其性格變得固執、多疑、喜怒無常、行為古怪、幼稚或愚蠢，應首先想到其患有老年人常見的疾病——老年性癡呆。

若脾氣改變發生在患動脈硬化的老年人身上，性格變得孤僻、膽小、情緒不穩、喜怒無常，同時有頭痛、頭暈、四肢麻木等症狀出現，這要考慮到另一種老年人常見病一老年神經症。

(2) 更年期綜合症和更年期憂鬱症

若是更年期婦女性格變得急躁、易激動、好生閒氣，或變得憂鬱、苦悶、不安，伴有乏力、多汗、心悸等植物神經失調症候群，此時應想到十分多見的更年期綜合症。

如果症狀較重，出現原因不明的恐懼、極度緊張、自負、自罪、悲觀、有自殺念頭，或總認為自己得了「不治之症」，此時則要考慮得了更年期憂鬱症。

(3) 精神分裂症

脾氣改變若發生在青壯年身上，尤其是青年身上，首先要想到精神分裂症。這種病的主要表現是情感冷漠、思維破裂和行為退縮。

(4) 某些慢性病

一些嚴重的慢性病，在病情進展的過程中，可出現性格改變，是病情加重的徵兆。常見的和主要的有肺心病合併肺性腦病；肝硬化合併肝昏迷；高血壓合併高血壓腦病等。

(5) 長期應用一些藥物

嗜酒者，受過過強精神刺激之後，也會引起性格和行為的變化。

健康小鏈接

如何預防精神分裂症？

(1) 參加有組織的社會活動。豐富的文體娛樂和社會生活內容，能有效地恢復精神病人的心理社會功能和社會適應能力，以預防復發。

(2) 服用抗精神病藥系統維持治療，可有效預防復發。

(3) 提高對自身疾病的認識，增強治療疾病、戰勝疾病的信心，加強心理治療，增強應變能力，提高對不良社會心理因素的抵禦能力。

(4) 細心觀察，及時發現復發的早期症狀，儘快治療，防止復發。早期症狀包括拒服藥、失眠、多疑、自語、自笑、行為怪異等。

CHAPTER 28

常見心理疾病

現代生活的快節奏和激烈的競爭氛圍，使我們面臨的心理障礙和人格異常的問題日趨嚴重。因此心理健康已成為人們關心的熱門話題。那麼在日常生活中，常見的異常心理疾病有哪些呢？

174．杞人憂天有原因

如一個人乘坐的汽車突然發生車禍，雖然自己沒有受傷，感到僥倖、寬慰，但事後一想到這件事，心裏就發抖，這是常說的「後怕」；一個人面臨會見重要人物、登臺表演、等待可能來的空襲警報時，常常有一種說不出的緊張與恐懼，或難以忍受的不適感，主觀感覺多為心悸、心慌、憂慮、擔心、愣神、沮喪、灰心、自卑，但自己又無法加以克服，整日憂心忡忡，似乎感到災難臨頭，甚至還會擔心自己可能會因失去控制而精神錯亂。這種人在情緒上整天愁眉不展、神色抑鬱、面孔緊繃，似乎有無限的憂傷與哀愁。記憶力衰退，興趣索然，注意力渙散。在行為方面，常常坐立不安，走來走去，抓耳撓腮，不能安靜下來。

其實這就是焦慮症。

疾病信號早知道

心理學研究表示，導致焦慮的原因既有心理的因素，又有生理因素的參與，同時，人的認知功能和社會環境有著重要作用。研究發現，焦慮者及其親屬一般多具有焦慮性格，即易焦慮、激怒、膽小怕事、謹小慎微、情緒不穩、不安全感強、自信心不足等。由於這種性格的原因，這種人即使遇到細小的事件也往往不能適應，面對輕微的挫折或身體不適就出現過度的緊張，以致逐漸產生焦慮。

從自然界、社會、人的心理及認識活動以及人體特徵來分析，引起人焦慮的因素可以概括為：

(1) 在工作、生活健康方面要求完美化

生活稍不如意，就十分遺憾，心煩意亂，長吁短歎，老擔心出問題，惶惶不可終日。須知，世間只有相對完美，絕無絕對完美；世界及個體就是在不斷糾正不足，追求真善美中前進的。應該「知足常樂」、「隨遇而安」，絕不做追名逐利的奴隸，為自己設置太多精神枷鎖，讓自己太累，把生命之弦拉得太緊。

(2) 心理的期望值總高於現實

正如宇宙的自然規律一樣，人生自始至終，都充滿了矛盾，絕無世外桃源。人一降臨人間，就會面臨各種各樣的磨難。沒有迎接苦難思想準備的人，一遇到困難，就會驚慌失措，怨天尤人，大有活不下去之感。其實，「吃得苦中苦，方為人上人」，要學會解決矛盾並善於適應困境。

(3) 出乎意料的災禍

破產、毀滅或死亡會引起緊張、焦慮和失落感，或絕望，甚至認為一切都完了等等。假如碰到意外不幸時，建議你正視現實，不低頭，不信邪，昂起頭，掙扎著前進，災難是會有盡頭的，忍耐下去，

一定會走出暫時的困境。有時會「山窮水盡疑無路，柳暗花明又一村」，出現「絕處逢生」的局面；有時，困難乍看起來是件禍事，過後說不定又是一件好事。人生就是這樣包含著「禍兮福所倚，福兮禍所伏」、好與壞、幸福與不幸的辯證關係。

(4) 神經質人格

這類人的心理素質差，對任何刺激均敏感，一觸即發，對刺激做出不相應的過強反應。承受挫折的能力低，自我防禦本能過強，甚至無病呻吟、杞人憂天。他們眼中的世界，無處不是陷阱，無處不充滿危險。他們整日提心吊膽、臉紅筋脹、疑神疑鬼，如此心態，怎能不焦慮。

健康小鏈接

通常情況下你還可以這樣排除焦慮狀態：

(1) 可以向心理醫生或自己信任的親朋好友傾訴內心的痛苦，也可以用寫日記、寫信的方式發洩，或選擇適當的場合痛哭、呼喊。

(2) 焦慮是人在應激狀態下的一種正常反應，要以平常心對待，順應自然、接納自己、接納現實，在煩惱和痛苦中尋求戰勝自我的信心。

(3) 在心理醫師的指導下訓練，可以做自我放鬆訓練。

(4) 積極參加文體活動。研究表示，音樂能影響人的情緒、行為和生理功能，不同節奏的音樂能使人放鬆，具有鎮靜、鎮痛作用。

(5) 多參加集體活動，如郊遊、植樹、講座、學生社團等等。在集體活動中發揮自己的專長優勢，增加人際交往。和諧的人際關係會讓人獲得更多的心理支持，緩解緊張、焦慮的情緒。

175．誰繃起了你的緊張之弦

隨著社會的發展，工作、生活的壓力加大，每個人精神上的弦繃得越來越緊。尤其是高級職員和管理階層，「工作時間」已經超過了法定的範圍，休閒、放鬆的機會也相應大大縮水。更可怕的是這種生活模式是整個社會競爭所要求和期待的。在商業機遇難以捕捉、工作職位不再有保障的今天，很多人都處於長時間的緊張和應激狀態中。這就是心理學上講的精神緊張症。

疾病信號早知道

持續的緊張會使肌體處於一種超敏感狀態。在超敏感情況下，許多本不該引起緊張和應激反應的因素，成了每天必須要過的關口。例如受到上司的批評、失去一個客戶、考砸了一次試等，都成了威脅到名譽和前途的惡性刺激。這樣一來，身體的重要器官處於自身「自衛性」的生理反應的攻擊之中，久而久之，人體免疫系統就會受到磨損，癌症和各種疾病便趁虛而入。緊張刺激激素分泌，也會作用於人的消化和呼吸系統，造成潰瘍和哮喘。緊張刺激代謝所產生的過氧化物可能傷及血管和心臟內膜，誘發心臟病和腦中風。所以說，過度的緊張和應激反應是危害人們健康的毒素。

對現代人來說，學會在緊張造成任何損害之前就加以防範更加重要。最近一項研究顯示，如果每天都能拋開一切工作，堅持在輕鬆環境裏步行數十分鐘，就能有效地防止緊張造成的身心勞損。

健康小鏈接

怎樣消除精神緊張呢？

(1) 相信自己

這裏所說的自信不是狂妄自大，也不是自以為是，而是說要學會自我控制。有段話是這樣說的：「如果我不靠自己，我又靠誰呢？如果我只想著自己，我又算什麼人呢？如果我現在不想，又待何時？」如果只指望他人把事情辦好，或坐待他人把事辦好，就可能使你處於被動地位，你也可能成為環境的犧牲品。因此辦任何事情，首先要相信自己，依靠自己，不要將希望寄託於別人，否則將坐失良機，產生懊喪心理，加重精神緊張。

(2) 學會處世

我們都是同樣的人，別人碰上的事情你有一天也可能會碰上。生活的道路總不會是太平坦的。與周圍的人建立友誼，可以增加來自外界的支持和幫助，從而減輕精神緊張。不要害怕擴大你的社會影響，這樣有助於你尋找應付緊急事件的新管道。

176．抑鬱症的真實寫照

每個人都會有不快樂和心情不好的時候。抑鬱是人們常見的情緒困擾，是一種感到無力應付外界壓力而產生的消極情緒，常常伴有厭惡、痛苦、羞愧、自卑等情緒。它不分性別年齡，是大部分人都有的經驗，對大多數人來說，抑鬱只是偶爾出現，歷時很短，時過境遷，很快就會消失。但對有些人來說，則會經常地、迅速地陷入抑鬱的狀態而不能自拔。當憂鬱一直持續下去，愈來愈嚴重，以致無法過正常的日子時，就會變成抑鬱症。

疾病信號早知道

抑鬱的三大主要症狀是情緒低落、思維遲緩和運動抑制。

情緒低落就是高興不起來，總是憂愁傷感，甚至悲觀絕望。

思維遲緩就是自覺腦子不好用，記不住事，思考問題困難。總覺得腦子空空的，人變笨了。運動抑制就是不愛活動，渾身發懶，走路緩慢，言語少等。嚴重的可能不吃不動，生活不能自理。

抑鬱的表現多種多樣，具備以上典型症狀的人並不多見。很多人只具備其中的一點或兩點，嚴重程度也因人而異。心情壓抑、焦慮、興趣喪失、精力不足、悲觀失望、自我評價過低等，都是抑鬱的常見症狀，有時很難與一般的短時間的心情不好區分開來。如果上述的不適早晨起來嚴重，下午或晚上有部分緩解，那麼患抑鬱症的可能性就比較大了。嚴重的抑鬱會導致自殺。

自殺是抑鬱症最危險的情況。社會自殺人群中可能有一半以上是抑鬱症患者。有些不明原因的自殺者可能生前已患有嚴重的抑鬱症，只不過沒被及時發現罷了。由於自殺是在疾病發展到一定的嚴重程度時才發生的，所以及早發現疾病、及早治療，對抑鬱症的患者非常重要。

健康小鏈接

消除抑鬱的六種方法：

美國學者卡托爾認為，不同的人會進入不同的抑鬱狀態，但是他只要遵照以下六項辦法，抑鬱的症狀便會很快消失。

(1) 必須遵守生活秩序。與人約會要準時到達，飲食休閒要按部就班，從穩定規律的生活中領會自身的情趣。
(2) 留意自己的外觀。身體要保持清潔衛生，不得穿邋遢的衣服，房間院落也要隨時打掃乾淨。
(3) 即使在抑鬱狀態下，也絕不放棄自己的學習和工作。
(4) 不得強壓怒氣，對人對事要寬宏大度。
(5) 主動吸收新知識，「活到老，學到老」。
(6) 建立挑戰意識，學會主動接受矛盾，並相信自己能成功。

177．強制的力量來自哪裡

你是不是經常反覆洗手，而且洗手的時間很長，超過正常所必需？有時會不會毫無理由地重複相同的內容、句子或數字好幾次？

在某些場合，即使當時生病了，也想暴食一頓？聽到自殺、犯罪或生病的事，是不是會心煩意亂很長時間，很難不去想它？這可能就是患上了強迫症。

疾病信號早知道

強迫症屬於神經症的一種，是一類以自我強迫為突出症狀的神經症。

強迫症的具體表現有強迫觀念、強迫表像、強迫意向、強迫行為、強迫情緒等類型。

(1) 強迫觀念

這是強迫症的主要症狀，在強迫症中最為常見。有的病人反覆思考某些無實際意義的問題，如「狗為什麼有四隻腳？到底是先有雞還是先有蛋」之類，無休止地為這類內心的爭辯而困擾，欲罷不能，這類症狀稱為強迫思考或強迫性窮思竭慮；更多的病人表現為強迫性懷疑，懷疑不清潔和被污染；或是擔心有事沒有做好，如瓦斯是否關緊、門是否鎖上、窗戶的開關是否關上之類，常反覆多次地核查。

(2) 強迫表像

為反覆呈現形象性的內容，如腦內常常出現生殖器或性行為的形象。強迫表像的內容可以和強迫觀念有聯繫，也可以並存。

(3) 強迫意向

是一種強有力的內在驅使，一種即將會行動起來的衝動感。這類衝動常常是傷害性的，如懷抱嬰兒的母親站在陽臺上，反覆出現欲把嬰兒扔到樓下的想法，或者是十分不合時宜地，如在大庭廣眾時，反覆出現欲脫下自己褲子的衝動感。但是病人從不真正付諸行動。

(4) 強迫行為

是繼發於強迫觀念，它們是滿足強迫觀念的需要，例如最常見的因懷疑被污染而一天數十次洗手或反覆地洗衣服，因懷疑門沒有鎖上而於出門後往返多次檢查。該病初起時，人的強迫行為總是簡單的，只不過是某些動作，以減輕強迫觀念所引起的痛苦和不安；接著原先的動作不足以減輕不安，於是增添了新的內容；逐漸形成複雜的有固定格式的行為組合，稱為強迫儀式行為。病人必須按照儀式的程序操作，稍有差錯，便得從頭做起，如出門前必須按順序按順序穿戴，有時得花數小時之久，因而上班遲到，或為去醫院就診而半夜起床。這樣不但影響病人的工作、學習和日常生活，家屬也往往為之受累，因為病人常要求家屬也按照他所規定的章程辦事。

(5) 強迫情緒

強迫症狀也可以表現在情緒方面，主要是強迫性恐懼，是對自己情緒的恐懼，怕自己失去控制，會發瘋，會做出違反社會規範甚至傷天害理的事。

強迫症的患者幾乎都有焦慮症狀存在，只是程度不同而已。焦慮症狀表現為口乾、尿頻、尿急、出汗、發抖等，這些症狀並非是由實際威脅所引起的。

健康小鏈接

如何糾正強迫症？

強迫型人格障礙的糾正，主要依靠減輕和放鬆精神壓力，最有效的方式是任何事聽其自然，不要對做過的事進行評價，要學會自己調整心態，增強自信，減少不確定的感覺。比如擔心門沒有關好，就讓它沒關好；課桌上的東西沒有收拾乾淨，就讓它不乾淨；字寫得彆扭，也由它去，與自己無任何關係。開始時可能會由此帶來焦慮的情緒反應，但由於患者的強迫行為還遠沒有達到強迫症的無法自控的程度，內心的不完美感和不安全感還沒有達到極致，所以經過--段時間的訓練和自己意志的努力，會逐步建立自信，強迫的症狀是會消除的。

178．歇斯底里的心理真相

癔病又稱歇斯底里，是神經官能症的一種，是大腦興奮和抑制過程的功能紊亂，但無器質性病變。常因委屈、氣憤、驚恐、失望、羞慚和悲傷等精神刺激而突然發作，兒童少見。發病者性格脆弱，脾氣怪癖，孤獨不合群，在家中被過分溺愛或特別不被人喜歡。

疾病信號早知道

(1) 病性精神障礙，又稱分離型障礙

① 情感爆發：患者在受精神刺激後突然出現以盡情發洩為特徵的臨床症狀。號啕痛哭，又吵又鬧，以極其誇張的姿態向人訴說所受的委屈和不快，甚至捶胸頓足，以頭撞牆，或在地上打滾，但意識障礙不明顯。發作持續時間的長短與周圍環境有關。情感爆發是病患者最常見的精神障礙。

② 意識障礙：表現為意識朦朧狀態或昏睡，病人突然昏倒，呼之不應，推之不動；病性朦朧狀態，興奮激動，情感豐富或有幻覺、錯覺；病性神遊症，患者表現離家出走，到處遊蕩；病性夢行症，睡中起床，開門外出或做一些動作之後又入睡；病性假性癡呆，表情幼稚，答非所問，或答案近似而不正確。

③ 病性精神病：患者情緒激昂，言語零亂，短暫幻覺、妄想，盲目奔跑或傷人毀物，一般歷時三～五日即癒。

④ 病性神鬼附體：發作時意識範圍狹窄，以死去多年的親人或鄰居的口氣說話，或自稱是某某神仙的化身，或稱進入陰曹地府，說一些「陰間」的事情，與迷信、宗教或文化落後有關。

(2) 病性軀體障礙，又稱轉換型病症

① 感覺障礙：感覺缺失，患者對強烈的刺激只能輕微感覺，甚至完全沒有感知，其特徵是不按解剖部位分佈，不能用神經病理學的知識加以解釋；感覺過敏，患者對局部的觸摸特別

敏感，非常輕微的觸摸即感到疼痛異常；感覺異常，患者感到咽喉部有異物或梗阻，好似球形物體在上下移動，但咽喉部檢查卻無異常發現；視覺障礙，常見者為突然失明，也有弱視、視野向心性縮小，但眼底檢查正常，雙瞳孔對光反射良好，患者什麼也看不見，但行走時可避開障礙物；聽覺障礙，在強烈的精神因素影響下，突然雙耳失去聽力，但來自背後的聲音可引起瞬目反應，睡眠中可被叫醒，客觀檢查無陽性發現；心因性疼痛，在受到精神刺激後出現的劇烈頭痛、背痛或軀體其他部位的疼痛，但客觀檢查未發現相應的器質性病變。

② 運動障礙：抽搐發作，常因心理因素引起。發作時常突然倒地，全身僵直，呈角弓反張，有時呈不規則抽動、呼吸急促，呼之不應，有時扯頭髮、撕衣服等，表情痛苦，一次發作可達數十分鐘或數小時，隨周圍人的暗示而變化，發作可一日多次；癱瘓，以單癱或截癱多見，有時可四肢癱，起病較急，癱瘓程度可輕可重，輕者可活動但無力，重者完全不能活動，客觀檢查不符合神經損害特點，癱瘓肢體一般無肌肉萎縮，反射正常，無病理反射，少數治療不當，癱瘓時間過久可見廢用性萎縮；失音，患者保持不語，常用手勢或書寫表達自己的意見。客觀檢查，大腦、唇、舌、齶或聲帶均無器質性損害。

③ 軀體化障礙：以胃腸道症狀為主，也可表現為泌尿系統或心血管系統症狀。患者可出現腹部不適、反胃、腹脹、厭食、嘔吐等症狀，也可表現為尿頻、尿急等症狀，或表現為心動過速、氣急等症狀。

如何緩解病痛苦？

對精神症狀明顯的患者，以安神養心為主，方用甘麥大棗湯加味，其中炙甘草 十五克，浮小麥三十克，大棗三十克，牡蠣三十克，酸棗仁二十克，合歡皮十克，丹參十五克，磁石三十克；

對有咽部阻塞感的頭痛患者，可用半夏厚樸湯加味，其中半夏十克，厚樸十克，茯苓十二克，蘇葉六克，生薑三片，川芎十克，礞石二十克，瓜蔞皮十二克；

對病性感覺障礙及病性癱瘓的患者，可用補陽還五湯加味，其中黃芪二十四克，地黃十二克，地龍十五克，川芎十二克，赤白芍十二克，甘草十克，丹參十五克，牛膝十克。

179．遠離你心中的恐懼

少數性格內向的人，常會產生一種莫名其妙的恐懼心理。他們處處膽小拘謹，總感到忐忑不安。這種現象發展到嚴重時，當事者會自感心神不定，坐立不安，焦躁煩悶，甚至陷入不能自拔的痛苦境地，也會由此而引起血壓升高、心跳加快、食慾減退和頭痛失眠。恐懼症是神經官能症一類的症狀，它是一種較輕的心理或精神障礙，但還不是精神病。恐懼症可以表現在日常生活的各個方面，常見的如對鬼怪的恐懼、對疾病的恐懼或對食物的恐懼等。世界上並沒有鬼神，但有的人自述曾經見過，這實際上是由心理學上所說的錯覺和幻覺所造成；有的人不敢吃雞，因為怕得癌症；有的不敢吃雞蛋，怕膽固醇增高使血管硬化；有的不敢吃花生，因為怕吃到變質的花生也會誘發癌症……患恐懼症的人還有種種禁忌。

疾病信號早知道

恐懼症的成因不是單一性的。通常認為有兩種病因，一是生物學上的因素，即遺傳性的性格脆弱，天生緊張而顯神經質，這類人最易產生恐懼感；另外一個是無法消解自身承受的精神壓力。上述兩種因素互相衝擊，當某一階段精神壓力過大時，就可能誘發恐懼症的發生。

也有研究說，交往恐懼是生活環境和親子關係的反映。青春期所處的環境不理想，幼年時的親子關係不協調，是交往恐懼症的根源。如果青春期處於一個讓人感覺不安全、不愉快的環境中，成年後就會有很強烈的不安全感，也不容易去信任別人。而生活在控制型家庭的孩子，長大後就會非常恐懼被控制。

恐懼症與病前性格缺陷有密切的關係。以社交恐懼症為例，可以看出從心理健康到心理疾病的演變過程。這類疾病患者病前人格有膽小、怕羞、不合群、內向、遇事緊張等表現，使得他們羞於交往，生活圈子狹窄，人際交流困難。此時他們的心理狀態已從心理健康狀態演變為心理缺陷。如不防治，客觀環境不給予幫助，心理障礙將日益加重，最終可能發展為社交恐懼症。現代心理衛生科學研究表示，患者的某種心理缺陷，也是日後誘發恐懼症的重要因素。

其實恐懼症與生活方式、生活節奏都有關係。如同焦慮症、抑鬱症等心理疾病一樣，在現代社會中恐懼症發生率有明顯的增加勢頭。

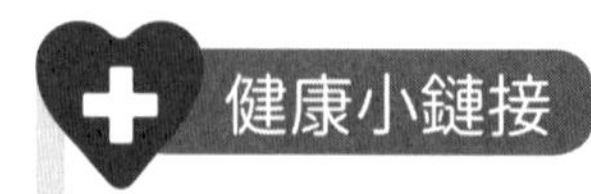

恐懼症自療法：

(1) 不否定自己，不斷地告誡自己「我是最好的」、「天生我材必有用」。

(2) 不苛求自己，能做到什麼地步就做到什麼地步，只要盡力了，不成功也沒關係。

(3) 不回憶不愉快的過去，過去的就讓它過去，沒有什麼比現在更重要的了。

(4) 友善地對待別人，助人為快樂之本，在幫助他人時能忘卻自己的煩惱，同時也可以證實自己的價值所在。

180．神經衰弱給你的警告

神經衰弱是一種常見的精神障礙。它是一種由於高級神經系統長期持續過度緊張，引起大腦功能輕度紊亂的精神狀態。發病原因常常不是單一的，而是多種因素相互影響的結果。凡是能引起持續的緊張情緒和長期內心衝突的因素，如學習、工作過度緊張、人際關係不協調、家庭不和、親人亡故、長期思想矛盾等等，都可以誘發神經衰弱。此外，此病還與人的個性心理特徵有關。神經衰弱患者往往具有內向、自卑、敏感、多疑、缺乏自信、主觀、好強、急躁、自制力弱等特點。這些精神因素與個性心理特徵相結合，因而容易導致對生活的張弛調節障礙，使大腦處於持續性緊張狀態而發病。

疾病信號早知道

神經衰弱的症狀繁多，幾乎涉及人身的所有器官和系統。主要有以下臨床表現：

(1) 精神疲勞

這類患者感到精神不足和容易疲倦。早晨起床後即感到精神不佳而勉強工作，晚上反覺精神好一點，腦子也相對清醒些，平時稍從事點腦力或體力勞動就覺疲勞不堪。自覺注意力不集中，記憶減退。特別是對人名、地名、數字更難記住，但對自己的疾病發展經過、對給自己診過病的醫生則記得清清楚楚。

(2) 神經過敏

外界一點小刺激就引起患者的煩躁和不安，他們怕吵、怕光、怕氣味等。情緒不穩，易發脾氣，遇到小事就興奮激動起來，但很快就疲勞乏力。

(3) 頭部不適

是神經衰弱患者最常見的症狀之一，百分之八十以上的病人有以上症狀。自覺頭腦不清爽，頭重腳輕，昏脹，頭有壓迫緊縮感等，頭痛多在工作、腦力勞動、開會、閱讀以及不愉快、遇到一點困難、緊張、心煩焦急時加劇，但尚能堅持必要的工作，也不會痛到不能忍受的程度。

(4) 睡眠障礙

失眠較多見，致使患者為此而痛苦和焦慮。他們睡到床上就恐懼緊張，生怕睡不好，結果是越想越睡不著。每當夜深人靜時，患者就躺在床上胡思亂想，焦慮不安，如此反覆，形成了惡性循環。入睡困難僅僅是失眠的一種表現形式，常見的還有多夢，易驚醒，早醒和夜間不眠。部分患者自述整夜未眠，但與其同室的人卻聽他一夜鼾聲如雷，這可能是由於患者睡眠時多夢，自覺睡得不沉而產生的精神性失眠。

(5) 自疑有病

神經衰弱的症狀表現在各個系統，有的心慌、心跳，即認為是患了心臟病；有的臉色發紅、發熱即認為是患了肺結核；胃部不適、不願吃飯即認為是患了胃病或胃癌；表現在泌尿系統、生殖系統方面的症狀有小便次數增多，有的遺精、早洩，女性患者常有月經不調等。

神經衰弱導致的心理異常及軀體異常表現為自控能力下降、易煩躁、對刺激物的感受性異常增高，特別敏感，失眠、多夢易醒，頭部持續性鈍痛，頭昏腦脹，注意力渙散，記憶力減退，易疲勞、心悸、食慾不佳、腹脹、腹瀉、便秘、尿頻、月經失調、遺精等等。這些症狀並非每個患者都全部具有，有的只表現為其中的幾種，且輕重程度也有不同。

健康小鏈接

如何治療神經衰弱症？

(1) 首先在醫生的幫助下，找出病因，並設法去除。這是關鍵的一步。如有一位神經衰弱的學生，患病後依照醫生建議不再開夜車，堅持體育鍛鍊並按時服藥，但收效不大，原因是病因並未消除。原來他一心想考大學，但又把握不大，信心不足，心理負擔過重引起神經衰弱。

(2) 樹立治癒的信心，確立科學合理的作息制度。神經衰弱患者應按照作息時間安排生活和學習。不能因為擔心失眠而提早上床，也不能因為早醒而賴在床上睡懶覺。

(3) 堅持鍛鍊身體，參加文體活動，這樣可以緩解情緒上的波動，較好地處理好人際關係。

(4) 接受心理醫生的幫助，改變不良的性格特點。

備註：本書為作者行醫多年的臨床經驗，為個人的心得，謹供參考比對。每人身體狀況、體質不盡相同，如身體有狀況時，還請就醫為第一優先。

國家圖書館出版品預行編目資料

身體會說話，它正在暗示你的健康狀態：一本讀懂身體發出的警告訊號／施小六編著. -- 初版. -- 臺北市：菁品文化, 2020. 10

面；　公分. --（生活視窗；65）

ISBN 978-986-98905-5-7（平裝）

1. 症候學　2. 疾病防制

415.208　　109011989

生活視窗系列 065

身體會說話，它正在暗示你的健康狀態：一本讀懂身體發出的警告訊號

編　　著　施小六
發 行 人　李木連
設計編排　菩薩蠻電腦科技有限公司
印　　刷　博客斯彩藝有限公司
出 版 者　菁品文化事業有限公司
地址／11490 台北市內湖區民權東路 6 段 180 巷 6 號 11 樓之 7
電話／02-22235029　傳真／02-87911367
E-mail　jingpinbook@yahoo.com.tw
郵政劃撥　19957041　戶名：菁品文化事業有限公司
總 經 銷　創智文化有限公司
地址／23674 新北市土城區忠承路 89 號 6 樓（永寧科技園區）
電話／02-22683489　傳真／02-22696560
網　　址　博訊書網：http://www.booknews.com.tw
版　　次　2020年11月初版
定　　價　新台幣420元　（缺頁或破損的書，請寄回更換）

ISBN　978-986-98905-5-7

本書CVS通路由美璟文化有限公司提供 02-27239968
原書名：一本讀懂身體發出的警告訊號